核医学安全基礎読本 3
Fundamental Textbook of Nuclear Medicine Safety 3

Radionuclide Therapy

内用療法

著

渡邉 直行
Watanabe Naoyuki

元国際原子力機関 原子力科学応用局ヒューマンヘルス部核医学課高等医官
国際原子力機関 原子力科学応用局ヒューマンヘルス部コンサルタント

医療科学社

わが父、母、兄姉、家族に捧げる。

－渡邉　直行－

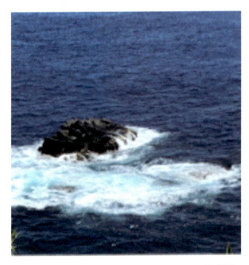

M.W.撮影

序

　放射線の人体への暴露、いわゆる被ばくには大きく、職業被ばく、医療被ばく、公衆被ばくがあります。医療機関では、放射線診療（核医学、放射線診断、放射線治療、IVR）に携わる職員（放射線診療従事者）とその作業環境に対する放射線防護対策を実施していますが、これから医療被ばくへの対応が求められます。医療被ばくには、診断・治療時の患者の被ばく、介護者または介助者の被ばく、医学生物学研究の際の志願者の被ばくの３つがあります。この患者被ばくへの適切な対応に重点が置かれ、医薬品安全管理や医療機器安全管理を含む医療安全管理体制に、医療放射線安全管理が組み入れられようとしています。このため、核医学施設／部門の職員は、これまで以上に医療機関のシステムにおいて患者（医療）安全に努めることが求められます。そして、核医学診療における職員の放射線防護と患者被ばくに係る医療被ばくの安全を患者（医療）安全の中で考え、実践する「核医学安全（Nuclear Medicine Safety）」の理解を深めることを目的とする書籍シリーズ『核医学安全基礎読本』は今回で３巻となりました。

　本書となる第③巻「内用療法 Radionuclide Therapy」では、患者（医療）安全に欠かせない核医学分野に係る適切な専門知識を有するテクニカルスキルのひとつである治療に焦点を当てています。それは、放射性同位元素である、または放射性同位元素が標識された化合物である放射性医薬品を経口や経静脈性に投与することにより、それらが病変などに特異的集積し、その体内で放射線照射を行う内用療法とよばれる非密封放射線療法です。日本において分化型甲状腺がんやバセドウ病の甲状腺疾患、転移性骨腫瘍、低悪性度Ｂ細胞性非ホジキンリンパ腫、そして骨転移を有する去勢抵抗性／ホルモン抵抗性前立腺がんが保険診療内で内用療法の適応疾患であり、約１万件／年、実施されています。ここでは、国際原子力機関（IAEA）の加盟国の核医学専門家を対象として開催されるトレーニングコースで取り上げる様々なRI内用療法について説明しています。それは、歴史的なものや日本では実施できないものも含みます。はじめに内用療法の主な対象である悪性腫瘍について概説しますが、各論では対象となる悪性および良性疾患の各々の概念をしっかり把握して、標準的な治療法を踏まえた上でそれぞれの内用療法の役割を理解したいところです。また、それは、投与する放射性医薬品における放射線の種類（β線、α線など）や放射能量のスケール、患者マネジメントなどが核医学検査（SPECT、PET検査）のそれらと比べ異なること、それゆえより厳しいマネジメントが求められることを理解し、必要とされる医療放射線の安全管理に役立てられるように説明を試みています。

　令和元年６月発刊の第①巻「患者（医療）安全 Patient Safety」において、世界の患者（医療）安全、日本での患者（医療）安全対策、病院立入検査や適時調査などによ

る安全対策の評価、行為の正当化と防護の最適化などを考慮する医療被ばくの安全管理について説明しています。

続く令和元年10月発刊の第2巻「核医学安全のための科学知識と技術スキル Scientific Knowledge and Technical Skills for Nuclear Medicine Safety」では、核医学診療ならではの患者ケアの意義とその実践について、その診療に欠かせない放射線物理学ならびに放射線生物学について説明しています。そして、核医学施設 / 部門の放射線診療従事者としての職員の職業被ばくに係る放射線防護は勿論のこと、患者被ばくである医療被ばくについて、患者の防護の最適化のひとつの手法である診断参考レベル（DRLs）について、また、一般医薬品と異なる ^{99m}Tc- 標識放射性医薬品を中心とした体内診断用放射性医薬品の特性や品質管理などについて説明しています。

一昨年、拙本『SPECT 基礎読本』と『^{18}F-FDG-PET 基礎読本』を相次いで医療科学社から上梓しました。とかくブラックボックス化しやすい核医学画像検査に係る適切な専門的知識を十分に理解し、この「核医学安全基礎読本」シリーズとともに患者（医療）安全における医療放射線の安全管理、そして核医学安全（Nuclear Medicine Safety）の実践に役立ていただければ著者冥利に尽きるところです。

最後に、本書の意図を温かく御理解いただき、完成に向けて多大な御尽力をいただいた医療科学社 代表取締役 古屋敷信一氏、出版部 齋藤聖之氏をはじめとする同社の方々にお礼を申し上げます。

2019 年（令和元年）10 月

著　者

核医学安全基礎読本 ③
内用療法

目　次

・序

渡邉　直行・・・・・・・・・・iii

Ⅶ．内用療法概論 Radionuclide Therapy

1. 腫瘍概論　　　　　　　　　　　　　　　　　　　　　　　　　　4

1.1　悪性腫瘍の分類・・・・・・・・・・・・・・・・・・・・・・・・・・4
　1.1.1　発生部位による悪性腫瘍の分類・・・・・・・・・・・・・・・・・・4
　1.1.2　悪性腫瘍の形状による分類・・・・・・・・・・・・・・・・・・・・4
　1.1.3　がん、癌、Cancer の用語・・・・・・・・・・・・・・・・・・・・5
1.2　悪性腫瘍の発生について・・・・・・・・・・・・・・・・・・・・5
　1.2.1　多段階発がん・・・・・・・・・・・・・・・・・・・・・・・・・・5
　　　コラム 1　－大腸がんの多段階発がん－・・・・・・・・・・・・・・・7
　1.2.2　遺伝子突然変異（Gene Mutations）・・・・・・・・・・・・・・・8
　1.2.3　エピジェネティック変異（Epigenetic Mutations）・・・・・・・・9
　1.2.4　がん細胞と免疫監視機構・・・・・・・・・・・・・・・・・・・・10
　1.2.5　がんの増殖と転移・・・・・・・・・・・・・・・・・・・・・・・12
1.3　がん治療・・・・・・・・・・・・・・・・・・・・・・・・・・・12
1.4　放射線治療の基本的な考え方・・・・・・・・・・・・・・・・・21
　　　コラム 2　－放射線照射に係る細胞生存率曲線（標的説）－・・・・・・24
　　　コラム 3　－放射線照射に係る細胞生存率曲線（LQ モデル）－・・・・・26
　　　コラム 4　－がん幹細胞（Cancer Stem Cell）－・・・・・・・・・・27

2. ^{131}I による分化型甲状腺がんの治療　　　　　　　　　　　　29

2.1　臨床概要・・・・・・・・・・・・・・・・・・・・・・・・・・・29
　2.1.1　乳頭がん（Papillary Cancer）・・・・・・・・・・・・・・・・・30
　2.1.2　濾胞がん（Follicular Cancer）・・・・・・・・・・・・・・・・・30
　2.1.3　髄様がん（Medullary Cancer）・・・・・・・・・・・・・・・・・30

v

2.1.4 未分化がん（Anaplastic Cancer）··································· 31

2.2 **甲状腺がんの診断手順** ·· 31

2.3 **甲状腺機能－甲状腺ホルモン－** ································ 34

2.4 **甲状腺がんの治療** ·· 35

2.5 **[131]I による内用療法**·· 36

2.5.1 放射性ヨウ素··· 37

2.5.2 [131]I による内用療法前の患者に対する注意事項·················· 39

2.5.3 患者準備·· 40

2.6 **[131]I による有害事象** ·· 42

2.6.1 急性期の有害事象····································· 42

2.6.2 晩期の有害事象······································· 44

2.7 **[131]I の投与直後の患者に対する注意と経過観察** ·············· 44

2.8 **[131]I 全身シンチグラフィにおける [131]I 集積に係る主な偽陽性部位**······· 47

2.9 **[131]I の排出経路** ·· 47

2.10 **放射線安全管理**·· 47

コラム 5 －[131]I による甲状腺機能亢進症の治療－················ 52

3. ^{131}I-MIBG 内用療法 　　　　　　　　　　　　　　　　57

3.1 **臨床概要** ·· 58

3.1.1 神経内分泌腫瘍······································· 58

3.1.2 褐色細胞腫（Pheochromocytoma）···················· 58

3.1.3 神経芽細胞腫（Neuroblastoma）···················· 61

3.2 **[131]I-MIBG 内用療法** ·· 64

3.2.1 物理的および生理的特徴······························· 64

3.2.2 適応と禁忌·· 65

3.2.3 患者準備·· 66

3.2.4 投与線量と効果······································· 67

3.3 **有害事象** ·· 68

3.4 **患者マネジメント** ·· 68

3.5 **放射線安全管理** ·· 70

3.5.1 入院（Hospitalization）··························· 70

3.5.2 退院（Discharge）······························ 70

3.5.3 吸収線量·· 70

vi

4. ^{131}I-Lipiodol（リピオドール）内用療法　72

4.1　臨床概要 ・・ 72
4.2　^{131}I-Lipiodol 内用療法 ・・・・・・・・・・・・・・・・・・・・・・・・・・・・・・・ 75
4.2.1　リピオドール（Lipiodol）と ^{131}I-Lipiodol ・・・・・・・・・・ 75
4.2.2　肝細胞がんの血液供給の特徴 ・・・・・・・・・・・・・・・・・・・・・・・ 76
4.2.3　適応と禁忌 ・・・・・・・・・・・・・・・・・・・・・・・・・・・・・・・・・・・・・・・ 76
4.2.4　投与 ・・ 78
4.2.5　投与中の放射線安全課題 ・・・・・・・・・・・・・・・・・・・・・・・・・・・ 79
4.2.6　臨床効果 ・・ 79
4.2.7　吸収線量 ・・ 79
4.3　有害事象 ・・・ 80
4.4　患者マネジメント ・・・・・・・・・・・・・・・・・・・・・・・・・・・・・・・・・・・ 80
4.5　放射線安全管理 ・・・・・・・・・・・・・・・・・・・・・・・・・・・・・・・・・・・・・ 80

5. ^{90}Y-Microspheres 内用療法　82

5.1　臨床概要 ・・・ 82
5.1.1　転移性肝がん（Metastatic Hepatic Cancer）・・・・・・・・ 82
5.1.2　造血器悪性腫瘍の肝浸潤 ・・・・・・・・・・・・・・・・・・・・・・・・・・・ 83
5.2　^{90}Y-Microspheres 内用療法 ・・・・・・・・・・・・・・・・・・・・・・・・ 83
5.2.1　物理学的および生理学的特徴 ・・・・・・・・・・・・・・・・・・・・・・ 83
5.2.2　適応と禁忌 ・・・・・・・・・・・・・・・・・・・・・・・・・・・・・・・・・・・・・・ 84
5.2.3　投与 ・・ 85
5.3　有害事象 ・・・ 88
5.4　放射線安全管理 ・・・・・・・・・・・・・・・・・・・・・・・・・・・・・・・・・・・・・ 88

6. ^{32}P 内用療法　89

6.1　臨床概要 ・・・ 89
6.1.1　真性赤血球増加症 / 真性多血症（Polycythaemia Vera：PV）・・・・・・・・ 89
6.1.2　本態性血小板血症（Essential Thrombocythaemia：ET）・・・・・・・・・・ 92
6.2　^{32}P 内用療法 ・・・・・・・・・・・・・・・・・・・・・・・・・・・・・・・・・・・・・・ 95
6.2.1　物理学的および生理学的特徴 ・・・・・・・・・・・・・・・・・・・・・・ 95
6.2.2　適応と禁忌 ・・・・・・・・・・・・・・・・・・・・・・・・・・・・・・・・・・・・・・ 96
6.2.3　投与線量 ・・・・・・・・・・・・・・・・・・・・・・・・・・・・・・・・・・・・・・・ 96
6.2.4　吸収線量 ・・・・・・・・・・・・・・・・・・・・・・・・・・・・・・・・・・・・・・・ 96
6.3　有害事象 ・・・ 96
6.4　患者マネジメント ・・・・・・・・・・・・・・・・・・・・・・・・・・・・・・・・・・・ 97
6.5　放射線安全管理 ・・・・・・・・・・・・・・・・・・・・・・・・・・・・・・・・・・・・・ 97

7. 骨転移性疼痛緩和 (Metastatic Bone Pain Palliation)   98

    7.1 臨床概要 ･･････････････････････････････････ **98**

      7.1.1 転移性骨腫瘍の臨床 ･･････････････････････････ 98

      7.1.2 骨転移における骨破壊の機序 ･･････････････････ 99

      7.1.3 骨転移性疼痛の原因 ･･････････････････････････ 100

      7.1.4 転移性骨腫瘍の治療 ･･････････････････････････ 101

      7.1.5 骨転移性疼痛の制御 ･･････････････････････････ 101

      7.1.6 がん性疼痛 ･･････････････････････････････････ 102

    7.2 ^{89}Sr、^{153}Sm-EDTMP、^{186}Re-HEDP 内用療法 (骨転移性疼痛緩和) ････ **103**

      7.2.1 物理学的および生理学的特徴 ･･････････････････ 103

      7.2.2 適応と禁忌 ･･････････････････････････････････ 105

      7.2.3 投与線量 ･･････････････････････････････････････ 105

      7.2.4 効果 ･･ 106

      7.2.5 吸収線量 ･･････････････････････････････････････ 106

    7.3 有害事象 ･･････････････････････････････････ **107**

    7.4 患者マネジメント ････････････････････････ **107**

    7.5 放射線安全管理 ･･････････････････････････ **108**

8. 放射線滑膜切除 (Radiosynovectomy)   109

    8.1 臨床概要 ･･････････････････････････････････ **109**

      8.1.1 滑膜炎 ･･････････････････････････････････････ 109

      8.1.2 色素性絨毛結節性滑膜炎 (Pigmented Villonodular Synovitis) ･･････ 110

      8.1.3 関節リウマチ (Rheumatoid Arthritis：RA) ･･････････････ 110

    8.2 ^{90}Y-Silicate/Citrate、^{186}Re-Sulphide、^{169}Er-Citrate 内用療法

      (放射線滑膜切除) ･･････････････････････････ **119**

      8.2.1 物理学的特徴 ･･････････････････････････････ 119

      8.2.2 適応と禁忌 ･･････････････････････････････････ 119

      8.2.3 投与線量と生理学的特徴 ･･････････････････････ 120

      8.2.4 効果と有害事象 ･･････････････････････････････ 121

      8.2.5 吸収線量 ･･････････････････････････････････････ 122

      8.2.6 患者準備 ･･････････････････････････････････････ 122

    8.3 放射線安全管理 ･･････････････････････････ **122**

9. ペプチド受容体内用療法 (Peptide Receptor Radionuclide Therapy : PRRT)

124

9.1 ソマトスタチン、ソマトスタチン受容体とソマトスタチンアナログ ···· 124

9.2 膵臓を含む消化管の神経内分泌腫瘍とその治療 ················ 126

9.3 [^{111}In-DTPA-$_D$-Phe^1,Tyr^3] Octreotide と [^{90}Y-DOTA-$_D$-Phe^1,Tyr^3]
Octreotide 内用療法 ·· 131

  9.3.1 効果の仕組み ·· 132

  9.3.2 投与量と管理 ·· 133

  9.3.3 吸収線量 ·· 134

  9.3.4 効果と有害事象 ·· 135

9.4 放射線安全管理 ·· 138

  コラム6 － [^{177}Lu-DOTA-$_D$-Phe^1,Tyr^3] Octreotide と
[^{177}Lu-DOTA-$_D$-Phe^1,Tyr^3] Octreotate － ··············· 139

10. 放射免疫療法 (Radionuclide Immunotherapy : RIT)

142

10.1 抗体について ·· 143

  コラム7 －モノクローナル抗体取得技術－ ······················ 148

10.2 B細胞とCD20について ·· 150

10.3 非ホジキン腫瘍 (Non-Hodgkin Lymphoma : NHL) ················ 151

10.4 ^{90}Y-抗CD-20抗体によるNHLに対する内用療法 ············· 158

  10.4.1 適応と禁忌 ·· 159

  10.4.2 投与と効果 ·· 159

  10.4.3 吸収線量 ·· 161

10.5 課題と有害事象 ·· 162

10.6 放射線安全管理 ·· 162

  コラム8 －アンメットメディカルニーズ (Unmet Medical Needs)
として期待されるRI内用療法－ ····················· 164

11. α線放出放射性同位元素による骨転移を有する去勢抵抗性前立腺がん患者に対する内用療法

169

11.1 臨床概要 ·· 169

11.2 ^{223}Ra 内用療法 ·· 179

  11.2.1 ^{223}Ra の物理学的特徴 ······································ 179

  11.2.2 投与放射能と方法 ·· 179

  11.2.3 ^{223}Ra および子孫核種の体内挙動 ·························· 180

  11.2.4 吸収線量 ·· 181

11.2.5　適応と禁忌 ·· 181

11.2.6　効果 ·· 182

11.3　有害事象 ·· **182**

11.4　放射線安全管理 ·· **184**

コラム 9　－アブスコパル効果（Abscopal Effect）－ ··············· 186

コラム 10　－がん対策推進基本計画　平成 30 年 3 月－············· 187

12.　退出基準について　　　　　　　　　　　　　　　　　189

コラム 11　－IAEA 教材の中での退出基準について－··············· 192

◦ 参考文献・193

◦ 謝　　辞・196

◦ 索　　引・197

◦ 著者紹介・210

内用療法概論　Radionuclide Therapy

放射性医薬品を体内へ投与することで良性疾患や悪性腫瘍に対して根治的治療や緩和的治療を提供できる内用療法（Radionuclide Therapy）がある。その放射性同位元素は、組織内で飛程が短く、LET が高いβ線を主に放出する。また、ある放射性同位元素はα線を放出する。歴史的に最も成功した内用療法は、良性疾患である甲状腺機能亢進症や悪性疾患である分化型甲状腺がんに対して Iodine-131（^{131}I）を内服する治療である。

放射線防護の視点より、内用療法の場合、放射線被ばくは患者のみに限られるべきである。β線のみが放出される放射性同位元素ではその飛程が短く、病変に分布しているならばβ線が有するエネルギーは病変やその周囲に付与され、放射線は患者体内に限られる。したがって、Yttrium-90（^{90}Y）や Strontium-89（^{89}Sr）を利用する場合、患者からの、放射性同位元素が含まれる排出物や体液の取扱いに注意しなければならない。一方、^{131}I、Rhenium-186（^{186}Re）、Erbium-169（^{169}Er）や Lutetium-177（^{177}Lu）のようなβ線に加えてγ線が放出される放射性同位元素が使用される場合、患者からの排出物や体液の取扱いに加えて、患者体内から放出されるγ線による一般公衆への被ばくの低減について積極的に考慮しなければならない。

内用療法は、様々な分野へ幅広く、少しずつ進展している。それは、用いられる放射性同位元素の特性、それが標識される特異的なリガンド、投与方法、適応される疾患／病期、期待される治療効果とその仕組み、治療の頻度等について様々である。例えば、^{131}I は、安定同位元素である^{127}I の甲状腺ホルモン合成への甲状腺濾胞細胞による代謝的取込みに類似して分化型甲状腺がんである乳頭がん細胞へ取込まれる。また、^{131}I をノルエピネフリンと構造的に類似する MIBG（Metaiodobenzylguanidine）に標識した^{131}I-MIBG は、ノルエピネフリンを回収する仕組みを利用して褐色細胞腫等へ取り込まれる。

一方、腫瘍に特異的に発現する抗原を選択的に認識するモノクローナル抗体に^{90}Y を標識した^{90}Y-モノクローナル抗体は、前2者とは完全に異なる仕組みである抗原抗体反応を利用する。放射性医薬品の投与方法として、経静脈または経口が一般的である。他の方法として、放射性同位元素を体腔に注入する。その典型的な例は、^{90}Y、^{186}Re と^{169}Er を関節リウマチに罹患した関節腔に注入する放射線滑膜切除の場合である。放出されるβ線が、慢性炎症が生じている関節滑膜組織を破壊・除去する。

Phosporous-32（^{32}P）の臨床応用と^{89}Sr をはじめとする転移性骨腫瘍の疼痛緩和療法は、内用療法の歴史的な役割変化を強調する例となる。^{32}P の投与により骨髄増殖性疾患について良好な治療効果が得られていた。しかし、放射線に起因する二次がんと考えられる白血病の発症を完全に否定できず、これは実際に化学療法に置き換えられている。一方、転移性骨腫瘍による疼痛緩和療法として、^{89}Sr、^{186}Re-HEDP（Hydroxyethylidene Disphosphonate）や Samarium-153（^{153}Sm）-EDTMP（Ethylene Diamine Tetramethylene Phosphonate）が広く利用されつつある。患者の最大70％で疼痛の緩解（Remission）がみられ、その後数か月間、持続する。それは強い鎮痛薬の内服量を低減させることができる。

治療用放射性医薬品の利便性や費用、地域の食習慣、地理や文化が、地域で内用療法のプロトコルに影響することがある。また、内用療法における放射性医薬品の投与線量に関する情報

はガイドライン的な推奨であることに注意したい。それは、当局の規則に従い、内用療法に係る専門家等により承認されなければならない。

　ここで内用療法のすべての可能性を説明するには紙面が不足する。このため、本章では、臨床で内用療法に使用される一般的な放射性同位元素、世界的に承認されている内用療法、そして治療用放射性医薬品を取り扱う職員とそれが投与される患者双方の医療放射線安全に欠かせない措置について説明する。

本章の目的

- 悪性腫瘍の概要について理解できる。
- 内用療法について理解する。
- 医療放射線安全管理について理解できる。

1. 腫瘍概論

およそ 3.7×10^{13} 個の細胞からなるヒトの身体にその正常な細胞から発生した異常な細胞のかたまりが生じることがあり、腫瘍（Tumour）と呼ばれる。腫瘍は大きく悪性（Malignant）と良性（Benign）に分類される。悪性腫瘍（Malignant Tumour）の一般的な特徴は、(1) それを構成する細胞が無秩序に、正常のそれより速く増殖する（自律性増殖）、(2) 細胞は周囲の正常な組織へ拡がる（浸潤）とともに血流やリンパ系を介して離れた正常な部位で新たに増殖（転移）する、そして (3) 細胞の増殖は、他の正常な組織に必要な栄養を奪い、全身を衰弱させる（悪液質）、ことである。一方、良性腫瘍の特徴は、上記の (1) 自律性増殖があるがそれはゆっくりしている。(2) 浸潤・転移や (3) 悪液質が生じることはない。そして、良性腫瘍は外科的に除去でき、それが完全であるならば再発することはない。増殖速度も、悪性腫瘍に比べるとゆっくりしている。しかし、腫瘍が発生した場所や大きさにより、周囲の組織に影響を及ぼし、致命的になることもある。

本項の目的

- 悪性腫瘍の分類やその発生について理解する。
- 悪性腫瘍に係る治療の現状について理解する。

1.1　悪性腫瘍の分類
1.1.1　発生部位による悪性腫瘍の分類
①上皮細胞由来

上皮細胞から発生する悪性腫瘍を癌腫（Carcinoma）という。代表的なものとして、肺癌（Lung Carcinoma）、乳癌（Breast Carcinoma）、胃癌（Gastric Carcinoma）、結腸・直腸癌（Colorectal Carcinoma）、前立腺がん（Prostate Cancer、Prostatic Carcinoma）等がある。この上皮細胞から発生する癌は悪性腫瘍全体の80％以上を占めている。

②造血器由来

造血器とは血球をつくる組織であり、骨髄である。この造血器に由来する悪性腫瘍に、リンパ腫（Lymphoma）、白血病（Leukemia）等がある。

③非上皮性細胞由来

骨や筋肉などの非上皮性細胞から発生する悪性腫瘍は肉腫（Sarcoma）と呼ばれる。代表的なものとして、骨肉腫（Osteosarcoma）、横紋筋肉腫（Rhabdomyosarcoma）等がある。

1.1.2　悪性腫瘍の形状による分類

造血器から発生する悪性腫瘍を除けば、ほとんどの場合、かたまりをつくって増殖する。このため、造血器から発生する悪性腫瘍を血液がん（Hematological Cancer）、それ以外を固形

がん（Solid Cancer、Solid Carcinoma）と分類する。

1.1.3　がん、癌、Cancer の用語

　上述したように「癌腫」と「Carcinoma」は上皮性細胞由来の悪性腫瘍を意味する。また、「肉腫」と「Sarcoma」は非上皮性細胞から発生する悪性腫瘍（非上皮性悪性腫瘍）と同義語である。

　一方、「がん」、「癌」、「Cancer」の用語がある。これらはすべて、悪性腫瘍を意味する。しかし、「がん」は白血病などを含むすべての悪性腫瘍、そして「癌」は上皮性悪性腫瘍を意味するものとして区別して使用することもあるので注意したい。

1.2　悪性腫瘍の発生について

1.2.1　多段階発がん

　正常な細胞は、様々な要因によりその遺伝子に変異が誘発され異常な細胞となる。そして、長い間に徐々に複数の変異が誘発されることで、がん細胞が発生する。このように、正常細胞から異常細胞、そしてがん細胞に徐々に進むことから、多段階発がん（Multistage Carcinogenesis）といわれる（図Ⅶ1−1）。変異が生じる遺伝子の種類として、正常な細胞の中に増殖させる役割を担う遺伝子であるがん遺伝子（Oncogene）と逆に細胞増殖を停止させる遺伝子であるがん抑制遺伝子（Tumour Suppressor Gene）がある。がん遺伝子から表現されるタンパク質は、多くの場合、正常細胞の増殖を調節する役割がある。そのがん遺伝子に変異が生じる場合、その機能が異常に強くなれば常に細胞増殖が生じることになる（がん遺伝子の活性化*1-1）。また、がん抑制遺伝子は正常の細胞増殖を抑制したり、遺伝子に生じる変異を修復したり、細胞の自発的かつプログラムされた死であるアポトーシス（Apoptosis）を誘導する働きがある。遺伝子の変異が蓄積すると細胞ががん化するおそれがあるので、修復が必要となる。さらに異常な細胞が無限に増殖しないように、必要に応じて異常な細胞を細胞死へ誘導することもある。このがん抑制遺伝子に変異が生じる場合、細胞増殖を停止させることや変異の修復などができなくなる（がん抑制遺伝子*1-2の不活化）。変異の種類として、遺伝子に異常が生じる突然変異と、遺伝子に異常がないがその表現の仕方が変化するエピジェネティック変異とがある。

---

*1-1　がん遺伝子の活性化：がん遺伝子のひとつである *myc* 遺伝子の場合、1 個の細胞あたりのその遺伝子の数が増えることで、*myc* 遺伝子から表現されるタンパク質量が増加し、細胞増殖が促進される。また、*ras* 遺伝子と呼ばれる一群のがん遺伝子では、その特定の部分が変異すると、遺伝子の発現が過剰な状態となり、細胞増殖が引き起こされる。

*1-2　がん抑制遺伝子：*p53* 遺伝子、RB（*Retinoblastoma*）遺伝子、*MLH1* 遺伝子、APC（*adenomatous polyposis coli*）遺伝子などがある。

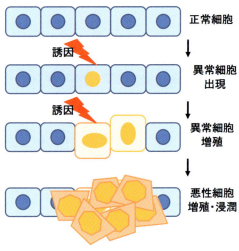

図Ⅶ1－1　多段階発がん

1. 腫瘍概論

コラム 1 　－大腸がんの多段階発がん－

　がんの多くは、正常組織より突然生じるのではなく良性腫瘍を経て段階的に発生する。大腸がんの多段階発がんに係る遺伝子異常はよく解析が進められている。ゲノム異常の蓄積には、染色体の構造変化をともなう Chromosomal Instability（CIN）、そして染色体の構造変化はみられないがゲノム上に散在する DNA の反復配列（Microsatellite）に異常がある Microsatellite Instability（MIN）がある。大腸がんの 80 ～ 85％が CIN タイプであり、①染色体異数性、②遺伝子増幅、③ヘテロ接合性消失がみられる。一方、大腸がんの 15％が MIN タイプであり、対合しない配列の修復を行う遺伝子（ミスマッチ修復遺伝子）が不活性化されると複製時マイクロサテライトにエラーが生じ、その長さが変化する。DNA のメチル化（Methylation）もゲノムの不活性化に関与しているが、大腸がんではゲノム全体で DNA のメチル化は低下する傾向があるが、特定の遺伝子のプロモータ領域内の CpG Island ＊1-3 で異常なメチル化が認められる。

　一般的に、MIN タイプは、CIN タイプと比較してゲノム全体の遺伝子異常数が多いが、図Ⅶ1-2 の主要な遺伝子の変化は共通している：

・がん抑制遺伝子の APC の不活化により良性である腺腫が発生する。通常、APC は、発生や様々な組織幹細胞の維持に係る Wnt シグナル伝達経路に係る β-Catenin に結合、その分解を誘導する。これにより、Wnt 標的遺伝子の転写が制御され、細胞の過増殖が抑制される。一方、APC が不活化されることで β-Catenin の分解が誘導されず、細胞内に蓄積され β-Catenin レベルが恒常的に高い状態となる。これら β-Catenin は核内へ移行し転写因子と結合、標的遺伝子の発現を誘導、細胞増殖が刺激される。

・がん遺伝子の K-RAS の活性化変異により腺腫の悪性化がみられる。細胞増殖や分化を制御する MAP キナーゼカスケード（MAPKKK（MAPKK Kinase)-MAPKK（MAPK Kinase)-MAPK（Mitogen-Activated Protein Kinase）のタンパク質リン酸化酵素により構成されるシグナル伝達モジュールで細胞内情報伝達の根幹をなす）の ERK（Extracellular Signal-Related Kinase）経路の上流に位置するこのがん遺伝子 RAS が同経路の活性化因子であり、その活性化により、MAPKKK である RAF、MAPKK である MEK1/2、MAPK である ERK の経路が異常に亢進される。また、B-RAF にも変異がみられる。

・がん抑制遺伝子の p53 の不活化変異によりがん化する。p53 はストレスを受けた細胞の細胞周期停止、また Apoptosis の誘導に関与する。p53 の不活化により異常細胞の排除機能が喪失されることになる。

　また、細胞増殖抑制因子である TGF-β（Transforming Growth Factor-β）シグナルに係る遺伝子変異がみられる。これには TGF-βⅡ型膜受容体（TGF-β Receptor Type II、

＊1-3　CpG Island：シトシン（C）の次にグアニン（G）が現れるタイプの 2 塩基配列（ジヌクレオチド）である CpG 領域の出現頻度が、ゲノム内で比較的高い領域である。その「p」の文字は、シトシンとグアニンの間のホスホジエステル結合を示す。ヒト遺伝子の 70％近くが、プロモータ内部もしくはその近傍に CpG Island を含んでいる。

7

TGFBR2）の異常と細胞内シグナル伝達分子であるSmad4の異常がある。TGF-βの不活化で細胞が異常に増殖する。

　増殖因子による細胞増殖刺激情報伝達経路である*PIK3CA*（*PI3K P110α Catalytic Subunit*）/mTOR（mammalian Target Of Rapamycin）で、*PIK3CA*遺伝子の活性化変異、その抑制因子である*PTEN*（*Phosphatase and Tensin Homolog Deleted from Chromosome 10*）遺伝子の不活性化変異がみられ、恒常的に活性化される。

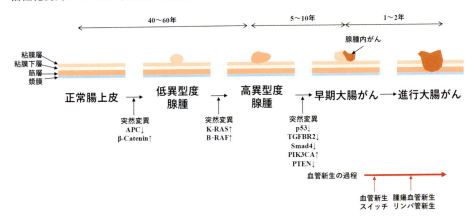

図Ⅶ1-2　大腸がんの多段階発がん

　発がんまでに数十年という長い年月がかかる。それは、上記のように遺伝子異常の蓄積ががん化に必要だからである。そして一度がん化するとその後の経過は早く、数年で進行がんとなり転移がみられるようになる。また、後述するように、発がんには遺伝子の突然変異や欠失などのジェネティックな異常に加えてエピジェネティックな遺伝子異常が蓄積することも重要であると考えられる。

　大腸がんの一部には良性腫瘍を経てがんが発生するのではなく、正常大腸粘膜から直接がん化するデノボ（*de novo*）がんがあり、その遺伝子異常の詳細は不明である。

1.2.2　遺伝子突然変異（Gene Mutations）

　タバコ、紫外線、さまざまな外的要因（発がん要因）が遺伝子の突然変異を引き起こす。

　DNAの遺伝情報はアデニン（Adenine：A）、グアニン（Guanine：G）、チミン（Thymine：T）、シトシン（Cytosine：C）の4種類の塩基の組み合わせでできている。様々な発がん要因により、1塩基置換型、1塩基欠失型、染色体欠失による遺伝子突然変異が生じ、遺伝情報の発現に変化がみられる(図Ⅶ1-3)。

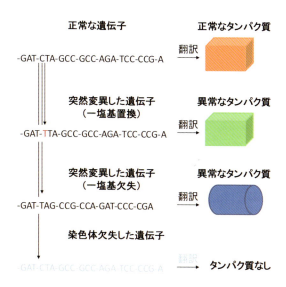

図Ⅶ1-3 遺伝子突然変異

1.2.3 エピジェネティック変異（Epigenetic Mutations）

　遺伝子突然変異以外に、複製された細胞に伝達される異常があり、それはエピジェネティック変異といわれる(図Ⅶ1-4)。それはDNAメチル化やヒストン修飾（Histone Modification）の変化に代表される。がん細胞におけるDNAメチル化変化はゲノム全体の低メチル化と局所的な高メチル化により特徴づけられる。一方、がん細胞におけるヒストン修飾変化は、ヒストンタンパク質の尾部にメチル化やアセチル化が生じる。それらはがん抑制遺伝子の不活性化を引き起こし発がんの原因となりうる。エピジェネティック変異を誘発する因子として、加齢、慢性炎症、ウイルス感染などがある。そして、エピジェネティック変異が蓄積することにより発がんの素地が形成されると考えられる。また、このDNAメチル化変化はヒトの多くのがんで認められ、また多段階発がんに係ることもある。表Ⅶ1-1にDNAメチル化変化と突然変異の特徴がまとめられている。

表Ⅶ1-1 DNAメチル化変化と突然変異の特徴

	DNAメチル化変化	突然変異
がん細胞における異常頻度	数百～1,000個（/1がん細胞）（プロモータCpGアイランドの場合）	80～100個（/1がん細胞）
正常細胞における異常頻度	数%～数十%	10^3～10^5個の細胞に1個程度
標的遺伝子特性	誘発要因・細胞の種類により特異的	比較的ランダム（塩基配列特異性あり）
誘発要因	加齢、慢性炎症、ウイルス感染、喫煙、ホルモンなど	化学物質、放射線、活性酸素など

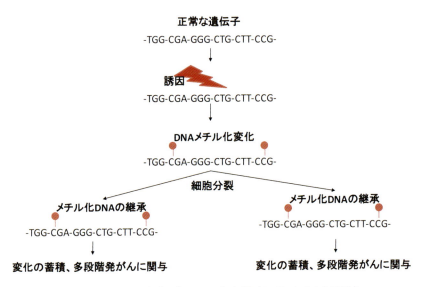

図Ⅶ1-4　エピジェネティック変異（DNAメチル化変化）

1.2.4　がん細胞と免疫監視機構

　がん細胞は免疫監視機構（Immune Surveillance）である自然免疫（Natural Immunity）の仕組みのなかで、受容体を介して免疫細胞である白血球のマクロファージ、好中球、NK細胞により認識され排除されうる（図Ⅶ1-5、図Ⅶ1-6）。

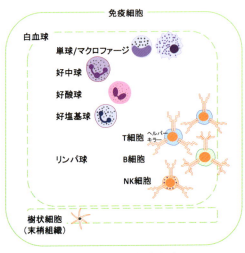

図Ⅶ1-5　免疫細胞

1. 腫瘍概論

　一方、がん細胞が産生するタンパク質のなかで自身にとって異物として、免疫監視機構により認識されるがん抗原がある。樹状細胞（Dendritic Cells）はがん抗原を取り込み、成熟化し、リンパ節や脾臓に移動後、リンパ球であるヘルパーT細胞（Helper T-Cells）にペプチド化されたがん抗原を提示する。そのヘルパーT細胞は、キラーT細胞（Killer T-Cells）を活性化し、それががん細胞を攻撃する(図Ⅶ1-6)。さらに、このヘルパーT細胞はB細胞に作用しがん抗原を認識する抗体を産生させ、がん細胞の攻撃に加わる(図Ⅶ1-6)。これは獲得免疫（Acquired Immunity）と呼ばれ、そのがん細胞のがん抗原を特異的に認識、記憶し、再び同じがん抗原を示すがん細胞を認識した時に効果的に排除しようとする。樹状細胞はこのように自然免疫と獲得免疫のかけ橋となる。

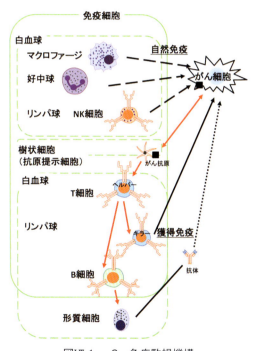

図Ⅶ1-6　免疫監視機構

　がん細胞は上記の免疫監視機構により認識、排除されうる（Elimination）。しかし、いくつかのがん細胞が生き延びることができる。しかし、これらのがん細胞はまだ免疫監視機構の監視下にあり、増殖せず休眠状態のまま存在する（Equilibrium）。次第にがん細胞は免疫機能を抑制する能力を獲得し、免疫監視機構により監視させない状態となり、がん細胞が増殖、そしてがんが進行するようになる（Escape）。これら一連の過程（Elimination、Equilibrium、Escape）をがん免疫編集機構（Cancer Immunoediting）という。

がん細胞よりインターロイキン（Interleukin：IL）などの様々な免疫抑制分子が産生され、がん抗原提示やＴ細胞活性化能が低下した樹状細胞や免疫抑制性樹状細胞が誘導される。さらに、免疫抑制性樹状細胞は制御性Ｔ細胞を誘導し、がん抗原で感作された樹状細胞やキラーＴ細胞を抑制し、免疫監視機構から完全なフリーの状態となりうる。

1.2.5　がんの増殖と転移

上記のがん免疫編集機構により、がん細胞が増殖（Growth、Proliferation）するようになる。がん細胞がつくるかたまりである腫瘍が増殖し２倍の体積になる時間を体積倍加時間（Volume Doubling Time：VDT）といい、ヒトでは19〜632日程度である。これはがん細胞の産生と喪失の割合による。細胞の産生は、細胞分裂を繰り返す細胞の割合である増殖分画（Growth Fraction：GF）と細胞周期時間（Cell-Cycle Time：Tc）で決定される。ヒトの場合、GFは４〜40％で、Tcは２日程度である。細胞喪失（Cell Loss：CL）は、細胞死、細胞脱落、分化、転移などの多くの因子が係り、その割合を示す細胞喪失因子（Cell Loss Factor：CLF）は、ヒトの場合、約90％である。すなわち、VDTはGF、Tc、CLFの３つの因子により決定される。ヒトの場合、約70日である。例えば、がんの増殖が速い場合、Tcが短く、GFは大きく、CLFは小さい。

VTDで細胞喪失がないと仮定する場合、ポテンシャル倍加時間（Potential Doubling Time：Tpot）という。このため、TpotはGFとTcにより決定され、Tpot＝Tc/GFで表すことができる。ヒトの場合、その多くの場合、４〜７日程度である。一方、VDTとTpotが測定できれば、CLF＝１−Tpot/VDTよりCLFを計算することができる。

原発部位で成長するがんの細胞は、その細胞間接着が緩くなりそこから離脱できるようになる。離脱した細胞は周りの組織に浸潤（Invasion）、血管壁などへ侵入するようになる。血管壁などを抜けたがん細胞は血液を介し、原発部位から遠く離れた組織の血管壁に接着・浸潤、そして新しい環境へ適応しながらがん細胞が増殖、かたまりを作ることになる。これを転移（Metastasis）という。

1.3　がん治療

手術、薬物療法、放射線治療の３つががんの標準治療（Standard Therapy）であり、近年では免疫療法が加えられている（図Ⅶ1−7）。それは、科学的根拠に基づき、現時点で適応を推奨できる治療である。それぞれ単独で実施されることもあるが、手術に薬物療法が併用されるなど、それぞれの治療を組み合わせる集学的治療（Multidisciplinary Therapy）がある。

1. 腫瘍概論

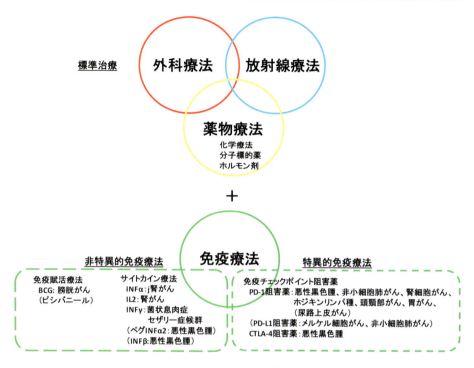

図Ⅶ1-7　がん治療

①手術（Surgical Therapy）

　原発腫瘍を外科手術で切除する局所療法であり、最も基本的ながんの治療法である。他の部位に転移した病変も切除の対象となることがある。手術にあたっては、切除範囲の縮小、腹腔鏡など手術方法の工夫により患者への侵襲を低減し、手術後の合併症を最小限にする。原発腫瘍切除の成功や再発予防には、例えば乳がん手術の場合のように、原発腫瘍周囲の正常組織で完全な切除断端を達成しなければならない。病理医による凍結組織切片の術中検査が必要な場合があり、切除断端で腫瘍細胞が認められるならば組織切除を追加する必要がある。凍結組織標本を用いる病理診断は、15%ホルマリン液で固定された組織標本を用いる病理診断に劣る。その後の組織断端組織の再検討により、さらに広範囲な切除の必要性が必要となる場合がある。また、腫瘍の全てを切除できない場合に、他の治療法に対する残存腫瘍の感受性を高める目的で腫瘍減量手術、治癒が見込めない場合、症状を軽減して生活の質を保つために疼痛の軽減や腸管などの閉塞を改善させる目的で緩和手術、そして腫瘍切除後の患者の生活の質を改善する、例えば乳房切除後の乳房再建術のような再建手術がある。

②薬物療法（Drug Therapy）

　抗がん薬治療（Anti-Cancer Agent Therapy）が主たるものである。それは、基本的にがん

13

核医学安全基礎読本 ③　Ⅶ. 内用療法概論　Radionuclide Therapy

細胞の増殖を抑制する。抗がん薬には細胞障害性抗がん薬（Cytotoxic Anti-Cancer Agents）と分子標的治療薬（Molecular Targeted Drugs）に分類される。

　細胞障害性抗がん薬は、その主な機序が細胞周期に障害を与えるものであり、**表Ⅶ1-2** のように分類される。しかし、正常細胞への影響も避けられず、血液毒性による骨髄抑制で、白血球の減少と発熱、血小板の減少と出血傾向、血色素の減少と貧血、吐き気や嘔吐、脱毛、指先や足先からはじまるしびれ感などの薬物有害反応（Adverse Drug Reaction：ADR）がしばしば認められる。

表Ⅶ1-2　細胞障害性抗がん薬

機序	種類	有害事象
ピリミジン合成等の阻害を介してDNA 合成を阻害する（細胞周期 S 期に作用）。	代謝拮抗剤（Antimetabolites）シタラビン（Ara-C）、フルオロウラシルなど	骨髄抑制、消化器症状（嘔気・嘔吐、腹痛、下痢）
DNA のアルキル化（DNA 架橋）によりDNA 複製を阻害する（細胞周期のすべてに作用）。	アルキル化剤（Alkylating Agents）シクロホスファミドなど	骨髄抑制、晩発障害（性腺機能障害、二次発がん）、出血性膀胱炎
DNA 付加体を形成し、DNA 複製を阻害する（細胞周期のすべてに作用）。	抗がん性抗生物質（Antitumour Antibiotics）マイトマイシン C など	骨髄抑制、粘膜障害、脱毛、嘔吐
細胞分裂の際に 2 倍体になる染色体を両極に引っ張る紡錘糸を構成するタンパク質である微小管の脱重合を阻害し細胞分裂を阻害する（細胞周期 M 期に作用）。	微小管阻害薬（Microtubule Inhibitors）ビンクリスチンなど	便秘、末梢神経障害
DNA 付加体を形成し、DNA 複製を阻害する（細胞周期のすべてに作用）。	白金製剤（Platinum Agent）シスプラチンなど	骨髄抑制、腎障害、嘔気・嘔吐
DNA 複製時に DNA 二重らせんを解いたり巻き戻したりする酵素の阻害を介して DNA 複製を阻害する（細胞周期 S 期に作用）。	トポイソメラーゼ阻害薬（Topoisomerase Inhibitor）イリノテカン、エトポシドなど	下痢、白血球減少

　分子標的治療薬は、がん細胞特有の遺伝子やメカニズムを標的とする。**表Ⅶ1-3** のような主なものがあり、白血病、乳がん、肺がん等で有効な治療薬となりつつある。特定の腫瘍抗原を標的とするモノクローナル抗体は、液性および細胞性免疫を介して、腫瘍細胞効果を示す。例えば、HER-2 と呼ばれる乳がん細胞の増殖に係る受容体タンパクを標的としたモノクローナル抗体であるトラスツズマブ（Trastuzumab）は、抗がん薬との併用により、HER-2 陽性の転移性乳がんで有用である。上皮性腫瘍の多くに、細胞内シグナル伝達経路を活性化する遺伝子変異がみられ、異常な増殖と脱分化の原因となっている。その中の経路を遮断するイマチニブ（Imatinib）は BCR-ABL チロシンキナーゼ阻害薬として慢性骨髄性白血病に適用応される。固形腫瘍は、異常な腫瘍細胞の増殖のために必要な血管を新生する成長因子を産生する。この過程を阻害する薬剤がいくつか利用可能となっている。サリドマイド（Thalidomide）は、この過程を阻害する抗血管新生作用がある。血管内皮増殖因子（VEGF）に対するモノク

ローナル抗体であるベバシズマブ（Bevacizumab）は、腎がんおよび結腸がんに対して有効
である。

表Ⅶ1－3　主な分子標的治療薬

	薬剤名	標的分子	抗体	適応となるがん
抗体	トラスツマブ	HER2	ヒト化	HER2陽性乳がん、胃がん
	リツキシマブ	CD20	キメラ	CD20陽性B細胞性非ホジキンリンパ腫
	イブリツモマブ	CD20	マウス	リツキサン耐性CD20陽性B細胞性リンパ腫
	ベバシズマブ	VEGF	ヒト化	大腸がん、非小細胞肺がん、乳がん、悪性神経膠腫、卵巣がん
	ゲフェニチブ	EGFR		非小細胞がん
	パニツズマブ	EGFR	ヒト化	大腸がん
小分子	イマチニブ	Bcr-Abl、PDGFR、c-kit		慢性骨髄性白血病、Ph1陽性急性リンパ性白血病、消化管間質腫瘍
	サリドマイド	TNF		多発性骨髄腫

　薬物療法の場合、最も一般的な投与経路は経静脈性である。分子標的薬は経口投与となる。
長期間にわたる頻回の投与には、皮下に植込んだ静脈アクセスデバイス（中心静脈または末梢
静脈）、多腔体外カテーテル、または末梢から挿入した中心静脈カテーテルが利用される。

　薬剤耐性が発生する可能性がある。例えば、微小管阻害薬であるビンカアルカロイドの場
合、MDR-1遺伝子の過剰発現により薬物の細胞外排出が促進される。標的遺伝子の過剰発現
や突然変異、細胞内代替経路の形成、細胞における薬物の不活化、細胞におけるアポトーシス
の異常、ホルモン製剤に対しては受容体の消失などが薬剤耐性の機序として考えられる。

　抗がん薬による単剤治療で治癒が得られることがある。しかし、一般的に、殺腫瘍細胞効果
の増強、用量関連毒性の軽減、薬剤耐性リスクの低減化のために、作用機序と毒性特性が異な
る複数の薬物を組み合わせる多剤併用レジメンで治療が進められる。臓器特異的な毒性を有す
る抗がん薬として、ドキソルビシンによる心筋障害、ブレオマイシンによる慢性肺疾患、メト
トレキサートによる腎不全、タキサン系による肝機能障害がある。一般的に、細胞障害性抗が
ん薬の場合、その有害事象が発生する頻度が最も高い正常組織は、骨髄、毛包、および消化管
上皮をはじめとする代謝回転率が高い組織であり、症状として骨髄抑制、脱毛、嘔気・嘔吐が
みられる。一方、分子標的治療薬の場合、間質性肺炎、消化管穿孔、インフュージョンリアク
ション（Infusion Reaction）[*1-4]など、その有害事象は細胞障害性抗がん薬と異なり、特徴的で

*1-4　インフュージョンリアクション：トラスツマブやリツキシマブをはじめとする抗体の分子標的薬による症
状は、一般の抗がん剤にともなう過敏症（Hypersensitivity）*やショックなどとは区別され、インフュージョ
ンリアクション（急性輸注反応）と呼ばれる。それは投与開始直後〜24時間以内に発症するが、特に初回投
与開始後30分〜2時間以内に発症することが多い。有害事象として発熱、悪寒、悪心、頭痛、疼痛、皮膚掻痒感、
発疹、咳嗽などの軽症のものから、アナフィラキシー様症状、気管支痙攣、重度の血圧低下、急性呼吸促進症
候群など重篤化し、生命に危険を及ぼす場合がある。一部の分子標的薬の投与前に、インフュージョンリアク
ションの予防として抗ヒスタミン剤、解熱鎮痛剤、副腎皮質ホルモン剤等の前投薬（Premedication）が必要
とされている。また、投与速度が定められている場合、添付文書に記載されている推奨投与速度を厳守し、注

15

重篤となる可能性がある。

さて、ここでホルモン療法（Hormone Therapy）についても概説する。腫瘍の成長にホルモンが影響するがんがある。アンドロゲンに反応して増殖する前立腺がんやエストロゲン受容体を有する乳がんや子宮内膜がんでは、ホルモン拮抗薬（Hormone Antagonist）[*1-5]による治療またはホルモン除去により症状の緩和を得ることができる。これらホルモン療法薬として、黄体形成ホルモン放出ホルモンアゴニストによる下垂体ホルモン分泌阻害、ビカルタミド（Bicalutamide）によるアンドロゲン（Androgen）やタモキシフェン（Tamoxifen）によるエストロゲン（Estrogen）受容体の遮断、レトロゾール（Letrozole）のアロマターゼ（Aromatase）によるアンドロゲンからエストロゲンへの変換抑制、アビラテロン（Abiraterone）による副腎アンドロゲンの合成阻害などがある。ホルモン療法の場合、ホットフラッシュなどのホルモン欠乏症に関連する症状が引き起こされ、また、アンドロゲン拮抗薬は、糖尿病および心疾患リスクを高めるメタボリックシンドローム（Metabolic Syndrome）[*1-6]を生じさせる。ホルモン療法は単独で用いられることもあれば、他の治療法と組み合わされることもある。

③放射線治療（Radiation Therapy）

腫瘍に放射線を照射することで、そのがん細胞のDNAに損傷を与え、がん細胞を死に至らしめることができる。手術と同様、がん局所に対する根治治療のひとつである。放射線治療と手術はともに局所治療になるが、それぞれ利点と欠点がある。放射線治療では、腫瘍細胞数が少なく血流豊富な腫瘍辺縁部に対する効果は高いが、腫瘍細胞数が多くて血流が乏しい腫瘍中心部分に対する効果は低い。それは低酸素状態だからである。それに対して手術療法は、中心部は十分に切除可能であっても周囲正常組織に接する腫瘍辺縁部では切除が困難な場合がある。放射線治療の目的として、がんの完全寛解、骨転移疼痛の、脳転移による神経症状の、がんによる気管、血管や神経などの圧迫による症状などの緩和的照射（対症照射）がある。根治を目指す治療として、放射線単独治療、化学療法と組み合わされる化学放射線療法、手術が主体でその術前・中・後に放射線照射する補助療法、薬物療法を主体とする補助療法がある。高エネルギーX線を発生させるリニアック（Linear Accelerator：Linac）と呼ばれる放射線治療装置が一般的である。その他に、電子線、陽子線、重粒子線、放射性同位元素から放出されるβ線やα線などが治療用放射線として用いられる。技術などの進歩により、高い治療効果と

意深くバイタルサインおよび自他覚症状をモニタすることでインフュージョンリアクションの予防・早期発見につながる。

* 過敏症：異物に対する生体防御システムが過剰あるいは不適当に反応し生じる症状の総称である。薬剤投与開始後早期に発生する急性過敏症や24時間～数日後に発現する遅発性過敏症があり、その重篤度は局所症状の軽症、臓器障害などの中等症、死亡までと多岐にわたる。同じ薬剤を複数回投与する場合、初回投与で過敏症が生じることもあれば、複数回にて初めて生じることもある。

＊1-5　ホルモン拮抗薬：生体内の受容体分子に作用しホルモンの機能を阻害する薬。

＊1-6　メタボリックシンドローム：内臓脂肪型肥満に高血糖、高血圧、脂質異常症のうち2つ以上の症状が一度に認められる状態。

少ない有害事象を目指した、がん細胞に放射線量を多く照射し、周囲の正常組織にはできる限り少ない放射線量を照射する方法が開発されている。放射線治療は、身体の外から放射線を照射する外部照射が一般的である。また、放射性同位元素（例えば ^{125}I）を体内に挿入する内部照射や、人体に放射性医薬品を経口、経静脈性に投与する内用療法がある。放射線治療の有害事象として、放射線治療中または終了直後に発生するもの（急性期）と終了してから半年から数年経たもの（晩期）に大きく分けられる。急性期の有害事象の場合、全身的な症状として、疲労感、だるさ、食欲不振、貧血などのほか、感染や出血しやすくなるなどがある。局所的なものでは、照射された部位の皮膚の変化のほか、部位によって様々な有害事象が認められることがある。晩期の有害事象として、放射線が照射された部位からがんが発生することや生殖器への照射を行った場合には、その線量により不妊をきたす可能性がある。

　上記を組み合わせる次のような治療方法がある：術後補助療法（Adjuvant Therapy）は、最初の手術後、残存している可能性がある腫瘍を根絶する目的で実施される全身化学療法または放射線療法である。再発リスクの高い患者で、術後補助療法が考慮されることがある。一方、術前補助療法（Neoadjuvant Therapy）は、外科的切除の前に、化学療法、放射線療法、またはその双方を施行する。これにより、腫瘍を小さくできる可能性とともに切除の可能性が高まり、局所の臓器機能も温存されることが期待できる。

④**免疫療法（Immunotherapy）**

　白血球や樹状細胞からなる免疫細胞(図Ⅶ1−5)や抗体等を活性化する物質により、患者自身に備わっている免疫機能を増強しがん細胞を排除することで、延命効果、症状の緩和や生活の質（QOL）の改善、そして治癒が期待される治療法である。それには大きく特異的免疫療法と非特異的免疫療法に分けられるが、その中で効果が明らかにされ、国で承認され国内の診療ガイドラインに記載されているものには、がん細胞により誘導された免疫抑制の状態を解除する免疫チェックポイント阻害療法や体内の免疫を増強させる CAR-T 細胞療法、サイトカイン療法や BRM（Biological Response Modifier）療法（免疫賦活療法）がある(図Ⅶ1−8)。

非特異的免疫療法	**特異的免疫療法**
免疫賦活療法　　　サイトカイン療法 　BCG: 膀胱がん　　INFα:j腎がん 　（ピシバニール）　IL2: 腎がん 　　　　　　　　　INFγ: 筋状息肉症 　　　　　　　　　　　　セザリー症候群 　　　　　　　　　（ペグINFα2: 悪性黒色腫） 　　　　　　　　　（INFβ: 悪性黒色腫）	免疫チェックポイント阻害薬 　PD-1阻害薬: 悪性黒色腫、非小細胞肺がん、腎細胞がん、 　　　　　　　ホジキンリンパ種、頭頸部がん、胃がん、 　　　　　　　（尿路上皮がん） 　（PD-L1阻害薬: メルケル細胞がん、非小細胞肺がん） 　CTLA-4阻害薬: 悪性黒色腫

図Ⅶ1−8　免疫療法

核医学安全基礎読本 ③　Ⅶ. 内用療法概論　Radionuclide Therapy

④-1　免疫チェックポイント阻害薬（Immune Checkpoint Inhibitors）

2000 年代にはじまる特異的免疫療法である。

④-1-1　PD-1（Programmed cell Death 1）阻害薬

　　PD-1（Programmed cell Death 1）阻害薬（ニボルマブ、Nivolumab）があり、その適応は悪性黒色腫および非小細胞肺がん、腎細胞がん、ホジキンリンパ腫である。通常、T 細胞は抗原を提示している（主要組織適合遺伝子複合体、Major Histocompatibility Complex：MHC）がん細胞を、抗原受容体分子である T-Cell Receptor（TCR）を介して認識、活性化、増殖して細胞障害活性を示す。しかし、がん細胞に発現した PD-L1（Programmed Death-Ligand 1）が、活性化した T 細胞に発現する PD-1 と結合することで T 細胞の活性化を抑制する。PD-1（Programmed Cell Death 1）阻害剤は T 細胞の PD-1 に対する抗体（ヒト型 IgG_4 モノクローナル抗体）であり、PD-L1 と PD-1 の結合を阻害することで、活性化 T 細胞の細胞障害活動が維持、強化される。

④-1-2　CTLA-4（Cytotoxic T-Lymphocyte-associated Antigen 4）阻害薬

　　CTLA-4（Cytotoxic T-Lymphocyte-associated Antigen 4）阻害剤（イピリムマブ、Ipilimumab）は悪性黒色腫が適応である。がん細胞を認識したマクロファージや樹状細胞などの抗原提示細胞はその細胞表面に主要組織適合抗原（Major Histocompatibility Antigen：MHC）と抗原ペプチドの複合体を提示する。ナイーブ T 細胞（胸腺で分化成熟し抗原と一度も遭遇したことのない未熟な T 細胞）はその T 細胞受容体（T Cell Receptor：TCR）を介してこの複合体と結合して細胞表面に CD40L を発現させる。CD40L は抗原提示細胞上の CD40 を介してシグナルを伝え、抗原提示細胞の活性化を促進する。さらに、T 細胞はもう 1 つのシグナルである抗原提示細胞の B7（CD80/CD86）と T 細胞表面の CD28 が結合して初めて活性化に至る。T 細胞が活性化されると、CTLA-4 が T 細胞表面に出現し、CTLA-4 は B7 と結合することで逆に T 細胞の活性化抑制する働きがある。イピリムマブは、CTLA-4 に対する IgG_1 の完全ヒト型モノクローナル抗体であり、CTLA-4 と結合し、CTLA-4 と抗原提示細胞上の B7 との相互作用を遮断することにより、腫瘍に対する T 細胞の活性化を維持させる働きがある。免疫チェックポイント阻害剤の機序が図Ⅶ1−9 にまとめられている。

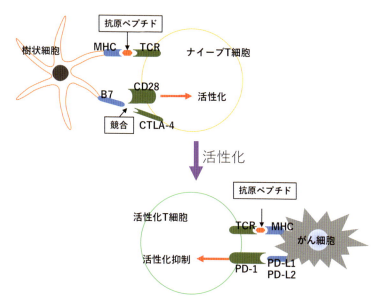

図Ⅶ1-9　免疫チェックポイント阻害剤の機序

　免疫チェックポイント阻害剤の場合、間質性肺疾患、大腸炎、甲状腺機能低下症など、様々な臓器に対する免疫関連有害事象（Immune-related Adverse Events：irAE）が発症することがあるので留意したい。

④-2　CAR-T細胞療法

　急性リンパ芽性白血病（Acute Lymphoblastic Leukemia）やびまん性大細胞型B細胞リンパ腫の再発・難治患者を対象として、モノクローナル抗体を用いて細胞表面抗原検査でBリンパ系であるCD19と決定された抗原を標的とするCAR-T細胞療法が我が国でも薬事承認されたところである。前述のチェックポイント阻害薬は、がん患者の免疫抑制状態を非特異的に解除することで抗腫瘍効果を発揮する一方、このCAR-T細胞療法は、がん細胞表面の抗原を遺伝子改変された細胞障害性T細胞（Cytotoxic T Lymphocytes：CTLs）が認識して特異的に抗腫瘍効果を発揮するものである。

　CARとはキメラ抗原受容体（Chimeric Antigen Receptor：CAR）であり、抗体の抗原結合部位とT細胞活性化レセプター（TCR）の細胞内ドメインを、遺伝子組み換え技術により結合させたものである。このCARを発現させるCAR遺伝子を、遺伝子導入技術によってT細胞に導入したものがCAR-T細胞である。CARを発現するT細胞において、がん細胞表面の標的抗原をCARが認識すると、TCR細胞内ドメインへシグナル伝達がなされ、標的抗原に対する特異的で強力な免疫反応が誘導されることになる。

　T細胞は通常免疫応答に際し、T細胞受容体からの特異的刺激（第1シグナル）に加

え、抗原提示細胞上の共刺激分子からの非特異的シグナル（第2シグナル）を必要とする。このため、CARの構造として、抗原結合部位として細胞外領域に腫瘍関連抗原（Tumour-Associated Antigens：TAA）に対するモノクローナル抗体可変領域の軽鎖（Light Chain Variable Region：VL）と重鎖（Heavy Chain Variable Region：VH）からなる一本鎖抗体〔Single Chain Fv（Fragment of Variable Region）、scFv〕は、スペーサーを介して細胞膜貫通領域（Transmembrane Domain）と、続いて細胞内領域（Endodomain）であるCD3ζ（第1シグナル用）と共刺激因子であるCD28や4-1BBなど（第2シグナル用）が組み込まれている(図Ⅶ1－10)。

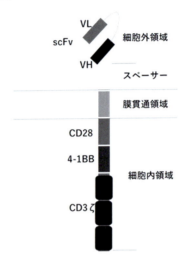

図Ⅶ1－10　キメラ抗原受容体（Chimeric Antigen Receptor：CAR）構造

　遺伝子導入されたCARは安定的にT細胞表面上に発現し、1～2週間の体外での拡大培養後に凍結保存される。それは、必要時に融解されて患者に静脈投与される。患者体内に再移入されたCAR-T細胞はCARの細胞外領域である抗体結合部位のscFv部分で標的抗原を認識し、細胞内領域直接を介した活性化シグナルがT細胞内に伝達される。活性化こうしてCAR-T細胞は、細胞質内に蓄えられているパーフォリン（Perforin）やグランザイム（Granzyme）などの細胞傷害性蛋白を放出し、がん細胞のアポトーシスを誘導することになる。さらに、活性化したCAR-T細胞は、インターロイキン（Interleukin：IL)-2を分泌しながら自己増殖する。非寛解もしくは移植後再発ALLの予後はきわめて不良である。しかし、CD19 CAR-T療法により70～90％の確率で完全寛解に導くことが可能で、約半数の患者では6か月以上の長期寛解が得られるとういう報告が2010年以降米国で報告されている。一方、生命を脅かす重篤な有害事象として、サイトカイン放出症候群（Cytokine Releasing Syndrome：CRS）と脳浮腫など中枢神経合併症が報告されている。中枢神経合

併症を除き、CRS に対して抗ヒト IL-6 受容体抗体であるトシリズマブ（Tocilizumab）投与の有効性が示されている。

④-3　サイトカイン療法（Cytokine Therapy）

インターフェロンアルファ（Interferon-alpha：INF-α）は、腎細胞がんが適応となる。IFN-α は、ヒトリンパ芽球細胞をセンダイウイルス（Sendai Virus、Hemagglutinating Virus of Japan：HVJ）で刺激することにより産生される分子量 13,000 〜 21,000 の INFα2、α7、α8 のサブタイプから構成される糖タンパク質で様々な生物活性を有している。直接作用として、がん細胞に対する細胞増殖抑制作用、がん細胞での HLA class-I 抗原の発現増強等がある。さらに免疫調節作用として、免疫担当細胞を活性化し、がん細胞を排除できる。

インターロイキン -2（Interleukin-2、IL-2）は、血管肉腫や腎細胞がんが適応となる。IL-2 は、白血球から産生されるサイトカインの 1 つであり、ナイーブ T 細胞や INFγ や IL-12 の刺激によりナイーブ T 細胞から分化したヘルパー T リンパ球によって分泌されるタンパク質で、抗原特異的キラー T リンパ球を増殖させる。加えて、NK 細胞、LAK 細胞などの抗原非特異的キラー細胞活性化や増殖促進等による抗腫瘍作用がある。

④-4　BRM（Biological Response Modifier）療法 / 免疫賦活療法（Immunostimulators）

乾燥 BCG（Bacille de Calmette et Guérin）は、免疫担当細胞活性化作用により、表在性膀胱がん等に適応がある。

上記の他に以下の治療方法がある。

⑤緩和ケア（Palliative Care）

がん患者の身体的・精神的・社会的・スピリチュアル（Spiritual）な苦痛やつらさなどを和らげ、そのヒトの生活やそのヒトらしさを重視した医療とケアである。患者と家族の社会生活を含めて支え、その生活の質（Quality of Life：QOL）をより良いものにする。

1.4　放射線治療の基本的な考え方

放射線治療には、外部照射、定位放射線照射、小線源治療、RI 内用療法がある。ここで改めて放射線治療の基本的な考え方について解説する。

電離放射線による細胞に対する生物学的効果は、細胞が放射線のエネルギーを吸収することで始まる。それは、主に DNA 二本鎖を切断することなどの生体高分子の損傷になるのであるが、その機序には、放射線が細胞内の水に作用することにより遊離基（Free Radical）を発生させ、それが DNA を損傷させる間接作用と、電離放射線との相互作用による二次電子が、生体高分子を直接電離・励起させることによりその損傷を引き起こす直接作用がある。

DNA 二本鎖切断をはじめとする生体高分子の損傷を受けた細胞が十分に修復されない場合などに、プログラムされた細胞死（Programmed Cell Death）（Apoptosis、アポトーシス）が

生じることになる。放射線による Apoptosis には、照射後に1回以上の細胞分裂後に細胞増殖能を失って死に至る分裂死（増殖死）と、分裂周期に関係なく照射直後に死に至る間期死がある。通常の放射線治療における細胞死は主に分裂死であり、放射線感受性の非常に高い細胞を除く細胞で間期死を生じさせるために数十 Gy 以上の大きな線量が必要となる。

　細胞の放射線感受性を考慮する際に Bergonie-Tribondeau の法則がある。それは、細胞分裂の頻度の高いものほど、将来行う細胞分裂の数が多いものほど、形態・機能が未分化のものほど放射線感受性が高いということを示す。がん細胞は正常な制御から逸脱して細胞増殖を続けるために、正常組織の細胞に比べて細胞分裂の頻度が高く、将来行う細胞分裂の数が多いことになる。それゆえ、放射線感受性が高いと判断できる。それは、同じ量の放射線が投与された場合、がん細胞の方が正常組織の細胞より多く死に至る実際の現象と一致する。

　腫瘍の治癒に必要な線量はS状曲線を示し、腫瘍の治癒線量すなわち致死線量（Lethal Dose：LD）に対する正常組織の耐容線量（Tolerance Dose：TD）との比を治療可能比（Therapeutic Ratio）と呼ぶ（治療可能比＝正常組織の耐容線量／腫瘍の致死線量）。この治療可能比が1より大きいことが放射線治療の成立する基本的な条件となる。また、治療可能比を大きくすることが腫瘍の治癒率を高めることになる。このため、正常組織をできるだけ避け、腫瘍病巣に線量を集中させようとする物理・工学的な工夫による空間的線量分布の改善、そして腫瘍と正常組織の放射線感受性にできるだけ大きな差を与えようとする放射線生物学的な視点から多分割照射に代表される時間的線量配分などのアプローチがある。95％の腫瘍が制御できる線量である腫瘍致死線量は一般的に 35 〜 80 Gy 以上である。一方、耐容線量として、主として晩発有害事象を考慮し、照射後5年以内の有害事象発生率が50％以下の線量である $TD_{50/5}$ が参考値として利用されることが多いが、骨髄の $TD_{50/5}$ は 4 Gy、肺は 35 Gy/100 cm^2、腸は 55 Gy/400 cm^2 などとなる。

　これまで放射線治療の基本的な考え方について説明したがそれは主に外部照射に係るものである。RI 内用療法の場合、放射性医薬品の特異性が高く、正常組織からの生物学的半減期が短ければ深部にある腫瘍に線量を集中させることで、適切な空間的線量分布となることが期待できる。一方、時間的線量配分に係るアプローチは原則的にないと考えられる。外部照射において、通常分割照射（Fractionated Irradiation）や多分割照射は1回照射と比べ、正常組織の亜致死性損傷の回復（Repair）、再増殖（Repopulation）、低酸素腫瘍の再酸素化（Reoxygenation）させ、細胞周期を同調（Redistribution）させることができる。これにより、腫瘍と正常組織の間の放射線感受性の差を増大させることで治療を可能とすることができる。内用療法では、1回投与により、一定期間、持続的にβ線やα線が腫瘍を内照射することになる。腫瘍に集積した放射性同位元素から放出されるβ線やα線の腫瘍周囲の正常組織への影響はその飛程から考慮すると大きくないと推測される。しかし、γ線の放出をともなう場合、ある期間、周囲の正常組織がγ線により持続的に照射されることになる。

1. 腫瘍概論

まとめ

- がん細胞は、正常な細胞の遺伝子に複数個の突然変異が生じることで発生する。その変異は長い間に徐々に誘発され、蓄積されることが知られている（多段階発がん）。
- 遺伝子の突然変異により、細胞を増殖させるアクセルの役割をするがん遺伝子が活性化され、または／かつ細胞増殖を停止させるブレーキとながん抑制遺伝子が不活化される。
- 遺伝子の突然変異がないが、遺伝情報の読み方が変化するエピジェネティック変異がある。
- がん細胞は自律性増殖し、浸潤と転移し、そしてがんは悪液質を引き起こす。
- がんは、骨髄やリンパ節である造血器から発生するがん、上皮細胞から発生するがん（Cancer、Carcinoma）、骨や筋肉などの非上皮性細胞から発生する肉腫（Sarcoma）に分類される。この中で、上皮細胞から発生するがんが80%以上を占める。
- 現時点で科学的な根拠に基づいた標準治療は、手術、薬物療法、放射線治療をそれぞれ単独で、あるいはいくつかを組み合わせた方法で行われる。
- がんそのものに対する治療に加えて、がんにともなう体と心のつらさなどを和らげる緩和ケアがある。

コラム2 －放射線照射に係る細胞生存率曲線（標的説）－

分裂増殖する培養細胞に放射線照射すると線量に対するその細胞生存率（Surviving Fraction：S）は、図Ⅶ1-11の破線のように減少する。

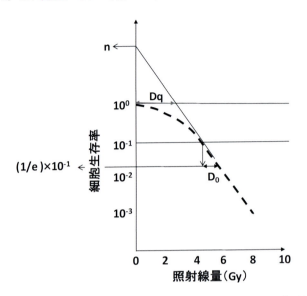

図Ⅶ1-11　放射線照射による細胞生存率曲線（標的説）

そこでは、数Gy未満の低線量域では細胞生存率曲線に肩が存在し、細胞生存率（S）はほとんど低下しない。それは、細胞が放射線障害から回復することを意味する。そして、ある線量よりSは直線的に低下することがわかる。この時、Sが1/e（37%）低下する線量を平均致死線量（Mean Lethal Dose：D_0）と呼ぶ。これは、細胞の感受性を示す指標であり、D_0値が大きいと直線部分の傾きが緩やかになり、放射線感受性が低いことを意味する。また、この直線部分を外挿し、縦軸との交点を外挿値nと呼ぶ。さらに、その直線部分の延長と生存率1を通る横軸に対する平行線と交わる線量が類（準）しきい線量（Quasi Threshold Dose：D_q）といわれる。

細胞にはいくつかの標的があり、放射線によりすべての標的がヒットされた場合、細胞が死に至ると仮定する標的説がある。この標的説で、上記の因子はそれぞれ、nは標的の数を、D_0はすべての標的に平均1個ずつのヒットが生じるのに相当する線量であり標的の放射線感受性を、D_qは亜致死性障害（Sublethal Damage）や潜在致死損傷（Potentially Lethal Damage）の回復を反映する。D_0値が小さければ放射線感受性が高く、D_q値が大きければ亜致死性障害の回復能が大きいと考えられる。

放射線照射による細胞死の出現はポアソン分布に基づく確率的現象となる。標的は1ヒット

で不活化されるとする。線量 D を照射したとき、この標的が不活化されない確率は、

$$e^{-D/D_0}$$

である。不活化される確率は、

$$1 - e^{-D/D_0}$$

である。細胞内の標的全て（n 個）が不活化される確率は、

$$(1 - e^{-D/D_0})^n$$

である。それゆえ、これらが生存する確率（細胞生存率）は以下の式で表現することができる。

$$S = 1 - (1 - e^{-D/D_0})^n$$

　実際に、哺乳類の動物細胞において、n は 1 ～ 10、D_0 は 0.9 ～ 2.5 Gy、D_q は 0 ～ 5 Gy である。

コラム3 ―放射線照射に係る細胞生存率曲線（LQ モデル）―

　近年提唱された直線 - 二次曲線（Linear Quadratic：LQ）モデルは、最終的な有効致死損傷の発生率を確率的現象として捕らえたものである。1つの放射線による飛程がDNA 二本鎖を切断する率をα、2つの放射線による飛程が独立してDNA 二本鎖切断を起こす率をβの平方根であると仮定すると、αは照射線量 D に比例し、βは線量の 2 乗に比例する。線量 D を照射した時のDNA2 本鎖切断数を N とすると、それは N =（αD + βD²）となる。細胞生存率をSとすると、それは以下の式のように、DNA2 本鎖切断数 N に対して指数関数的に減少する：

$$S = e^{-N} = e^{-(\alpha D + \beta D^2)}$$

　LQ モデルでの係数αは細胞生存率曲線における最初のほぼ直線成分を、βは後半の曲線成分を決定する。細胞生存率曲線に接線を引き、αD 成分とβD² 成分が等しくなる線量がα/β比となる。つまり、α/β比は細胞生存曲線の最初の直線部分における細胞致死率と後半の曲線部分におけるそれが等しくなる線量を意味する。α/β比に関して、その値がα成分とともに大きい場合、肩のはっきりしない生存率曲線であり、β成分が大きくその値が小さい場合、肩のはっきりした生存率曲線が描かれる。

　図Ⅶ1-12 には骨髄、皮膚、消化管上皮などの細胞増殖が盛んな正常組織や腫瘍をはじめとする早期反応系組織（黒色実線）に加えて、神経、肝臓、腎臓、肺などの正常組織で代表される晩期反応系組織（灰色実線）における 1 回照射による細胞生存率が示されている。α/β比は早期反応系組織で大きく、晩期反応系組織で小さい。腫瘍ではα/βは 5 ～ 30 Gy、晩期反応系組織のそれは 1 ～ 7 Gy である。

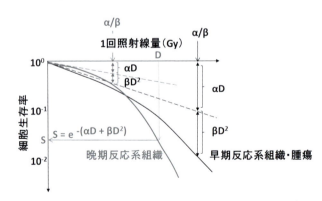

図Ⅶ1 - 12　放射線照射による細胞生存率曲線（LQ モデル）

　多分割照射（Multifactionated Radiation）は、1 回線量を少なくし、抗腫瘍効果に影響を及ぼすことなく晩期反応系組織の障害を軽減するために、LQ モデルに基づき提唱されている。

コラム4 －がん幹細胞（Cancer Stem Cell）－

　臨床的に、がん治療過程において腫瘍の一部に治療抵抗性を示すがん細胞集団が残存し、その後の再発や転移の原因となることが知られている。これは腫瘍組織の細胞レベルでの不均一性（Heterogeneity）を示すものである。一方、腫瘍形成時や転移といった場面で腫瘍が形成される場合、それら腫瘍に腫瘍形成能が高いがん細胞とそれから派生した腫瘍形成能を有しないがん細胞が存在することが知られている。このような階層性（Hierarchy）もがん細胞の不均一性を示すものである。これまで腫瘍組織を構成するがん細胞のすべてが新たな腫瘍を形成する能力を有していると考えられてきたが、腫瘍内のがん細胞の不均一性などの知見から、がん幹細胞（Cancer Stem Cell）という概念が新たに提唱されている。

　がん幹細胞は、腫瘍内に存在し、自己複製能と腫瘍組織を構成するさまざまな系統のがん細胞を生じさせる多分化能を有する細胞であると定義される。そして、ニッチ（Niche）と呼ばれる生存に有利な微小環境に局在しながら、がん幹細胞は自己複製により未分化ながん幹細胞集団を増加させるだけでなく、非がん幹細胞を供給する(図Ⅶ1-13)。非がん幹細胞は、腫瘍形成能が低いが、がん幹細胞の能力を維持するための支援機能を有し、また、この非がん幹細胞は細胞内外の因子により可塑性を発揮し腫瘍形成能を有するがん幹細胞に戻ることもあると考えられている。さらに、腫瘍内のがん細胞の形質は新たなジェネティック変化（Genetic Change）で転換され、また様々な刺激による微小環境の変化によるエピジェネティック変化（Epigenetic Change）により、生物学的特性が異なるがん細胞が出現することになり腫瘍内のがん細胞の不均一性が示されることになる。

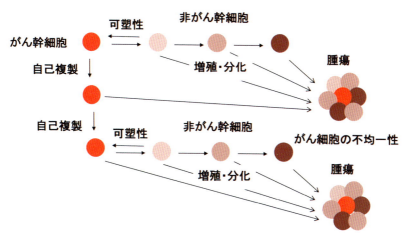

図Ⅶ1-13　がん幹細胞と腫瘍の不均一性

　がん幹細胞は、放射線治療や抗がん薬治療に対し抵抗性を示し、臨床的な腫瘍の悪性度を規定する。また、腫瘍の再発（Recurrence）は然り、転移（Metastasis）においては到達した部

位で新しく腫瘍を形成する能力が必要となることから、がん幹細胞がそれらの過程に関与すると考えられている。

　がん幹細胞は、細胞表面に発現している抗原を指標として腫瘍組織から回収できる。現在、がん幹細胞が実際に同定されている腫瘍は、$CD34^+$や$CD38^-$を指標とする急性骨髄性白血病、$CD44^+$、$CD24^{-/low}$やESA^+を指標とした乳がん、$CD133^+$を指標とした脳腫瘍などがある。腫瘍組織内でがん幹細胞の集団の割合はわずか0.2～1％である。

　がん幹細胞は薬物療法や放射線療法で抵抗性を示し、残存することになる(図Ⅶ1－14)。もし、がんにおけるがん幹細胞の特異的抗原を同定し、それをマーカーとして選択的にがん幹細胞を標的とする治療によりがん幹細胞をはじめに除去できるならば、その後、残存するがん細胞をこれまでの薬物療法や放射線療法により除去できると考えられる。これにより、がん細胞が完全に排除できる、がん幹細胞に係る新たながん治療法が研究されている(図Ⅶ1－15)。

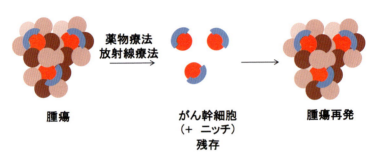

図Ⅶ1－14　がん幹細胞（赤色、青色はニッチ）と治療抵抗性（再発）

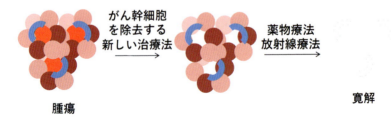

図Ⅶ1－15　がん幹細胞を標的とする新しい治療法

2. ^{131}I による分化型甲状腺がんの治療

Iodine-131（^{131}I）は分化型甲状腺がん（Differentiated Thyroid Cancer：DTC）や良性の甲状腺疾患を治療するために 75 年以上使用されてきた（Radioiodine Therapy：RAIT）。分化型甲状腺がんは一般的にみられる、しばしば治癒可能な悪性腫瘍のひとつである。核医学の中でも、一般に ^{131}I や ^{123}I を利用する甲状腺シンチグラフィによる甲状腺がんの診断、そして、^{131}I による甲状腺がんの治療である内用療法に大きな役割がある。この項では、^{131}I による RI 内用療法の理論的根拠、技術面、放射線安全管理の原則に係る核医学の視点からの甲状腺がん患者マネジメントについて概説する。

本項の目的

- 甲状腺がんの臨床概要を理解する。
- 分化型甲状腺がんに対する ^{131}I による RI 内用療法について理解できる。

2.1 臨床概要

甲状腺（Thyroid Gland）は左右 2 葉とその連結部である峡部からなる。この峡部から上方に、甲状舌管の遺残である錐体葉が存在することもある。線維性被膜で覆われた甲状腺は輪状軟骨や気管軟骨の前面に固着し、その重量は成人で約 15 ｇである。左右 2 葉は幾多の小葉に分けられ、それは直径 50 ～ 100 μm の濾胞（Follicle）で充満している。濾胞は 1 層の立方上皮の濾胞細胞（Follicular Cell）で囲まれ、その内部の濾胞腔は濾胞細胞が産生する糖タンパク質である、分子量 66 万のサイログロブリン（Thyroglobulin：Tg）[*2-1] が主成分となるコロイドで満たされる。甲状腺には濾胞細胞以外に傍濾胞細胞（Parafollicular Cell、C 細胞）があり、血漿 Ca^{2+} 濃度を調節する副甲状腺ホルモン（Parathyroid Hormone：PTH）の分泌顆粒を細胞質に有する主細胞（Chief Cell）と酸好性細胞（Oxyphil Cell）からなる。

甲状腺がんには、主に、乳頭がん、濾胞がん、髄様がん、未分化がんがある。乳頭がんおよび濾胞がんは併せて分化型甲状腺がんと呼ばれるが、これは濾胞細胞由来であり正常な甲状腺組織と組織学的に類似し、ヨウ素を有機化して、サイログロブリンを産生する能力を保持する。大半の甲状腺がんは無症候性の結節として発見される。まれに、小さい甲状腺がんであってもリンパ節、肺、骨への転移として発見されることもある。甲状腺の小結節または腫大した頸部リンパ節の生検〔一般的に、穿刺吸引細胞診（Fine Needle Aspiration Biopsy：FNAB）〕または甲状腺摘出術の後、その病理所見に基づき診断される。未分化がんおよび転移性の髄様

[*2-1] サイログロブリン：甲状腺濾胞細胞で合成される分子量 66 万の糖タンパクで、ペルオキシダーゼの作用によってサイログロブリン分子中のチロシン基にヨウ素分子が結合して、甲状腺濾胞に蓄積される。甲状腺が TSH（Thyroid Stimulating Hormone、甲状腺刺激ホルモン）で刺激されると細胞内に取り込まれ、タンパク分解酵素の働きで甲状腺ホルモン（T_4、T_3）として分泌される。

がんを除いて、大半の甲状腺がんは悪性度が低く、致死的となることはほとんどない。一般的な治療として、外科的に甲状腺を切除し、それに続いて ^{131}I で残存甲状腺組織を破壊する。

2.1.1　乳頭がん（Papillary Cancer）

　濾胞細胞由来の乳頭がんは甲状腺悪性腫瘍の90％を占め、女性：男性の比率は6：1、好発年齢は 30 ～ 50 歳と若年～中年である。進行は緩徐であり、初期には自覚症状がないことが多い。リンパ行性に拡大することが多く、頸部リンパ節転移では前・中頸部に多くみられる。予後はきわめて良好である。

2.1.2　濾胞がん（Follicular Cancer）

　濾胞細胞由来であり、濾胞状構造を基本とする濾胞がんは甲状腺悪性腫瘍の4～8％を占める。女性：男性の比率は6：1、好発年齢が50歳以上で、また、ヨウ素欠乏地域でより発症頻度が高い。進行は緩徐であり、初期には自覚症状がないことが多い。血行性に拡大することが多く、肺、骨、肝臓に多くみられる。予後は良好である。

2.1.3　髄様がん（Medullary Cancer）

　髄様がんは甲状腺悪性腫瘍の 1.5％を占め、カルシトニン（Calcitonin）を産生する傍濾胞細胞（Parafollicular Cell、C 細胞）からなる。女性：男性の比率は 2.5：1、好発年齢は 30 ～ 50 歳と若年～中年である。通常は一側性で、散発性の場合もあるが、しばしば家族性で *RET*（*Rearranged during Transfection*）がん原遺伝子[*2-2] の変異が原因となる。この家族性甲状腺髄様がん（Familial Medullary Thyroid Carcinoma：FMTC）は甲状腺に単独で発生する場合と、多発性内分泌腫瘍症（Multiple Endocrine Neoplasia：MEN）2A 型（MEN 2A）および 2B 型（MEN 2B）[*2-3] の構成要素でみられる場合がある。カルシトニンは血清カルシウムおよびリンの各濃度を低下させるが、高濃度のカルシトニンは最終的にその受容体を下方制御（Down Regulation）するため、血清カルシウムが正常範囲内となる。コンゴレッドに染まる特徴的なアミロイド沈着も認められる。転移はリンパ行性に頸部リンパ節や縦隔リンパ節に、血行性に肝臓、肺、および骨に広がる。予後は良好から不良まで様々である。

[*2-2]　*RET* がん原遺伝子：ヒト T 細胞リンパ腫より抽出した DNA を NIH3T3 マウス線維芽細胞へトランスフェクションする過程で組換えを起こすがん原遺伝子として発見された。*RET* 遺伝子はヒト第 10 染色体長腕（10q11.2）に存在し、RET 受容体型チロシンキナーゼをコードし、生理的には種々の神経細胞、腎臓の発生にも重要な役割を果たしている。

[*2-3]　多発性内分泌腫瘍症 2A/2B 型：甲状腺髄様がんならびにその前病変である C 細胞過形成や副腎褐色細胞腫、原発性副甲状腺機能亢進症を主徴とする遺伝性疾患である。MEN 2 は臨床像や家族歴に基づき、MEN 2A、MEN 2B、家族性甲状腺髄様がん（FMTC）の 3 病型に分類される。MEN 2A は MEN 2 全体の約 85％を占め、甲状腺髄様がん、褐色細胞腫、原発性副甲状腺機能亢進症が主徴となる。MEN 2B は MEN 2 の約 5％であり甲状腺髄様がん、褐色細胞腫に加えて舌・口唇などの粘膜下神経腫、マルファン様体型、四肢過伸展、腸管神経節腫、角膜神経肥厚などの身体的特徴がある。FMTC は MEN 2 の約 10％を占める。

患者は一般的に、無症候性の甲状腺結節で発見されるが、近年触知可能な腫瘍が生じる前に 2A 型または 2B 型の MEN 家系に対するスクリーニングで診断される。髄様がんは他のホルモンまたはペプチド（例：ACTH、VIP、プロスタグランジン類、カリクレイン類、セロトニン）の異所性産生をともなう場合に劇的な生化学所見を呈しうる。診断については、血清カルシトニン測定が重要であり、血清カルシトニン濃度は上昇している。また、カルシウム負荷（15 mg/kg を 4 時間かけて静注）はカルシトニンの過剰分泌を誘発する。髄様がん患者は全員遺伝子検査を受け、変異を有する患者の近親者には遺伝子検査、ならびにカルシトニンの基礎値および負荷後の測定が行われるべきである。

2.1.4　未分化がん（Anaplastic Cancer）

未分化がんは濾胞上皮細胞由来であるが、文字通り分化していないがんであり、甲状腺悪性腫瘍の 1.5 ～ 2％を占める。これは 60 歳以上の高齢者に好発し、女性でやや頻度が高い（女性：男性、1 ～ 2：1）。腫瘍は急速で、有痛性の腫大を特徴とする。また周囲組織への浸潤により、嗄声、呼吸困難、血痰、嚥下困難などの症状がみられやすい。この急速な腫大は、特に慢性甲状腺炎（橋本病）の併発が認められる場合、甲状腺リンパ腫（Thyroid Lymphoma）を示唆することもあるので適切な鑑別が重要である。転移がリンパ行性に、血行性に生じる。予後はきわめて不良であり、約 80％の患者は診断から 1 年以内に不帰の転機を辿る。一般的に、効果的な治療法はないが、小さな腫瘍で発見される少数の患者では、甲状腺摘出術とこれに続く外照射療法が治癒の可能性をもたらす。

2.2　甲状腺がんの診断手順

甲状腺がんの診断は、触知可能な、存在する甲状腺の結節に対する穿刺吸引細胞診（Fine Needle Aspiration Biopsy：FNAB）によって達成される。検査の最初の選択は、血中の TSH、free T_4、Tg（Thyroglobulin）、TgAb（Thyroglobulin Antibody）の測定と組み合わされた超音波検査である。超音波検査は、通常、甲状腺腫瘍を検査するのに十分である。シンチグラフィは、異常なレベルの TSH 値の存在（TSH 抑制）で適応が考慮される。この場合、甲状腺シンチグラフィは、結節の機能的な性質を評価するために役に立つ。[131]I や [123]I の集積がない、いわゆるコールド（Cold）の結節（甲状腺機能なし）、そして集積があるホット（Hot）な結節（甲状腺機能あり）は外科的手術を受ける。甲状腺の結節性病変が TSH 非依存性にホルモンを自律的に産生し甲状腺中毒症 *2-4 をともなう Plummer 病の場合、他の治療方法がある。

がんの進行度を判定する基準となる TNM 分類の適用にあたっては、病変の顕微鏡的確定診

---

*2-4　甲状腺中毒症：血中甲状腺ホルモン濃度が上昇、それゆえ動悸など甲状腺ホルモン作用が過剰に出現する病態である。一方、甲状腺での甲状腺ホルモンの合成と分泌が亢進する病態である甲状腺機能亢進症と若干の相違がある。

断と組織型による分類がなされるべきである。

 T カテゴリ：身体所見、内視鏡所見と画像診断

 N カテゴリ：身体所見と画像診断

 M カテゴリ：身体所見と画像診断

領域リンパ節は頸部リンパ節および上縦隔 / 前縦隔リンパ節である。

① T 原発腫瘍（乳頭がんおよび濾胞がん、低分化がん＊2-5、Huerthle細胞がん＊2-6、未分化がん）

TX 原発腫瘍の評価が不可能

T0 原発腫瘍を認めない

T1 甲状腺に限局し最大径が 2 cm 以下の腫瘍

 T1a 甲状腺に限局し最大径が 1 cm 以下の腫瘍

 T1b 甲状腺に限局し最大径が 1 cm を超えるが 2 cm 以下の腫瘍

T2 甲状腺に限局し最大径が 2 cm を超え 4 cm 以下の腫瘍

T3 甲状腺に限局し最大径が 4 cm を超える腫瘍、または前頸筋群（胸骨舌骨筋、胸骨甲状筋もしくは肩甲舌骨筋）にのみ浸潤する甲状腺外伸展を認める腫瘍

 T3a 甲状腺に限局し、最大径が 4 cm を超える腫瘍

 T3b 大きさに関係なく、前頸筋群（胸骨舌骨筋、胸骨甲状筋もしくは肩甲舌骨筋）に浸潤する腫瘍

T4a 甲状腺の被膜を超えて進展し、皮下軟部組織、喉頭、気管、食道、反回神経のいずれかに浸潤する腫瘍

T4b 椎前筋膜、縦隔内の血管に浸潤する腫瘍、または頸動脈を全周性に取り囲む腫瘍

② N 領域リンパ節

NX 所属リンパ節転移の評価が不可能

N0 所属リンパ節転移なし

N1 所属リンパ節転移あり

 N1a レベル VI（気管前および気管傍リンパ節、喉頭前 /Delphian リンパ節）、または上縦隔リンパ節への転移

 N1b その他の同側頸部リンパ節、両側または対側の頸部リンパ節（レベル I、II、III、IV、V）または咽頭後リンパ節への転移

③ M 遠隔転移

M0 遠隔転移なし

M1 遠隔転移あり

＊2-5　低分化がん：乳頭がんと濾胞がんの分化型がんと未分化がんの中間の性質を有する濾胞上皮細胞由来のがんである。

＊2-6　Huerthre 細胞がん：濾胞がんの一種であるが、がん細胞が好酸性を示す。

2. ^{131}I による分化型甲状腺がんの治療

乳頭がんおよび濾胞がん（分化型）、髄様がん、および未分化がんでは以下の表Ⅶ2-1～表Ⅶ2-4のように異なる病期分類を用いることが推奨される。

表Ⅶ2-1　55歳未満の乳頭がんおよび濾胞がん

Stage	T	N	M
I 期	T に関係なく	N に関係なく	M0
II 期	T に関係なく	N に関係なく	M0

表Ⅶ2-2　55歳以上の乳頭がんおよび濾胞がん

Stage	T	N	M
I 期	T1a、T1b、T2	N0	M0
II 期	T3	N0	M0
	T1、T2、T3	N1	M0
III 期	T4a	N に関係なく	M0
IVA 期	T4b	N に関係なく	M0
IVB 期	T に関係なく	N に関係なく	M1

表Ⅶ2-3　髄様がん

Stage	T	N	M
I 期	T1a、T1b	N0	M0
II 期	T2、T3	N0	M0
III 期	T1、T2、T3	N1a	M0
IVA 期	T1、T2、T3	N1b	M0
	T4a	N に関係なく	M0
IVB 期	T4b	N に関係なく	M0
IVC 期	T に関係なく	N に関係なく	M1

表Ⅶ2-4　未分化がん

Stage	T	N	M
IVA 期	T1、T2、T3a	N0	M0
IVB 期	T1、T2、T3a	N1	M0
IVB 期	T3b、T4a、T4b	N0、N1	M0
IVC 期	T に関係なく	N に関係なく	M1

濾胞細胞由来の分化型甲状腺がんである乳頭がんおよび濾胞がんの生存の予後評価に係る情報は以下の表Ⅶ2-5にまとめられている。

33

核医学安全基礎読本 [3] Ⅶ. 内用療法概論 Radionuclide Therapy

表Ⅶ2－5 濾胞細胞由来の分化型甲状腺がんにおける生存の予後因子

予後因子	腫瘍関連	患者関連	環境関連
必須	甲状腺外伸展 （T カテゴリ） M カテゴリ 治療後サイログロブリン	年齢	遺残病変[*] R0、R1 または R2
付加的	N カテゴリ 転移部位 BRAF V600E 変異	性別	切除範囲 ヨウ素アブレーション 地方病甲状腺腫
新規・有望	分子プロファイル		

[*] 遺残腫瘍分類（R）
RX　遺残腫瘍の存在が評価できない
R0　遺残腫瘍なし
R1　顕微鏡的遺残腫瘍あり
R2　肉眼的遺残腫瘍あり

2.3　甲状腺機能－甲状腺ホルモン－

TSH の作用によりサイログロブリンが甲状腺濾胞細胞で合成され、濾胞腔へ分泌される（サイログロブリンの合成・分泌）。一方、血中の I^- が濾胞細胞の基底膜側の細胞膜にある Na^+/K^+ ATPase に共役する Na^+-I^- 共輸送体（Na^+-I^- Symporter：NIS）により I^- が能動的に細胞内へ取り込まれ、濾胞腔へ移動し、貯蔵される。血漿 I^- の濃度は 0.3 $\mu g/L$ 程度であるが、それは甲状腺で NIS により 30 倍程度に濃縮される（ヨウ素の輸送）。甲状腺ペルオキシダーゼ（Thyroid Peroxidase：TPO）により、I^- の酸化、サイログロブリンのチロシン残基がヨウ素化され、MIT（Monoiode Tyrosine）と DIT（Diiode Tyrosine）が産生される（ヨウ素の酸化/チロシンのヨウ素化）。これらの縮合（Coupling）により甲状腺ホルモンである Triiodothyronine（T_3）（MIT＋DIT）(図Ⅶ2－1a) と Thyroxine（T_4）（DIT＋DIT）(図Ⅶ2－1b)がサイログロブリン上で合成される（縮合）。TSH の刺激により甲状腺ホルモンが結合したサイログロブリンは濾胞細胞の濾胞腔側の細胞膜によりエンドサイトーシスにより再吸収され、濾胞細胞内で加水分解により T_3 や T_4 が遊離する（サイログロブリンの再取り込み）。T_3 と T_4 は脂溶性で細胞膜を容易に通過し、血中に拡散し、ホルモン活性がない MIT や DIT は脱ヨウ素酵素で遊離する I^- を再利用する（ホルモン放出/ヨウ素のリサイクル）。血中で拡散した甲状腺ホルモンの98％は T_4 であり、T_3 はごくわずかである。それらは血中で血漿タンパク質と結合する。これはサイロキシン結合グロブリン（Thyroxine Binding Globulin：TBG）と呼ばれ、血中 T_4 の65％、T_3 の75％が結合する。TBG と T_4 の親和性が高く、T_4 の末梢組織での移行はゆるやかなので作用発現には数日かかり、血中半減期は6日である。一方、T_3 の親和性が低く、作用発現は数時間で、血中半減期は1日である。肝臓、腎臓、脳や脂肪組織などにおいて大部分の T_4 が 5'- 脱ヨウ素酵素により脱ヨウ素化され T_3 に変換される。T_3 はその受容体に対する親和性が T_4 より10倍高い。また、多くの組織には 5- 脱ヨウ素酵素があり、脱ヨウ素化により T_4 をホルモン活性のない reverse T_3（rT_3）へ変換する。甲状腺ホルモンの受容体は核内に存在する。組織で細胞膜を通過した甲状腺ホルモンは、T_3 は

そのままの形で、T_4 は細胞質内で T_3 へ変換され 1 対の α ヘリックスと β シートが亜鉛原子で連結された Zinc Finger と呼ばれる構造を有する受容体に結合する。この T_3-Recptor 複合体はホモ二量体を形成し、DNA の甲状腺ホルモン応答性エレメント（Thyroid Hormone Responsive Element：TRE）に結合し、標的遺伝子の転写を調節する。

　甲状腺ホルモンは、代謝率の上昇、熱産生、成長促進作用がある。また、心臓のカテコールアミン作用を増強し、組織では血流量増加にともない血管を拡張させる。

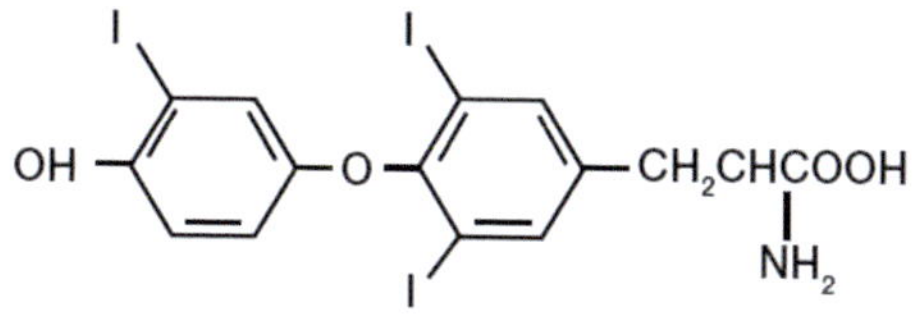

図Ⅶ 2 − 1a　3,5,3¹-Triiodothyronine（T_3）

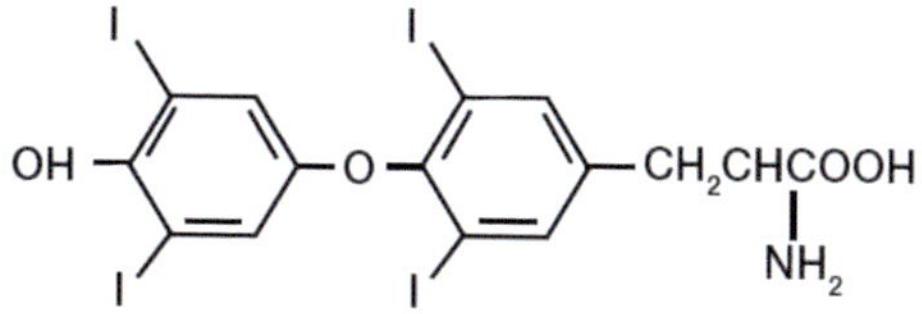

図Ⅶ 2 − 1b　Thyroxine（T_4）

　甲状腺がヨウ素を取り込み、有機化することが実に核医学診療にとって幸運なことであった。上記の甲状腺ホルモン合成の機序が ^{131}I に魔法の弾丸（Magic Bullet）のような役割を付し、機能が亢進した甲状腺や甲状腺がん細胞を目標とさせる。投与された ^{131}I は、まるで（非放射性）ヨウ素であるかのように、甲状腺で自然に認識され代謝される。

2.4　甲状腺がんの治療

　甲状腺がんの最適な治療方法は、まだ議論の余地が残るところである。可能なところでは外科手術が第一選択枝であろう。甲状腺全摘の外科的療法は、好ましい患者マネジメントのゲートである。甲状腺全摘にもかかわらず、副甲状腺組織を温存しようとして、しばしば、がん病変のある甲状腺葉の反対側の葉の後甲状腺被膜が残される。それゆえ、最高の外科的技術でさえ、多少の甲状腺組織が残存するリスクが否定できない。このため、甲状腺全摘に加え、さらに、^{131}I により残存甲状腺を除去する治療が 4 〜 6 週後に実施される〔甲状腺アブレーション（Ablation）〕。そして、放射性ヨウ素による甲状腺シンチグラフィと血清サイログロブリン測定による長期間にわたる経過観察が必要である。長期間の生存は普通にみられるが、患者は術後、かなりの期間、再発のリスクが残存する。それゆえ、上記のモニタリングが必要である。

35

成功する患者マネジメントとして、通常、外科、内分泌、核医学の専門医等と患者の間で協力が必要とされる。

　甲状腺全摘後、患者は甲状腺機能低下症を呈し、甲状腺ホルモン（T_4）の補充療法が一生涯の治療として必要となる。しかし、この薬物療法は、甲状腺のアブレーション前には実施されない。一般に、甲状腺アブレーションの間隔は4〜6週間であり、この期間に、全摘後の患者で甲状腺刺激ホルモン（Thyroid Stimulating Hormone：TSH）のレベルが通常のおよそ10倍まで上昇する。このTSHの上昇は、甲状腺機能低下の状態を示す所見でもある。高い濃度レベルのTSHにより残存甲状腺組織や転移性機能性病変はヨウ素の取り込みに対して活発となる。したがって、これらの病変における^{131}Iの集積を最大にすることができる。残念なことに、この期間、患者は甲状腺機能低下に係る重大な症状（無気力、寒冷不耐性、うつ状態など）を呈することになる。この患者が不快となる甲状腺機能低下の状態を回避するために、^{131}Iの投与2日前に遺伝子組み換えTSH（Recombinant Human Thyrotropin：rhTSH）を投与する方法がある。

2.5　^{131}Iによる内用療法

^{131}Iによる分化型甲状腺がんに対する内用療法には以下の目的がある：

　(1)　手術後に頸部に残存する少量の甲状腺組織を破壊して、サイログロブリンの産生源となる甲状腺組織を除去する（アブレーション）。さらに、残存組織に存在するまたは残存するかもしれないがん細胞を破壊する（非治癒切除例）目的もある。いったん、残存甲状腺組織の除去に成功したならば、血中サイログロブリン値のその後の経過観察ではおよそ0レベルでなければならない。言いかえれば、残存甲状腺の除去後の血中サイログロブリン値の上昇は、機能的な甲状腺組織、おそらく機能的甲状腺がん細胞の再発を意味し、^{131}Iでの再治療が必要となる。

　(2)　肺、骨などへの機能性転移性病変を破壊する。

　(3)　術後再発病変（局所、領域リンパ節病変）を破壊する。

　^{131}Iの内用療法や甲状腺ホルモン補充療法をともなう甲状腺外科的全摘術は、分化型甲状腺がん患者で、その再発率と死亡率を低減させることができる。

　甲状腺ホルモン（サイロキシン）補充療法が、患者の甲状腺ホルモン作用を正常な状態であることを維持させるのに必要である。更に、それが十分であるとき、血中TSH値は低い状態となる。分化型甲状腺がんはTSH刺激に反応しそのがん細胞の増殖が亢進される。血中TSH値が0レベルの場合、甲状腺がんの増殖は非常に緩徐となる。そして、TSH分泌を抑制させることで再発リスクを低減化させる。このように、TSHを抑制させる甲状腺ホルモン（サイロキシン）補充療法が分化型甲状腺がんの患者マネジメントに効果的である。

　これまで説明したように、甲状腺アブレーション後の患者の長期経過観察は再発を探知する

ために必要である。それは、^{123}I や ^{131}I による甲状腺シンチグラフィや血中サイログロブリン値測定の定期的な実施となる。これは、患者マネジメントの初期には毎年実施され、もしその結果が否定的である（すなわち再発の証拠がない）ならば、その頻度を減らしていくことができる。甲状腺シンチグラフィを実施する場合、患者の甲状腺ホルモン補充療法を中止にする。甲状腺ホルモン補充療法を中止にしない場合は、rhTSH を投与する。この経過観察の間、シンチグラフィの結果が転移を示す所見が得られた、または、血中サイログロブリン値が上昇した（シンチグラフィの結果に関わらず）場合、高線量の ^{131}I による再治療が必要とされる。残存腫瘍が切除可能ならば、再手術が ^{131}I による再治療の前に必要となる。これらの状況で、^{131}I アブレーションは、局所再発患者の生存率を改善できる。また、肺または骨転移のある患者の生存期間を延長させることができる。

　最新の TSH 値、基本的な血清サイログロブリン値と抗サイログロブリン抗体の有無は、甲状腺機能低下の状態で測定されなければならない。抗サイログロブリン抗体は患者の 15% に認められ、測定されたサイログロブリン値を不正確にする。抗サイログロブリン抗体の結果が陰性の場合、^{131}I による甲状腺シンチグラフィで集積が認められない場合でさえ、高いまたは上昇する血清サイログロブリン値は、甲状腺がん再発の指標となり、^{131}I による内用療法の適応となる。また、甲状腺がん細胞は脱分化するので、この上昇した血清サイログロブリン値はがん細胞の ^{131}I の強い取り込みを保証しない。サイログロブリンを産生するにもかかわらず、がん細胞がヨウ素を取り込み代謝する機能を喪失したことを意味する。これは、がん細胞が脱分化し、より悪性に（未分化甲状腺がんのような）なっていることを意味する。

2.5.1　放射性ヨウ素

　Iodine-131（^{131}I）は、8.04 日の物理的半減期を有する。それは、β 線（平均エネルギー 192 keV、最大エネルギー 606 keV）と高エネルギー γ 線（364 keV）を放出して壊変する。β 線はそのエネルギーのほとんどを ^{131}I が壊変する地点から 2.2 mm（平均距離 0.5 mm）以内に付与する。^{131}I が甲状腺組織に特異的に集積するので、甲状腺がん細胞と残存する甲状腺組織を破壊することに利用される。一方、γ 線はイメージングに利用できる。このため、いくつかの放射線安全の視点から注意が必要である。

　^{131}I 投与後 20 〜 30 分の時点で甲状腺による特異的な放射性ヨウ素の取り込みが反映される。2 〜 3 時間後では取り込まれた ^{131}I はサイログロブリンのチロシン基に結合して有機化され、その一部は縮合により合成される甲状腺ホルモンに組み込まれる。24 時間以降、甲状腺から ^{131}I が血中へ分泌され、血中に ^{131}I が逆戻りする。甲状腺に集積しなかった ^{131}I は、24 時間以内にほとんどが腎から体外に排出される。

　参考：

　Iodine-123（^{123}I）は、159 keV のエネルギーを有する γ 線を放出し、13.3 時間の物理的半減期を有する。^{131}I と異なり、β 線を放出しないので核医学診断検査のみに用いられ、甲状

腺疾患の経過や再発を監視する目的に利用される。^{123}I はサイクロトロンで生産され、その費用が高価であるため、臨床利用が制限されることが少なくない。しかし、甲状腺シンチグラフィに用いられる放射性医薬品として、生物学的、物理学的に理想的である。

甲状腺シンチグラフィにも用いられる ^{99m}Tc-pertechnetate は、β 線を放出することはなく、またヨウ素代謝機序を利用するものではないので、甲状腺がん治療やその経過観察には用いられない。

（1）放射性医薬品 ^{131}I の物理的形状

^{131}I には 2 つの形状がある。1 つは放射性ヨウ化カリウム溶液、もう 1 つは無水リン酸水素二ナトリウムの形式の放射性ヨウ化ナトリウムを内包するゼラチンカプセルである。利便性、費用や患者の協力などの要因を考慮して、どの形状を使用するべきかという選択が通常なされる。それぞれに利点と欠点がある。そして、そのいくつかは下の**表Ⅶ2-6** に要約される。

表Ⅶ2-6　^{131}I の利便性

形状	利点	欠点
液状	安価 すぐに利用できる	溢しやすい（汚染のリスクがある） 揮発性 滴下型式 使用（内服）にコツがいる
カプセル	内服が容易 汚染リスクが小さい	高価 噛んではならない 腸管へ被ばくがある

液体形状で利用されるならば、それは通常、複数回・投与用バイアルで供給される。開封れているバイアルを使用する場合、患者への投与には汚染のリスクがある。また、患者が必要量を吸い上げるチューブと針を利用する「吸い出し／通気孔システム」を密閉バイアルで利用しても、咳がある患者では汚染リスクが残存する。液状の放射性ヨウ素は揮発性であり、汚染後に引き続き、対応する職員による吸入リスクがあり、またそれは皮膚を介して容易に吸収される。

カプセル形状の場合、重大な汚染（若干の表面汚染があるかもしれないが）を引き起こしそうにない。しかし、内服のために口腔にあるカプセルを噛む場合、液体形状と同様に汚染のリスクがある。

（2）投与線量

一定線量の ^{131}I が、転移の存在と場所を考慮して投与される。概して有効で、投与が簡易であるので、以下の投与線量がよく用いられる。

・甲状腺床のみに残存放射能がある場合：3.7 GBq（100 mCi）（典型的なアブレーション線量）
・局所転移（頸部リンパ節）：5.5 ～ 6.5 GBq（150 ～ 175 mCi）

2. ^{131}I による分化型甲状腺がんの治療

・遠隔転移（肺）：6.5 ～ 7.4 GBq（175 ～ 200 mCi）
・遠隔転移（骨）：7.4 GBq（200 mCi）。

必要に応じて、^{131}I による再治療は 6 ～ 12 か月の間隔で実施されることが望ましい。

遠隔転移のない分化型甲状腺がんで甲状腺全摘後のアブレーション目的で、患者への ^{131}I 投与線量が 1,110 MBq（30 mCi）の低用量である場合、放射線治療病室に入院せずに、外来でその治療を受けることができる。しかし、その場合、^{131}I を投与された患者の体表面から 1 m の点の線量率と患者の行動制限の下で介護者が受ける積算線量を算出し、その結果、介護者の被ばくが 5 mSv、公衆については 1 mSv を超えない場合に認められる。

2.5.2　^{131}I による内用療法前の患者に対する注意事項

^{131}I の投与前から、内用療法の放射線安全管理が始まる。安全かつ有効な治療が成し遂げられるように、以下のようないくつかのことについて考慮しなければならない。

①妊娠している、または妊娠可能な年齢の女性患者

　妊娠している患者は、^{131}I の内用療法の適応に対して絶対禁忌である。^{131}I が妊娠している患者に投与されないことを保証することが重要である。^{131}I が胎盤を容易に通過するので、その結果は胎児にとって危機的なものとなり得る。さらに、尿中（膀胱内）の ^{131}I が子宮を照射する。このため、^{131}I の内用療法が妊娠可能な年齢の女性患者に計画される場合、かなり前から、妊娠しないように忠告しなければならない。内用療法のための入院の時に、患者は妊娠していないかどうかを尋ねられなければならない。患者の答えが「いいえ」である場合でも、義務的ではないが、妊娠試験の実施が強く推奨される。信頼できる妊娠試験は、血清または尿中 β-HCG（ヒト絨毛性ゴナドトロピン、Human Chorionic Gonadotropin）の測定である。非常に感度と特異度が高い。しかし、この検査でさえも、妊娠 1 日目またはそれに続く妊娠期間で「妊娠している」ということを検出できないことがある。このため、多くの病院では、24 時間以上の間隔で β-HCG を測定する妊娠検査を 2 回実施する。これにより、患者の妊娠状態についてより確実に把握できる。それでも ^{131}I が投与される前に、妊娠がまだ気付かれていないケースがあり得る。この場合、^{131}I 投与後、妊娠の管理について産科医や核医学専門医／放射線科専門医のアドバイスを受けるべきである。

②女性患者による授乳とその乳・幼児

　^{131}I による内用療法を受ける女性患者による授乳は、絶対禁忌である。すべての授乳している、または乳を分泌している可能性がある女性患者は、実際に乳汁分泌があるかどうかを尋ねられなければならない。乳汁分泌がある場合、患者自身の乳房への放射線被ばく量を低減化するために、女性患者は授乳を止めるよう求められる。または、授乳を中止するまで治療を遅らせるべきである。また、患者は、その乳児のために授乳することを再開しない。授乳は、もう 1 人の子供の出生で再開されるべきである。

39

核医学安全基礎読本 ③　VII.　内用療法概論　Radionuclide Therapy

乳・幼児がいる女性患者は、放射線による身体的影響リスクの視点から、その乳・幼児と一緒に居ることが許されないことも理解しなければならない。

③患者の失禁

甲状腺に集積しなかった ^{131}I は、主に腎臓と膀胱を介して排出される。甲状腺がん患者では外科的に大部分の甲状腺組織が除去されているので、^{131}I の尿中排出は投与された放射能の 95％を上回ることがある。これは、深刻な放射線ハザードとなり得る。もし、患者が失禁状態であることをあらかじめわかっている、または確認したならば、少なくとも ^{131}I の投与後一定期間、患者からの失禁に起因する汚染防止や汚染拡大防止のため、尿カテーテルが準備されるべきである。

④女性患者の将来の妊娠

^{131}I による治療前に、将来の妊娠に関して示唆される注意が患者に与えられるのが望ましい。妊娠可能な年齢の女性患者は ^{131}I による治療後、12 か月間妊娠を避ける。そして、男性患者は治療後、6 か月間避妊する。

⑤患者の有害事象

急性期や晩期の有害事象が考えられる。それらは以下の項で詳述されるが、急性期の有害事象となる身体的影響は一過性であり、また適切な医療で対応が可能であり、晩期のそれは多くない。それゆえ、^{131}I 内用療法の適応がある（治療によるベネフィットの大きさがリスクを上回る）場合、患者がそれによる治療を思いとどまる理由にはならない。

⑥一般的なアドバイス

^{131}I の内用療法はそれ自体不愉快なことではない。しかし、そのために患者の甲状腺ホルモン欠乏状態、不安、そして数日間実際に社会から隔離されるという事実の説明が入院前に必要となる。ちょっとした準備が患者の滞在をより満足なものにする。それが放射線安全に係る課題を解決することに繋がる。そして、患者の協力が安全かつ有効な治療に不可欠となる。患者に疾患とその治療についてできる限り情報を発信し続けることが重要である。内用療法が計画された時、患者へ提供される治療や放射線安全管理に係る情報シートは多くの課題を解決し、患者が治療に備えるのを支援することができる。それはこれまでに説明された多くの項目に及び、いったん患者が来院すれば、患者に期待される協力などについて十分に知らせておくことができる。特に、患者は行動が制限された放射線治療病室に居住し、見舞客等との面会などが制限されることも助言されなければならない。入院中、少なくとも患者は隔離される状態になる。また、治療の間、唾液または汗などの患者の体液により汚染される可能性がある身の回り品について、その持参を最小限に留めるよう注意が与えられなければならない。

2.5.3　患者準備

すべての患者は、予定された治療開始の前に、十分な時間をかけて、^{131}I を集積させる甲状腺の機能に影響を及ぼす可能性があるヨウ素を含む調理食品、ヨウ素サプリメント、甲状腺ホ

ルモンや他の薬物の利用を中止しなければならない。血中 TSH（＞30 μIU/ml）の十分な上昇を許すのに必要な時間のために、甲状腺ホルモン内服を保留する。これは、サイロキシン（T_4）の場合、4〜6週間、そしてトリヨードサイロニン（T_3）の場合、少なくとも2週間となる。甲状腺のヨウ素摂取に干渉する主な医薬品と中止期間は以下の表Ⅶ2−7にまとめられている。

表Ⅶ2−7　甲状腺のヨウ素摂取に干渉する医薬品と中止期間

医薬品など	推奨される中止期間
抗甲状腺剤（プロピルチオウラシル、カルビマゾール）	3〜7日間
甲状腺ホルモン（サイロキシン、トリヨードサイロニン）	2週間（トリヨードサイロニン） 4週間（サイロキシン）
去痰剤、ビタミン類、健康食品、ヨウ化ナトリウム	含有ヨウ素量により1〜2週間
ヨウ素を含む医薬品（アミノダロン）	1〜6か月間（不定）
局所的に利用されるヨウ素（外科手術のための皮膚消毒）	1〜2週間
経静脈性または髄腔内造影剤（水溶性）	3〜4週間
経口脂溶性造影剤（胆嚢造影）	3か月間
油性造影剤（気管支造影）	6〜12か月間
脊髄腔造影剤（油性）	2〜10年間

　また、131Iの投与2週間前より、また、投与後2日まで、131Iの取り込みを改善するためにヨウ素の含有量が低い食事が勧められる。欧米諸国ではヨウ素化塩がヨウ素摂取の主要な食品源となるので、特にレストランで食事を摂るなどの外食の場合、ヨウ素の含有量が低い食事に患者が応じることは難しい場合がある。ヨウ素を含む赤色染料は、多くの加工された赤いまたはピンク色の食品や薬物でみられる。ヨウ化物を含む食品として以下のものがある：

　◇ ヨード塩

　◇ ミルク／酪農製品

　◇ 卵

　◇ シーフード

　◇ 海草と昆布製品

　◇ ヨウ化物コンディショナーから作られたパン

　◇ セロリ

　◇ チョコレート

　◇ ヨウ化物を含む総合ビタミン剤

　◇ 食用赤色3号

核医学安全基礎読本 [3]　Ⅶ. 内用療法概論　Radionuclide Therapy

2.6　^{131}I による有害事象

　^{131}I による内用療法の有害事象（Adverse Events：AE）*2-7**(表Ⅶ2-8)** が発生する時期は、その治療中または終了直後である急性期、そして治療終了してから半年から数年経過してみられる晩期がある。また、有害事象として、全身的なもの、局所的なものがある。

表Ⅶ2-8　AE の Grade の定義

Grade	定義
1 （軽症）	症状がない、または軽度の症状がある。臨床所見または検査所見のみ、治療を要さない。
2 （中等症）	最小限 / 局所的 / 非侵襲的治療を要する。年齢相応の身の回り以外の日常生活動作の制限。
3 （重症または医学的に重大であるが、ただちに生命を脅かすものではない）	入院または入院期間の延長を要する。活動不能 / 動作不能。身の回りの日常生活動作の制限。
4 （生命を脅かす）	緊急処置を要する。
5	AE による死亡

Common Terminology Criteria for Adverse Events（CTCAE）. Version 5.0 から

2.6.1　急性期の有害事象

　内用療法中または終了直後に発生する可能性のある有害事象の中で全身的なものとして、頸部の腫脹、易疲労感、倦怠感や食思不振などが一般的にある。

① ^{131}I アブレーションに係る投与線量（3.7 GBq、100 mCi）と関連して以下の有害事象が認められることがある：

・唾液腺炎・耳下腺炎（Sialoadenitis・Parotiditis）：治療開始後2週間頃から、唾液腺の炎症（血管透過性亢進、浮腫、炎症細胞増加）により疼痛、腫脹などが生じ、最終的に組織の線維化や瘢痕形成がみられることがある。この時、唾液の分泌量の低下により口腔乾燥の状態となり、味覚の変化や嚥下障害がみられることがある。

・口内炎（Stomatitis）：治療開始後1～2週間で口腔粘膜の炎症により疼痛、出血、しみるなどの症状が認められることがある。

・味覚の消失：舌の粘膜の炎症などにより、患者の25～50%で一過性にみられることがある。

・消化器症状：嘔気と嘔吐が1%未満の頻度でみられる。

② 3.7 GBq を超える高線量の ^{131}I 治療で以下の有害事象がみられることがある：

---

*2-7　有害事象（Adverse Events：AE）：AE とは治療や処置に際して観察される、あらゆる好ましくない意図しない徴候（臨床検査値の異常も含む）、症状、疾患であり、治療や処置との因果関係は問わない。すなわち因果関係があると判断されるものと、因果関係ありと判断されないもの両者が含まれる。AE は特定の医学的事象を一意的に表すように定義された用語であり、医学的な記録や報告および科学的な分析に使用される。Grade は AE の重症度を意味し、Grade 1～5 が **表Ⅶ2-8** のように定義されている。

42

2. ^{131}I による分化型甲状腺がんの治療

・極軽度の骨髄抑制：治療開始後 6 週頃に底となる一時的な汎血球減少症（Pancytopaenia）がみられることがある。多くは、一過性で自然回復する。必要に応じて白血球数、血小板数などの末梢血測定を行う。

・放射線肺臓炎と肺線維症：転移性肺腫瘍患者のまれな合併症となる。治療中から終了後 6 か月以内にみられ、傷害された肺組織において主に肺胞の外の間質に非感染性炎症が引き起こされ、最終的には肺の線維化をきたす。

・胃炎（Gastritis）：食欲低下、嘔気、嘔吐、胃部不快感などの症状がみられる。

・膀胱炎（Cystitis）：膀胱上皮および血管などの間葉系組織の障害により難治性の膀胱出血がみられる。

・甲状腺クリーゼ（Thyrotoxic Storm or Crisis）：広範囲な濾胞がん転移で、治療によりがん細胞が破壊されることで血中へ大量の甲状腺ホルモン放出がみられる。そして、甲状腺ホルモン作用過剰に対する生体の代償機構の破綻により複数臓器が機能不全に陥った結果、生命の危機に直面した緊急治療を要する病態（中枢神経症状、発熱、頻脈、心不全症状、消化器症状）が生じることがある。その場合、治療開始後 2 ～ 10 日でみられることが少なくない。

・一過性の無月経（Amenorrhea）：女性患者の 25％でみられる。これが患者における受精能を低下させることや患者の子孫で先天的異常のリスクを上昇させることは示されていない。

・減少した精巣機能／不妊：3.7 GBq（100 mCi）より大きい投与線量で治療を受けている男性患者の 10 ～ 50％で、一時的に減少した精巣機能が認められる。それは、累積的な放射線線量が高い患者でその影響は永久的になるかもしれない。男性患者は治療後 6 か月間子供を儲けることを避けるように勧告されなければならない。それは、その時までに障害を受けたかもしれない生殖細胞が十分に入れ替わっていると考えられるからである。

・脳浮腫または脊髄圧迫：中枢神経系 Central Nervous System（CNS）へ転移した患者で認められることがある。

・放射線宿酔（Radiation Sickness）：治療開始後数日間に頭痛、嘔気、嘔吐が認められる。通常 2 ～ 3 日で症状は軽快する。これは、しばしば不安と関係し、患者の甲状腺ホルモンの低値で悪化する。嘔気が全く放射線に関連する場合があるというわけではなく、低い放射線線量で起こりうる。

・一過性の脱毛症（Alopecia）：毛嚢の放射線感受性は高く、一般的に 1 ～ 2 Gy の照射で毛髪の成長が停止し、3 Gy 以上照射されると 1 ～ 3 週間後より脱毛が生じるが、多くは一過性である。^{131}I の内用療法の場合、放射線による影響とするよりも甲状腺ホルモンの状態によると考えられる。

・結膜炎（Conjunctivitis）、角結膜炎（Keratoconjunctivitis）：涙腺機能の低下がみられることがある。患者の 25％で一過性である。

核医学安全基礎読本 ③　Ⅶ. 内用療法概論　Radionuclide Therapy

・治療後 6 か月以内に妊娠した女性で流産の報告がみられる。それは手術と治療時のホルモン不均衡に関連し、放射線とは関連がないようにみられるが、女性患者は妊娠を試みる前に治療後 12 か月間待つように勧告しなければならない。

2.6.2　晩期の有害事象

照射後数年、場合によっては十数年経過してから一定の確率で発症する組織反応（臓器障害）や二次腫瘍（二次発がん）がある。組織反応として微小血管障害により生じる組織の壊死・萎縮・線維化が起こり、その多くは不可逆的であり決定的な臓器障害を引き起こし、白内障などが知られている。

・白内障：水晶体の放射線感受性は高く、4 Gy 以上で混濁をきたし 10 Gy 以上で白内障を発症しうる。高齢者では加齢による白内障との鑑別は困難であるが、手術可能であれば視力の改善が得られる。

[131]I 治療後に、二次腫瘍の発生リスクは概して低く、相対危険度は、一般集団と比較して 1.9 程度である。また、妊娠に係る影響や子孫の遺伝的異常のリスクは測定できないほど低い。

高線量の内用療法後に発症リスクの上昇を示す悪性腫瘍として以下のようなものがある：

・白血病（Leukemia）：急性骨髄性白血病のリスクは、治療後 2 ～ 10 年で発生率のピークを迎え、一般公衆よりほんの少し上昇する。リスクのある患者は、通常 50 歳を越えて、およそ 33.3 GBq（900 mCi）の非常に高い線量を投与されたものである。この高い線量が 6 ～ 12 週という短い期間で投与されたとき、発症リスクは最も大きくなる。甲状腺がん再発による死亡率が白血病のそれを 4 ～ 40 倍程度上回ることに注意したい。

・膀胱がん（Bladder Cancer）：全線量が短い間隔で与えられ、37 GBq（1,000 mCi）を上回る場合、膀胱がんの発症リスクは 6 倍となる。

・乳がん（Breast Cancer）：全線量が短い間隔で与えられ、37 GBq（1,000 mCi）を上回る場合、乳がんの発症リスクは 3 倍である。

・唾液腺がん（Salivary Cancer）：唾液腺がん発症リスクがごくわずかに増加する。

・副甲状腺機能低下症（Hypoparathyroidism）：[131]I 治療後に副甲状腺機能低下症発症はきわめてまれである。

2.7　[131]I の投与直後の患者に対する注意と経過観察

[131]I の高線量投与のために、患者は隔離され、鉛などで遮蔽された放射線治療病室に入る必要がある。この入院は、[131]I から放射される γ 線に係る放射線安全管理に係る措置として必要とされる。

患者は [131]I 内服後しばしば大量の飲水と排尿するように勧められる。また、与えられた飴玉は、それを患者が舐めることで唾液分泌を促進し、唾液腺などの口腔に係る組織に対する被ばく線量を軽減させることができる。

2. ^{131}Iによる分化型甲状腺がんの治療

　経過観察のひとつとしてガンマカメラ装置による全身イメージングは、^{131}Iの内用療法開始後3〜10日に実施される。この全身シンチグラフィにより、患者の最大15％に、新しい病変を検出できる。

　甲状腺アブレーションの場合、全身シンチグラフィにおいて^{131}Iの取り込みが甲状腺床に認められることがある(図Ⅶ2－2)。それは、残存甲状腺組織を意味する。それ以外の、^{131}Iを摂取する正常組織は、脈絡叢、鼻粘膜／鼻咽頭（非対称である場合がある）、唾液腺、胸腺、胃、腸、膀胱と乳房である(図Ⅶ2－3)。乳房への集積は乳汁を分泌していない女性の最大6％でみられ、非対称性であることもある。

　^{131}Iによる治療が終了し長期経過観察中における全身シンチグラフィにおいて、頸部領域やそれ以外の臓器／組織で^{131}Iの集積がみられることがある。それは、甲状腺ホルモンを産生する、甲状腺ホルモンに^{131}Iを組み込む機能を有する転移性甲状腺がんの病変であることを示唆する(図Ⅶ2－4)。

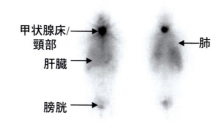

前面　　　後面

図Ⅶ2－2　^{131}Iアブレーション3日目の全身シンチグラフィ
　甲状腺床へ^{131}Iの集積がみられ、残存甲状腺組織を示唆する。

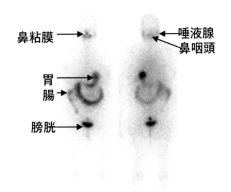

前面　　後面

図Ⅶ2－3　^{131}Ｉアブレーション3日目の全身シンチグラフィ

甲状腺床への集積はみられない。鼻粘膜／鼻咽頭、唾液腺、胃、腸、膀胱に^{131}Ｉの集積がみられる。それは生理的な集積である。

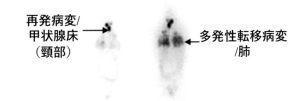

前面　　後面

図Ⅶ2－4　長期経過観察中の^{131}Ｉ全身シンチグラフィ

頸部に^{131}Ｉ集積がみられ、甲状腺がんの再発と考えられる。また、肺に多発性の^{131}Ｉ集積がみられ、肺への転移が示唆される。

上部に：2. ^{131}I による分化型甲状腺がんの治療

^{131}I 治療後は速やかに甲状腺ホルモン製剤の投薬を再開し、TSH 分泌の抑制をはかる。なお、甲状腺ホルモン補充療法は、原則として少量から漸増し維持量にする。血中甲状腺ホルモンや甲状腺刺激ホルモン（TSH）濃度などの測定を行い、TSH が正常〜軽度低値に保たれていることを確認する。心不全の有無の他、甲状腺機能、浮腫、頸部の腫脹、唾液の分泌状態、味覚障害の有無などを観察すると共に、血清サイログロブリン（Tg）および TSH などを測定して治療効果の判定と甲状腺ホルモンバランスの確認を行う。さらに、長期経過観察には、頸部触診などの診察の他、病巣部の超音波、CT、MRI、骨シンチグラフィ、^{18}F-FDG-PET などの画像診断、血清サイログロブリン（Tg）測定を適宜加えて評価する。

2.8　^{131}I 全身シンチグラフィにおける ^{131}I 集積に係る主な偽陽性部位

(1) 生理的分泌物により汚染された部位：唾液、痰、汗、尿が付着した患者皮膚。唾液、痰、汗、尿が付着した患者衣服やそのポケット内のハンカチやちり紙。唾液や痰を飲み込んだ患者食道内

(2) 炎症病変や外傷後部位：感染性病変、重度の火傷病変、外傷後表層性瘡蓋

(3) 消化管：メッケル憩室（一部に存在する胃粘膜による）、腸管重複症（Intestinal Duplication）

(4) 非甲状腺性悪性腫瘍や病理学的浸出物のある部位

(5) 心嚢液

2.9　^{131}I の排出経路

^{131}I は主に腎臓から尿中へ排出される。このため、腎臓、膀胱、生殖腺に対する放射線被ばく線量を低減するために頻回の飲水を、飲水制限を受けていない患者には奨励しなければならない。

投与された ^{131}I が尿中に現れる割合は、残存甲状腺組織や転移性甲状腺がんの量で決定される。ほとんどの場合、投与された放射能の 50 〜 60％が投与後 24 時間で、約85％が 4 〜 5 日間に排出される。これは放射能汚染・汚染拡大に対する適切な措置を講じなければならないことを意味する。排出された老廃物を取り扱う処置は、後で説明される。また、投与された ^{131}I が唾液中に現れる。飲食用具や枕カバー（睡眠中の唾液排出による）を汚染するおそれがある。汗と糞便にも投与された ^{131}I が現れる。各々（尿は別として）の割合はかなり異なるので、そうでないと証明されるまで、汚染の可能性がこれらのすべてに存在すると仮定して対応することが重要である。

2.10　放射線安全管理

（1）患者

①標識

患者自身の腕帯（リストバンド）による標識、診療録で明確に可視化された記事、病床や

47

病室入口の標識により、患者が^{131}Iの内用療法を受けていると第三者により認識されなければならない。腕帯や診療録には少なくとも、^{131}I、投与線量、そして投与日時が含まれなければならない。図Ⅶ2-5は患者の腕帯の一例である。

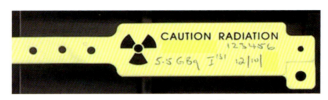

図Ⅶ2-5　患者の腕帯

②排出

患者は尿中に投与された放射能の大部分を排出する。放射線安全管理としてこれが汚染に至らないことを確実とする措置を講じられなければならない。理想的には、放射線治療病室に特化されたトイレシステムがあるべきである。それは貯蔵タンクと連結されていて、規則に従って一般汚水へ放流が許可されるよう^{131}Iの物理学的壊変を待つことができるほどのタンク容量がなければならない。貯蔵タンクは、もちろん、鉛などで遮蔽され、職員と周囲環境を保護するために、適切な安全特性を有しなければならない。

患者には少なくとも個別衛生指導を実施する。例えば、男性患者は常に座って排尿する、そして患者は完全な手洗を実施し、使用後2回トイレを「大」で流すことが求められる。尿中に投与された放射能が排出される間、糞便中にはいくらかの放射能が認められる。特にカプセル形状の^{131}Iを内服した場合である。

③体内残留放射能のチェック

投与から退院までの間、患者の放射能レベルは、定期的にチェックされなければならない。多くの場合、患者の退院前の残留放射能の制限値を定めている。たとえば、現在、1,100 MBqの放射能が全身にあるとする。そして、^{131}Iの投与放射能が6 GBqであるならば、排出と物理的壊変を考慮することにより投与放射能の30％が体内に残留していることになる。

実際には、投与直後またはその後、任意の時間に、一定の距離（測定誤差を最小にするために2 m以上の間隔を保ち）で患者の放射能を測定することにより、残留放射能の評価をすることができる。線量率（μSv/h）の測定には、表Ⅶ2-9のようにサーベイメータの特性に十分に注意して測定する必要がある。また、その際、^{131}Iのγ線の線量率が測定できること、線量率の測定範囲が25 μSv/hでも測定可能なレンジであること、校正の確認が取れたサーベイメータを使用することが重要である。

現時点での放射能と投与線量がわかっているとすれば、残留放射能は以下のように計算することができる：

6 GBq（162 nCi）の投与後、コンクリートの壁、金属ドアおよび医療器具等により散乱線の増加を低減するためになるべく広い空間で、患者立位から床から高さ80 cm、2 mの距

離にある検出器で、時定数の3倍以上の時間をおいてから読みとられた線量率が 0.09 mGy/ h であった。投与後4日で測定された線量率は 0.006 mGy/h であった。それゆえ、残留放射能は、（0.006 mGy/h × 6000 MBq）/0.09 mGy/h = 400 MBq（10.8 mCi）となる。

最初の放射能はもちろん明らかに胃の中の点線源である。それから放射能は頸部や転移病変へ拡がる。この幾何学的な違いもいくらかの測定誤差を生じさせる。しかし、この方法は日常的な臨床レベルには簡便であり、適切である。治療手順、線量率の測定方法、退院の許可、病室の再利用に係る詳細の記録を患者の診療録に保管しなければならない。

表Ⅶ2-9　サーベイメータの特性

線量測定器の種類	特性
電離箱式サーベイメータ	・γ線のエネルギー依存性に優れ、広いγ線のエネルギー帯域でも使える。 ・検出感度は低い。
シンチレーション式サーベイメータ	・γ線に対する感度は、γ線エネルギーとシンチレータの大きさなどに依存する。エネルギー補償をすることによりエネルギー特性を改善できる。 ・30 μSv/h を超すような高線量率領域では数え落としの影響を受ける。
GM計数管式サーベイメータ	・測定可能な線量率は、一般用、高線量率用、広範囲用などによって異なる。 ・電離箱式に比べ感度は高いがエネルギー依存性はあまりよくない。最大感度指示範囲の最大目盛値を超える場合、パルス回路の窒息現象のために、実際の線量率よりも低い値を指示するので注意が必要である。

④吸収線量

^{131}I を内服した成人の臓器/組織の吸収線量は以下の表Ⅶ2-10 のようになる（ICRP53）。

表Ⅶ2-10　^{131}I の内服に係る主用臓器や組織の吸収線量

臓器	男性の吸収線量（mGy/MBq）	女性の吸収線量（mGy/MBq）
下部大腸	0.04	0.05
胃	0.03	0.04
上部大腸	0.03	0.04
生殖腺	0.03	0.05
骨髄	0.03	0.03
乳房	-	0.03

（2）環境

患者からの放射線、そして複数の潜在的な汚染源からの放射線により、治療病室は、汚染拡大や放射線による身体的影響リスクを低減するように設計しなければならない。

治療病室の主要な特徴は以下の通りである：

・連続性があり、洗えるフローリング（例えばビニルのような）であること。壁と床に隙間なく折り上げていて掃除が簡単にできること。カーペットフローリングは禁じられている。
・簡単に洗える表面と備品であること。
・隣接した区域にいるヒトに対して十分な遮蔽をした壁であること。例えば鉛またはコンクリートブロックで遮蔽する。その遮蔽は、ケースバイケースで設計されなければならない。
・トイレは、原則として一般的に上記と同様なデザインであるべきであること。
・使用したリネンと食品廃棄物の一時的な貯蔵区域を設けること。除去する前に放射能をモニタするためである。
・病室の入口に被ばくの可能性を示す警告サインを表示すること。投与された放射能や最大訪問回数のような放射線安全管理上の注意に関する詳細が含まれるべきである。

^{131}I の可能性のある排出経路が汗と唾液であるので、患者や周囲環境のモニタリングが少なくとも退院時にも必要である。最もありそうな汚染されたものには、寝具（特に枕）、トイレ、電話、飲食容器、眼鏡、残存食品と衣類が含まれる。患者自身の放射能を測定することに用いる、同じ検出器（十分な計測範囲がある）で、モニタリングを実行できる。しかし、カウント率を聞き取れるオプションがあることが望ましい。また、患者の部屋を再び使用する前にその部屋について汚染に係るチェックがなされなければならない。その間、患者はもちろん不在でなければならないか、または検出器は患者から十分に離れた距離を保たなければならない。

（3）職員

職員の放射線被ばく線量は低減すべきであり、また有意な被ばくの可能性があるため、施設／部門で働いている職員は、個人線量計で、放射線被ばく量をモニタされなければならない。患者に体操する時間を必要最小限にし、距離を保つことは放射線防護の視点から適切である。そして、標準予防策（Standard Precautions）を実施することは義務である。特に、病室で患者またはどんなアイテムに接触するとき、手袋を装着することが重要である。

しかし、より高いケアレベルを患者が必要としている場合、職員はより多くの時間を患者のために費やし、また近接しなければならない。このような場合、定期的に職員を交替させることが望ましいかもしれない。^{131}I による治療のすべての面について職員への定期的なトレーニングの提供もまた、職員の放射線防護について最適化することになる。患者中心のケアもまた、職員の放射線防護についても考慮して計画されるべきである。たとえば、それ以外は健康な患者に対する場合、毎日実施される体温や血圧の測定はそんなに頻繁でなくてもよいかもしれない。

3.7 GBq ^{131}I 投与後、完全に協力が得られない患者のケアで測定された看護職員の被ばく線

量は、そのケアレベルによるが、0.16 〜 12.6 mSv であった。しかし、職員がよく訓練され、患者中心のケアが可能な職員間で分担され、また適切な手順で実施できるならば、職員の被ばく線量は非常に低いレベル、例えば 1 年につき 1 mSv 未満に抑えることができる。高い依存性を示す患者のような特殊な場合、一時的なモニタリングのために、電子線量計が即座に利用でき、連続的に線量を評価できるので推奨される。

患者の処置に直接関係する職員だけが、治療病室に入ることが許可される。

（4）訪問者

妊婦と小児に対し、患者を訪問することを許可してはならない。規則にもよるが、家族は面会できる。しかし、患者への直接接触なしで、患者から少なくとも 1.5 m の距離を保持しなければならない、そして、核医学施設 / 部門は訪問者の放射線被ばく量を低減するために 1 日の訪問に係る最大許容（許可）時間を設定しなければならない。

（5）退院

患者は、退院した週やその後、家族に、特に小児に近接して費やす時間への制限について忠告を受ける。これらは退院時の患者の残留放射能により異なる。一般的には、残留放射能が 600 MBq である場合、家族との接触で 1 m の距離を約 4 日間保持しなければならない。

まとめ

- 甲状腺と特定の甲状腺がん（分化型甲状腺がん）によるヨウ素の生理的取り込みは、甲状腺がんの治療において、[131]I が使用される根拠となる。
- 甲状腺がんは、最も一般的な内分泌悪性腫瘍である。分化した（乳頭や濾胞）甲状腺がんの予後は良いが、再発率が高いために、長期間の経過観察を必要とする。
- 手術、[131]I による内用療法、甲状腺ホルモン補充療法が大抵組み合わされるのであるが、分化型甲状腺がんの最適な治療方法は議論のあるところである。
- [131]I には、甲状腺がんの診断、アブレーションを含む治療の役割がある。
- いったん [131]I アブレーション治療が成功したならば、断続的な [131]I の甲状腺シンチグラフィによる診断とサイログロブリン測定による経過観察が可能となる。アブレーションには標準的な投与線量がある。一方、再発腫瘍や転移腫瘍に対する投与線量はその腫瘍の量（拡がり）により決定される。
- [131]I の内用療法は安全かつ有効であり、当局などの厳しい放射線安全管理のガイドラインを遵守し、入院患者に投与される。
- ほとんどの場合、急性期または晩発の有害事象は最小限である。
- 患者中心のケアを提供する職員と患者の双方に、放射線安全管理に係る適切な措置が講じられていることが重要である。

コラム5 － ^{131}I による甲状腺機能亢進症の治療－

^{131}I は、甲状腺機能亢進症の患者を治療するために一般的に広く使用されている。^{131}I は機能を有している甲状腺組織に取り込まれ、それは、^{131}I から放出される β 線により損傷を受ける。これにより、甲状腺の代謝活性の低下がもたらされる。^{123}I による甲状腺摂取検査は、甲状腺機能亢進症の原因に関する情報を提供し、それは、^{131}I による内用療法に必要な線量の計算を補助するために利用できる。ここでは、甲状腺機能亢進症と ^{131}I による治療について概説する。

1. 甲状腺機能亢進症（Hyperthyroidism）

甲状腺機能亢進症は、血中の甲状腺刺激物質による、または、自律的な機能亢進が原因で、甲状腺ホルモン（T_4、T_3）の合成と分泌が亢進した結果引き起こされる疾患である。また、甲状腺ホルモン合成の亢進がない状態で、甲状腺から甲状腺ホルモンの過剰放出によっても生じる。

甲状腺中毒症（Thyrotoxicosis）と甲状腺機能亢進症はしばしば混同して使用される。それは、以下のような違いがある：

①甲状腺中毒症：甲状腺ホルモンが相対的に過剰な病態である。甲状腺ホルモンは、甲状腺やそれ以外に由来する。

②甲状腺機能亢進症：甲状腺からの過剰な甲状腺ホルモン産生がある病態である。

これは、甲状腺機能亢進症が甲状腺中毒の1つであることを意味するが、甲状腺中毒症を引き起こすいくつかの疾患は甲状腺に関連していない。

2. 原因疾患

甲状腺機能亢進症を引き起こす様々な原因となる疾患があるが、^{131}I の内用療法が対象となる頻度の高いものとして以下がある：

①グレーブス病（Graves' Disease）：グレーブス病は、甲状腺の甲状腺刺激ホルモン（Thyroid-Stimulating Hormone：TSH）受容体を刺激する自己抗体により生じる。これにより、T_4 および T_3 が持続的に合成、分泌され、甲状腺ホルモンが過剰となる。関与する遺伝子は不明である。特徴的な所見として、塊状または結節状の甲状腺腫、Infiltrative Ophthalmopathy、Infiltrative Dermopathy がある。

②プランマー病（Plummer's Disease）：自律機能性の単発性甲状腺結節または多結節である。TSH 受容体遺伝子の突然変異が甲状腺ホルモン合成の持続的な活性化を引き起こすことにより生じる。しかし、グレーブス病患にみられる自己抗体はみられない。また、グレーブス病と対照的に、通常寛解しない。

③多結節性甲状腺腫（Multinodular Goiter）：不規則な甲状腺腫大があり、機能している結節と機能していない結節の双方がある。機能している結節から甲状腺ホルモンが持続的に合成、分泌され、過剰となる。

3. 病態と症状 / 徴候

甲状腺機能亢進症では、一般的に血清 T_3 の上昇が T_4 の上昇を上回る。一般的な症状として、神経質、動悸、多動、多汗、暑さに対する過敏性、疲労、食欲亢進、体重減少、不眠症、筋力低下、および頻回の排便（下痢を含む）などがみられる。過少月経がみられることもある。徴候として、温かく湿った皮膚、振戦、頻脈、脈圧開大、心房細動、動悸などがある。

浸潤性眼症（Infiltrative Ophthalmopathy）は、重篤な状態であり、グレーブス病に特異的である。眼窩痛、流涙、刺激感、羞明、後眼窩組織の増殖、眼球突出がある。また、外眼筋へのリンパ球浸潤は、しばしば複視に至る眼筋の筋力低下を生じさせる。浸潤性皮膚症（Infiltrative Dermopathy）は、前脛骨部に認められるタンパク性基質による圧痕の生じない浸潤である。初期には、しばしばそう痒および紅斑をともない、徐々に硬く腫れあがる。

甲状腺クリーゼ（Thyrotoxic Crisis）は、甲状腺中毒症の原因となる未治療ないしコントロール不良の甲状腺基礎疾患が存在し、これに何らかの強いストレスが加わった時に、甲状腺ホルモン作用過剰に対する生体の代償機構の破綻により複数臓器が機能不全に陥った結果、生命の危機に直面した緊急治療を要する病態をいう。感染、外傷、外科手術、塞栓症、糖尿病性ケトアシドーシス、または妊娠高血圧腎症によって突然生じる場合がある。突然、発熱、著明な筋力低下および筋萎縮、大きな感情の揺れをともなう極度の不穏、錯乱、精神病症状、昏睡、悪心、嘔吐、下痢、軽度の黄疸をともなう肝腫大の内のいずれかもしくは複数の症状をともない、ショックをきたすこともある。

4. 診断

診断は、病歴、身体診察および甲状腺機能検査に基づく。

甲状腺機能の臨床検査として以下がある：

- 血清 TSH 値：血清 TSH の測定結果が正常であれば、甲状腺機能亢進症または甲状腺機能低下症は原則、除外できる。甲状腺機能亢進症の患者において、血清 TSH は基本的に検出できない。

- 血清遊離 T_4 値と遊離 T_3 値：血清中の遊離 T_4 と遊離 T_3 を測定することで、サイロキシン結合グロブリン（TBG）の濃度変化やその結合に影響を及ぼす薬物の存在により測定値が影響されない。

- ^{123}I の甲状腺摂取率：甲状腺機能亢進症の鑑別診断に有効である。例えば、グレーブス病では摂取率は高く、亜急性甲状腺炎では低い。また、甲状腺機能亢進症の治療に必要な ^{131}I の投与線量の算出に利用できる。

5. 治療

治療は原因疾患により異なるが、主なものとして以下がある：

- 抗甲状腺剤：チアマゾール（Thiamazole）：チアマゾールはホルモン合成を抑制する。甲状腺ペルオキシダーゼを阻害し、ヨードの有機化を抑制し、カップリング反応を減少させ

核医学安全基礎読本 ③　Ⅶ. 内用療法概論　Radionuclide Therapy

る。グレーブス病の約 20 ～ 50％は、1 ～ 2 年後に寛解状態を維持できる。チアマゾール
の開始は、5 ～ 20 mg、1 日 3 回経口投与である。T_4 および T_3 値が正常化すれば、5 ～
15 mg、1 日 1 回まで減量する。通常は、2 ～ 3 か月でコントロールが得られる。プロピ
ルチオウラシルもまた、チアマゾールと同様な薬理機序を有し、高用量では末梢での T_4
から T_3 への変換も阻害する。しかし、40 歳未満の患者の一部、特に小児において重度の
肝不全がみられるため、甲状腺クリーゼや妊娠初期などの特別な場合でのみ利用されるこ
とが推奨されている。有害事象として、発疹、アレルギー反応、肝機能異常、および約
0.1％で可逆性の無顆粒球症などがみられる。

・β 遮断薬：プラノロールが頻脈、振戦、精神症状、眼瞼遅滞（Eyelid Lag）などのアドレ
ナリン性の症状に反応する。

・^{131}I 内用療法（後述）

・手術：抗甲状腺薬による治療後に甲状腺機能亢進症が再発したが ^{131}I による治療を拒否す
るグレーブス病のケース、抗甲状腺薬に耐えられないケース、非常に大きい甲状腺腫を有
するケース、中毒性甲状腺腫および多結節性甲状腺腫を有する一部の若年者のケースに適
応となる。一般的に、手術により正常な機能が回復する。術後の再発率は 2 ～ 16％と幅
がある。甲状腺機能低下症のリスクは、手術の範囲による。声帯麻痺や副甲状腺機能低下
症はまれな合併症である。術前に、甲状腺の血管分布を減少させるため、ヨウ化カリウム
飽和溶液 3 滴（約 100 ～ 150 mg）、1 日 3 回を 10 日間経口投与すべきである。また、ヨー
ド投与前に甲状腺機能を正常化する必要があり、チアマゾールも投与する。デキサメタゾ
ンを追加して迅速に甲状腺機能を正常化させることもできる。過去に甲状腺切除術または
^{131}I による治療を受けたケースでは、手術はやさしくない。

6. ^{131}I 内用療法

米国では、^{131}I が甲状腺機能亢進症の最も一般的な治療である。小児を含む全てのグレーブ
ス病およびプランマー病に対する第 1 選択の治療としてしばしば推奨される。

①患者の選択

^{131}I の内用療法は非常に有効であるが、どの患者がそれを受けなければならないか、どれ
くらい与えなければならないかについては意見の相違がある。これは、ほぼ半世紀の ^{131}I の
使用にもかかわらずある。高齢患者や中年の患者、特に死亡リスクが高い患者や手術による
重大な合併症のある患者にとって、^{131}I 治療が理想的であるという一般的な合意がある。

一方、若年患者での ^{131}I の使用についての合意は多くない。若年者の放射線影響のリス
クに関して懸念されるからである。しかし、腫瘍、白血病、甲状腺がんなどの発生頻度を、
^{131}I 治療が増加させるという証拠はない。

^{131}I は、母乳中に移行して乳児に甲状腺機能低下症を引き起こす可能性がある。したがっ
て、授乳中の患者には適応されない。もし、適応する場合、授乳を中止させる。^{131}I は、胎
盤を通過し、胎児に重度の甲状腺機能低下症を引き起こす可能性がある。よって、妊婦には

適応がない。過去に甲状腺機能亢進症であった女性が、その後妊娠し生まれた児の先天異常などの発生頻度を^{131}I治療が増加させるという証拠はない。

②投与線量
　^{131}I治療の目的は、甲状腺の亢進した機能を低下させることである。理想的には、甲状腺の機能が正常化することである。しかし、いくつかの^{131}I治療法にもかかわらず、多くの患者が甲状腺機能低下症を発症させることを避けることができない。
　標準投与線量として296〜555 MBq（8〜15 mCi）を投与する。以下の因子に基づいて投与線量を調節することもできる：

・甲状腺重量
・^{131}I摂取率
・^{131}I保持率（有効半減期）
・放射線感受性（放射性ヨウ素の集積の有無、病理組織型）

　または、吸収線量が60〜80 Gyになるように以下の式から投与線量を調節する場合がある：

　Marienelli-Quimbyの式：
　　吸収線量（Gy）＝［135×実効半減期（日）×24時間摂取率（%）×投与線量（MBq）］÷［甲状腺推定重量（g）×3.7×8×100］

　Allen-Goodwinの式：
　　甲状腺推定重量（g）＝表面積（cm^2）×両葉直径の平均（cm）×0.323

　しかし、吸収線量が一定になるように計算して患者ごとに投与線量を変えてもその治療効果が一致しないことがある。そのため、あらかじめ一定の投与線量で治療可能であるとも考えられる。

　甲状腺機能の正常化に十分な^{131}Iが投与されると、約25〜50%の患者で1年後に甲状腺機能が低下し、その割合はその後上昇する。患者のほとんどで、最終的に甲状腺機能が低下する。しかし、投与される線量がそれより低い場合、再発率が上昇する。370〜555 MBq（10〜15 mCi）といった大量投与では、しばしば6か月以内に甲状腺機能低下症を生じる。甲状腺機能低下症はT$_4$（チロキシン）錠剤の内服で容易に治療できる。このため、^{131}I内用療法は患者の甲状腺機能低下症を発生させることを目的とする。

　日本では退出基準を考慮して、外来治療では500 MBqを超えない線量を投与線量とする。500 MBqを超える場合は、放射線治療病室への入院が必要となる。

③有害事象

　甲状腺機能低下症は、投与された[131]Iの量に応じて、多くの患者において期待される結果である。これは早期に、または遅れて発生する可能性がある。唾液腺炎が早期に起こり、一部の患者では、放射治療後、恒久的な味覚変化が生じる。[131]I療法の直後に、甲状腺機能亢進症の悪化がみられることがある。何らかの喉の不快感が生じることがある。

3. ^{131}I-MIBG 内用療法

　グアネチジン（Guanethidine）(図Ⅶ3-1)と構造的に類似する Metaiodobenzylguanidine（MIBG）(図Ⅶ3-2)は、1980 年代初期に開発され、交感神経終末で神経伝達物質であるノルアドレナリン（Noradrenaline：NA）／ノルエピネフリン（Norepinephrine：NE）(図Ⅶ3-3)と同様に摂取、貯蔵、放出される化合物である。また、NA/NE は副腎髄質から放出されるホルモンでもある。

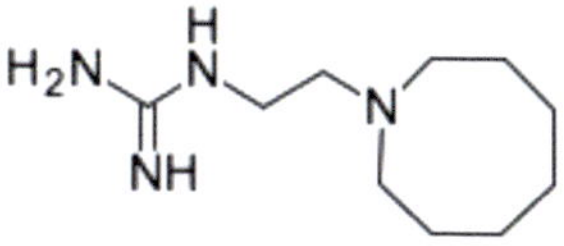

図Ⅶ3-1　グアネチジン構造式

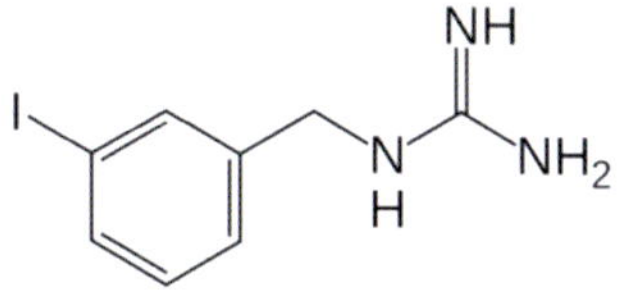

図Ⅶ3-2　MIBG の構造式

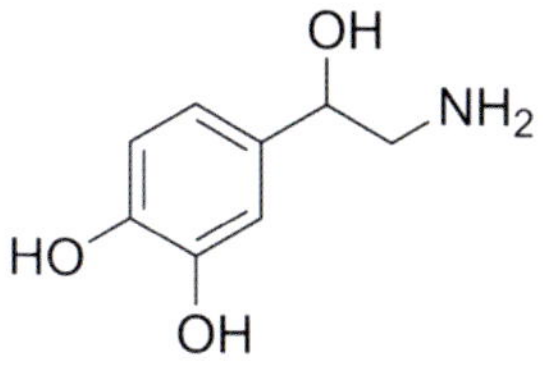

図Ⅶ3-3　ノルアドレナリン／ノルエピネフリン構造式

　このため、MIBG は交感神経や副腎髄質から発生する褐色細胞腫（Pheochromocytoma）、傍神経節腫（Paraganglioma）、神経芽腫（Neuroblastoma）などの神経内分泌腫瘍に集積するので、放射性ヨウ素が標識された MIBG が核医学診療に使用されてきた。
　この項では、褐色細胞腫や神経芽細胞腫の神経内分泌腫瘍と ^{131}I-MIBG 内用療法を概説する。

核医学安全基礎読本 ③ Ⅶ. 内用療法概論 Radionuclide Therapy

本項の目的

- 放射性ヨウ素を標識した MIBG が集積する褐色細胞腫や神経芽細胞腫などの神経内分泌腫瘍を理解する。
- ^{131}I-MIBG 内用療法とそれに係る患者マネジメントを理解できる。

3.1 臨床概要
3.1.1 神経内分泌腫瘍

　ホルモンやペプチドを分泌する神経内分泌細胞に由来する腫瘍を神経内分泌腫瘍（Neuroendocrine Tumour：NET）（Neuroendocrine Neoplasm：NEN）と呼ぶ。それはクロモグラニン A（Chromogranin A）[*3-1] などの神経内分泌マーカーの発現を免疫組織化学で確認する必要がある。全身の臓器に発生するが、消化器に発生する割合が 60％、肺や気管支に発生する割合が 30％程度である。

　元来、腫瘍は臓器別に呼称されて、消化管に発生する場合、カルチノイド（Carcinoid）と命名されていたが、実際には診断されても転移や再発する症例が認められることが少なくなく、現在では WHO により消化器領域ではカルチノイドの呼称は NET へ変更されている。ただ、NET から分泌される血管作動性物質〔セロトニン（Serotonin）、ブラジキニン（Bradykinin）、ヒスタミン（Histamine）など〕に起因する病態に対し使用されるカルチノイド症候群の名称のみにカルチノイドが残る。それは、皮膚紅潮、腹部痙攣、下痢の症状を特徴とする。

　一方、肺や気管支領域では、細胞異型、細胞分裂数などの形態学的特徴からカルチノイド（定型カルチノイド、異型カルチノイド）と神経内分泌がん（小細胞がんと大細胞内分泌がん）に分類される。

3.1.2 褐色細胞腫（Pheochromocytoma）

　褐色細胞腫は、典型的には副腎髄質に局在する、クロム親和性細胞からなるカテコールアミン（Catecholamine）を産生する神経内分泌腫瘍である。分泌されるカテコールアミンには、NA/NE、アドレナリン（Adrenaline）、ドパミン（Dopamine）、そしてドーパ（Dopa）が様々な割合で含まれる。また、副腎以外では、交感神経幹の神経節内や血管近傍にある傍神経節組織（Paraganglia）より褐色細胞腫が生じて、それを傍神経節細胞腫（Paraganglioma）と呼び副腎髄質由来の褐色細胞腫と区別することもある。（副腎髄質に発生する）褐色細胞腫は男女比が同等で発生し、両側副腎の割合は 10％（小児では 20％）、悪性腫瘍である割合が 10％未満である。傍神経節細胞腫では、30％が悪性腫瘍である。全年齢で発生しうるが、発生頻度のピークは 20 代～ 40 代である。生殖細胞変異（Germline Mutation）で発症する割合が

[*3-1] クロモグラニン A：副腎髄質のクロマフィン顆粒内から分離された酸性の糖タンパク質であり、ヒトの場合、439 アミノ酸残基からなる。それは、神経内分泌系に広く分布し、カテコラミン類と共存し、共放出される。

58

約 25 〜 30％であると考えられている。

　褐色細胞腫は多発性内分泌腫瘍症（Multiple Endocrine Neoplasia：MEN）の 2A 型または 2B 型の一部であることがあり、他の内分泌腫瘍（副甲状腺がんまたは甲状腺髄様がん）が併存または続発する。また、それは、神経線維腫症 1 型（Neurofibromatosis Type 1）〔フォン・レックリングハウゼン（Von Recklinghausen）病〕患者の 1％に発生し、フォン・ヒッペル - リンドウ（Von Hippel–Lindau）病でみられるような血管芽腫（Hemangioblastoma）および腎細胞がん（Renal Cell Carcinoma）が随伴することもある。家族性の褐色細胞腫および頸動脈小体腫瘍（Carotid Body Paraganglioma：CBP）は、コハク酸（Succinic Acid）をフマル酸（Fumaric Acid）へ酸化する酸化還元酵素であるコハク酸脱水素酵素（Succinate Dehydrogenase）の変異に加え、近年報告されている細胞内シグナル伝達分子に関与する遺伝子の変異に起因する場合がある。

　褐色細胞腫の大きさは平均直径 5 〜 6 cm、重量 50 〜 200 g であるが、まれに、圧迫や閉塞による症状が生じるほどにその大きさが増大することがある。一般的に腫瘍の被膜侵襲や転移がなければ腫瘍は良性とされ、また、大きい腫瘍ほど悪性である可能性が高い。

　カテコールアミンを過剰に分泌するために患者には高血圧、頻脈、蒼白、頭痛、発汗、動悸、不安感、嘔気や嘔吐などの多彩な症状が認められ、また、高血糖、乳酸アシドーシス、体重減少などがみられる。ノルアドレナリンからアドレナリンへの変換酵素は副腎髄質のみにあるのでアドレナリン優位の腫瘍は副腎原発が多い。高血圧を約 85％の症例に認めるが、自覚症状や他覚所見がみられない無症候性褐色細胞腫の症例もある。また、無症候性で副腎偶発腫瘍として発見される割合は褐色細胞腫の約 25％である。

　褐色細胞腫が疑われる臨床所見がある場合、スクリーニング検査として、随時尿中のメタネフリン（Metanephrine：M）・ノルメタネフリン（Normetanephrine：NM）* 3-2 濃度を測定する。それをクレアチニンで補正後、正常上限の 3 倍以上ならば、スクリーニング陽性として精査を進める。

　次に、機能診断として、血中カテコールアミン、24 時間尿中カテコールアミン、24 時間尿中メタネフリン分画を測定し、正常上限の 3 倍以上であることを確認する。

　カテコールアミンを産生する腫瘍の局在診断として、CT および MRI を実施する。ヨード造影剤を使用する造影 CT 検査の場合、血圧上昇、頻脈、不整脈などの発作を誘発する危険性があるため、原則禁忌となる。しかし、造影 CT 検査を実施しなければならない場合は、静脈を確保し、十分な量のフェントラミンやプロプラノロールを投与できるようにしておく必要がある。

　機能的局在診断として放射性ヨウ素を標識した MIBG によるシンチグラフィを実施する。シンチグラフィ前処置のヨウ化カリウムの内服による甲状腺ブロックは、β線による内部被ば

＊3-2　メタネフリン：アドレナリン、ノルメタネフリンはノルアドレナリンの代謝産物である。それは、神経終末や標的細胞内においてカテコール -O- メチル転換酵素（Catechol-O-Methyl Transferase：COMT）の作用によりメチル化を受け生成される。

核医学安全基礎読本 ③　Ⅶ. 内用療法概論　Radionuclide Therapy

くの点から ^{131}I-MIBG では必須であるが、γ線のみを放出する ^{123}I-MIBG では必ずしも必要ではないと考える。しかしその場合でも頸部病変に係る場合は、フリーの ^{123}I の甲状腺への集積を抑制し診断精度を向上させるために、ヨウ化カリウムによる甲状腺ブロックを行うべきである。また、MIBG の腫瘍への取り込みに影響を与える薬剤として、レセルピン、ラベタノール、Ca 拮抗薬、三環系抗うつ薬、コカイン、アンフェタミンなどがあり、シンチグラフィ検査の 1 週間前より、内服を中止させる必要がある。^{123}I-MIBG 18.5 MBq（0.5 mCi）を静注し、初日、2 日目、および 3 日目に撮影を行う。正常の副腎組織はこの放射性同位元素をほとんど取り込まないが、褐色細胞腫の 85%で取り込みがみられる。^{123}I-MIBG シンチグラフィは通常、病変が CT または MRI で明らかになるレベルの大きさに達している場合のみ陽性になるが、腫瘍がカテコールアミンの供給源である可能性が高いことを確認するうえで役立つ場合がある。^{131}I-MIBG は ^{123}I-MIBG より病変検出に関してその感度が低い。放射性ヨウ素を標識した MIBG により認識されない病変を検出しようとする場合、^{18}F-FDG PET 検査に有用性があるかもしれない。しかし、日本では ^{18}F-FDG PET は悪性が疑われない場合、医療保険が適用されないので留意したい。

　カテコールアミン過剰産生にともない、脳・心血管系イベントが生じるリスクがある。それは、時として致命的な合併症を併発することになる。このため、診断後早期に治療を開始する必要がある。根治的な治療として外科的切除である。しかし、術前の管理が非常に重要となる。それは、腫瘍摘出前では、腫瘍から放出されるカテコールアミンにより全身の末梢血管が収縮するまたはしている状態である。しかし、腫瘍摘出後には、カテコールアミンの減少などにより、末梢血管は拡張して、急激な血圧低下が生じるからである。このため診断後速やかに、術前にはα遮断薬（$α_1$ 受容体を遮断することにより、交感神経刺激による末梢血管の収縮を抑制して降圧する）を開始する必要がある。これは、手術適応がない悪性褐色細胞腫の場合にも、カテコールアミン過剰産生にともなう種々の症状を改善するために必要となる。選択的 $α_1$ 遮断薬であるドキサゾシン（Doxazosin）、プラゾシン（Prazosin）、テラゾシン（Terazosin）などを常用量から内服を開始し、血圧に応じて 2 ～ 3 週かけて漸増させる。また、これによる有害事象である起立性低血圧を予防するために、循環血液を増量させるために電解質輸液を行うことがある。頻脈や不整脈のコントロール目的に β 遮断薬を $α_1$ 遮断薬の投与開始から数日後に併用することもある。この時、β 遮断薬を $α_1$ 遮断薬より先に投与することは禁忌である。それは、$β_2$ 受容体の遮断により血圧上昇が起こるリスクがあるからである。$α_1$ 遮断薬で血圧調節が困難な場合は、Ca 拮抗薬を追加投与する。時として、高血圧クリーゼ（Hypertensive Crisis）を併発することがある。それは、血圧の著明な上昇により、不可逆的な臓器障害を引き起こし致死的となるため、速やかな降圧治療が必要となる。その場合、入院による全身管理が必要となり、治療の第一選択はα遮断薬であるフェントラミンの経静脈的投与である。$α_1$ 遮断薬内服の併用も望ましい。

　外科治療に関して、腹腔鏡下手術の適応が拡大しつつあり、6 cm 以上の大きな褐色細胞腫にも試みられている。画像上、周囲への浸潤傾向がある場合は、一般的には腹腔鏡手術の適応

外である。術中の循環動態の変動は、開腹手術と比較して少ない。しかし、他の良性の副腎皮質腫瘍と比較して、手術時間が長く、出血量も多い傾向にある。術後24時間以内は、低血圧と低血糖に注意しなければならない。また、必要に応じてカテコールアミンの補充を行う。低血糖の原因は腫瘍摘出後の急激なカテコールアミンの減少により、インスリン分泌が回復し、反跳性に高インスリン血症になるためである。手術治療により、約90%は完治可能であるが、単発性であっても確実に良性と診断する方法がなく、病理組織学的なスコアリング、MIB-1免疫染色、SDHB遺伝子変異の検索も考慮する必要がある。術後は、常に悪性の可能性を考慮して、長期的な経過観察を行うべきである。

　副腎褐色細胞腫の約10%、副腎外褐色細胞腫の15～35%が肝臓、肺、骨、リンパ節などの非クロマフィン組織への転移をきたす悪性褐色細胞腫である。良性と診断されて手術をしても、数年後に局所再発や転移病変が発見される症例もみられることがある。また、腫瘍が緩徐に増大し、生存期間が長期に及ぶこともある。降圧治療としてα遮断薬およびβ遮断薬を併用する。しかし、悪性褐色細胞腫に対する確実で有効な治療方法はなく、手術による腫瘍の減量手術であるデバルキング（Debulking）、^{123}I-MIBGの集積がある場合は^{131}I-MIBG内用療法、CVD（Cyclophosphamide、Vincristine、Dacarbazine）化学療法、骨転移に対する放射線外照射やビスフォスフォネート（Bisphosphonate）などを組み合わせる集学的治療が行われる。最近のデータでは、化学療法薬剤であるテモゾロミド（Temozolomide）とスニチニブ（Sunitinib）による分子標的療法において有望な結果が示されている。

3.1.3　神経芽細胞腫（Neuroblastoma）

　神経芽細胞腫は小児期に最もよくみられる頭蓋外固形腫瘍であり、臨床像は多様で、腫瘍の生物学にしたがった経過をたどる神経内分泌腫瘍である。神経芽細胞腫のほとんどでカテコールアミンを産生、ほぼ90%が5歳未満の小児に発生する。それは、腹部（約65%）、胸郭（15～20%）、頸部、骨盤、または他の部位から発生するが、原発性の中枢神経系腫瘍として発生することはごくまれである。また、診断時点で、約40～50%の患児が限局例または所属リンパ節転移例であり、50～60%では遠隔転移がみられる。神経芽腫は骨髄、骨、肝臓、リンパ節、または比較的まれではあるが皮膚や脳に転移する可能性がある。そして乳児では腫瘍が自然寛解する傾向がある。神経節細胞腫（Ganglioneuroma）は、神経芽細胞腫の完全に分化した良性変異型である。

　神経芽細胞腫は、いくつかの染色体上の多数の異なる細胞遺伝学的異常に起因し、1～2%においては、異常は遺伝性と考えられる。一部のマーカー（N-myc遺伝子、高2倍体、病理組織学的所見など）が、腫瘍の進行および予後と相関する。悪性度が最も高い腫瘍では転写因子をコードするがん遺伝子N-mycが増幅しており、通常、限局性腫瘍であっても予後不良と関連する。トランスジェニックマウスモデルではN-mycの過剰発現が腫瘍開始因子になるが、他の多くの関連遺伝子およびがん抑制遺伝子についても腫瘍発生に役割を担うとみられている。神経芽細胞腫では染色体セグメントの異常が多くみられ、転帰不良との関連が示されて

いる。家族性神経芽細胞腫の発症はまれであり、多くは ALK 遺伝子の生殖細胞変異と関連している という。この遺伝子変異は原発腫瘍の 10 ～ 15％に認められ、分子治療の標的になると考えられる。低リスクおよび中リスクの小児ではリスク層別化療法によって治療の軽減が図られている。高リスク患者の治療も進歩しており、強力な化学療法や骨髄破壊的化学療法に続いて、分化誘導療法と免疫療法を使用した微小残存病変の治療が行われている。その結果、5 年全生存率は 50％に改善している。現在、生存率と長期 QOL のさらなる改善に向けて、ノルアドレナリン輸送体、遺伝経路および腫瘍の微小環境を標的とした新たな治療方法の開発が期待されている。

症状は原発がんの部位および病変の拡がるパターンにより異なるが、腹部腫瘤による腹痛、不快感、膨満感の症状が最も多くみられる。一部の症状は転移により生じる。その場合、広範は骨転移による骨痛、球後転移による眼周囲斑状出血と眼球突出、そして肝転移による腹部膨隆と呼吸障害などがある（特に乳児の場合）。貧血による蒼白および血小板減少による点状出血が骨髄転移症例でみられる。

疑われる臨床所見がある場合、CT を実施する。また、腫瘍は、出生前のルーチン超音波検査で検出されることがある。同定された腫瘍の生検により、診断が確定される。別の方法として、骨髄穿刺または骨髄コア生検における特徴的な腫瘍細胞の所見と尿中のカテコールアミン中間代謝物の高値をともに確認することによって診断を確定できる。尿中のバニリルマンデル酸（Vanillylmandelic Acid：VMA）もしくはホモバニリン酸（Homovanillic Acid：HVA）、またはその両方が、患者の 90％以上において高値となる。24 時間蓄尿を用いてもよいが、通常はスポット尿検査で十分である。

転移の評価のため、（ア）複数箇所（典型的には両腸骨稜）の骨髄穿刺または骨髄コア生検、（イ）全身骨 X 線検査（Skeletal Survey）、（ウ）骨シンチグラフィまたは ^{123}I-MBIG シンチグラフィ、（エ）腹部、骨盤、および胸部の CT または MRI を実施すべきである。症状などから脳転移が示唆される場合は、CT または MRI による頭部画像検査が適応となる。

治療には外科的切除、化学療法、放射線療法、造血幹細胞移植併用大量化学療法などがある。腫瘍を切除する場合、その一部の組織を用いて DNA index（染色体の量の定量的測定）および N-myc がん遺伝子の増幅の分析を行い、予後および治療強度を決定すべきである。

神経芽細胞腫の進行の程度、いわゆる病期は表Ⅶ3－1 のように国際神経芽腫リスクグループ病期分類（International Neuroblastoma Risk Group：INRG 病期分類）により、病期 L1、病期 L2、病期 M、病期 MS の 4 つに分類される(表Ⅶ3－1)。原発腫瘍の広がり、画像検査所見から推定する手術のリスク（Image-Defined Risk Factor：IDRF）の有無、骨・骨髄などへの転移の有無から決定される。病期 MS は乳児に限定された分類である。

表Ⅶ3－1　INRG病期分類

病期	内容
L1	遠隔転移のない局所性腫瘍で、IDRF*を有さない。
L2	遠隔転移のない局所性腫瘍で、IDRFを有する。
M	遠隔転移を有する腫瘍（病期 MS を除く）。
MS	月齢18か月未満で、皮膚、肝、骨髄にのみ転移を有する腫瘍。

*IDRF（Image-Defined Risk Factor）は、局所のみの神経芽細胞腫の場合、画像検査所見から手術のリスクを推定し、初期手術として摘出を行うか、生検のみで留めるのかを決める指標である。

　神経芽細胞腫の治療法は、リスク分類に従って選択される。一般的には、国際神経芽腫リスク分類（INRG リスク分類）が用いられる。表Ⅶ3－2 に示されるこの分類では、（ア）病期（腫瘍の進行の程度）、（イ）診断時年齢（月齢）、（ウ）病理分類（組織分類）、（エ）NMYC 遺伝子の増幅、（オ）染色体異常、（カ）核 DNA 量（腫瘍細胞の染色体数）の組み合わせにより、超低リスク、低リスク、中間リスク、高リスクの4つのリスクグループが決定される。

表Ⅶ3－2　国際神経芽腫リスク分類（INRG リスク分類）

INRG病期	診断時年齢（月齢）	INPC組織分類		NMYC増幅	染色体異常（11q欠失）	核DNA量（染色体数）	治療前リスクグループ
L1/L2	—	神経節腫 成熟型；神経節芽腫 混在型		—	—	—	超低リスク
L1	—	神経節腫 成熟型；神経節芽腫 混在型を除くすべて		なし	—	—	超低リスク
				あり	—	—	高リスク
L2	18か月未満	神経節腫 成熟型；神経節芽腫 混在型を除くすべて		なし	なし	—	低リスク
					あり	—	中間リスク
	18か月以上	神経節芽腫 結節型 または 神経芽腫	分化型	なし	なし	—	低リスク
					あり	—	中間リスク
			低分化型 または 未分化型	—	なし	—	中間リスク
			—	あり	—	—	高リスク
M	18か月未満	—		なし	—	高2倍体	低リスク
						2倍体	中間リスク
				あり	—	—	高リスク
	18か月以上	—		—	—	—	高リスク
MS	18か月未満	—		なし	なし	—	超低リスク
					あり	—	高リスク
				あり	—	—	高リスク

（日本小児血液・がん学会編. 小児がん診療ガイドライン 2016 年版, 金原出版. より作成

　低リスク群では、原則的に外科療法である。腫瘍をすべて摘出できた場合、治療としては手術のみで、その後は経過観察を行う。一方、腫瘍をすべて摘出できない場合、低用量の化学療

法が実施される。また、1歳未満の患者に対して自然退縮することがあるため、外科的加療なく、経過観察のみの場合がある。

中間リスク群では、生検後に中等度の薬物療法〔ビンクリスチン（Vincristine）、シクロホスファミド（Cyclophosphamide）、ドキソルビシン（Doxorubicin）、シスプラチン（Cisplatin）、カルボプラチン（Carboplatin）、イホスファミド（Ifosfamide）、エトポシド（Etoposide）〕を実施して、原発腫瘍を摘出するための手術を行う治療法が一般的である。

高リスク群では、腫瘍が周囲の臓器や血管を巻き込んでいることや、転移の場合が少なくない。このため、治療としては、薬物療法（化学療法）をはじめに実施して、周囲の臓器／組織をできるだけ温存する手術と局所の放射線治療、大量化学療法と自家造血幹細胞移植を実施する。放射線療法は、中間リスクまたは高リスク例もしくは手術が不可能な腫瘍に対して時に必要となる。

神経芽細胞腫が再発した場合、まだ推奨される治療法が確立していない。

3.2 ^{131}I-MIBG 内用療法
3.2.1 物理的および生理的特徴

^{131}I は、8.04 日の物理的半減期を有する β 線等を放出する放射性同位元素である。それには、0.606 MeV の最大エネルギーで 0.192 MeV の平均エネルギーを有する β 線と 364 keV（81%存在比）の主な γ 線がある。^{131}I-MIBG を経静脈性にヒトへ投与した場合、その放射能の 50%は投与 24 時間で尿中に排出され、48 時間までに 70 ～ 90%が尿中へ排出される。

MIBG は、NA/NE の生理的に類似物質であり、その体内動態がよく似ており、Norepinephrine Transporter（NET）によりクロム親和性細胞に取り込まれて、Vesicular Monoamine Transporter（VMAT）により NA/NE 貯蔵顆粒に貯められる(図Ⅶ3−4)。NETの発現が増加している腫瘍細胞では $^{123/131}$I-MIBG の取り込みが認められる。

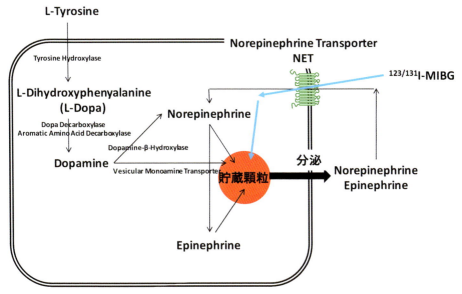

図Ⅶ3-4　クロム親和性細胞のNA/NEの動態と $^{123/131}$I-MIBGの集積機序

3.2.2　適応と禁忌
^{131}I-MIBG内用療法の適応疾患、絶対禁忌、相対禁忌は以下のように考えられる：

①適応疾患
- 手術不能または悪性の褐色細胞腫や傍神経節腫
- 手術不能または悪性の神経内分泌腫瘍
- 手術不能の神経芽細胞腫
- 手術不能の甲状腺髄様がん

②絶対禁忌
- 妊娠中の患者
- 授乳している患者
- 期待余命が1か月以下の患者
- 高度の腎機能障害を有する患者
- 骨髄抑制（ヘモグロビン＜90 g/L、白血球数＜4.0×10⁹/L、血小板数＜100×10⁹/L）の患者

③相対禁忌
- 骨髄抑制（白血球数3,000以下、または血小板数10万以下）を認める場合（骨髄抑制

の程度によっては投与量を減量しての治療が可能である）。

・脳転移や脊髄に近接する病変がある場合（[131]I-MIBG 治療が施行された際、[131]I-MIBG が集積した病変が一時的に腫脹することがある。このため、[131]I-MIBG 治療後に一時的な病変の腫脹によって神経症状が惹起される可能性がある。しかし、手術や外照射で対処した後であれば ^{131}I-MIBG 治療は可能である。

・患者の ADL（Activities of Daily Living）が自立できていない場合、コントロール困難なカテコラミン発作や日常生活に支障をきたすような重度の疼痛を有する場合など（[131]I-MIBG 治療が施行された患者は、体内に残留する放射線量が規定値以下になるまでの 4 ～ 5 日間を放射線治療病室で過ごさなければならない。この期間中は、患者から大量の放射線が放出されるため、放射線管理上の問題から一般病棟と同様のケアや医療行為を行うことが困難となる）。

3.2.3　患者準備

　患者の状態として、症状があり、手術不能の神経内分泌腫瘍であることが示されなければならず、従来の形態学的病期分類と生化学的評価がなされていることが必要である。腫瘍は、すべての既知の部位で放射性ヨウ素が標識された MIBG の取り込みとその保持が確認されなければならない。

　MIBG 取り込みに影響するいくつかの薬物がある。そして、患者が ^{131}I-MIBG 投与前 2 週間前からそれらすべての薬物を中止することはきわめて重要である：

✓ ラベタロール（Labetalol）：$\alpha\beta$ 遮断薬

✓ レセルピン（Reserpine）：アドレナリン作動性ニューロン遮断薬

✓ ニフェジピン（NIfedipine）、ベラパミル（Verapamil）：カルシウムチャンネル遮断薬

✓ アミトリプチン（Amitriptyline）、イミプラミン（Imipramine）：三環系抗うつ薬

✓ エフェドリン（Ephedrine）、アンフェタミン（Amphetamine）、イソプレナリン（Isoprenaline）、テルブタリン（Terbutaline）、コカイン（Cocaine）：交感神経興奮薬

✓ ブレチリウム（Bretylium）、グアネチジン（Guanethidine）：末梢性交感神経終末遮断薬

✓ クロルプロマジン（Chlorpromazine）、プロメタジン（Promethazine）：フェノチアジン（Phenothiazines）、ドパミン D2 受容体遮断薬

✓ ドロペリドール（Droperidol）、ハロペリドール（Haloperidol）：ブチロフェノン（Butyrophenone）、抗精神病薬

　内用療法 1 日前から数えて 10 日間、飽和ヨウ化カリウム水溶液を 1 日につき 3 回服用することにより、[131]I-MIBG から遊離したヨウ素の甲状腺への取り込みを防ぐことができる。食事のガイドラインはない。しかし、患者は腎臓や腸からの排出を促進するために ^{131}I-MIBG 投与後、多量の飲水しなければならない。[131]I-MIBG の尿への排出は、投与後最初の 5 日間で最大である。厳しい衛生指導として、失禁を避けること、そして、1 週間トイレを 2 回流す、頻繁

に手洗いをすることが含まれる。失禁をする患者は 3 〜 4 日間、導尿のためにカテーテル処置が必要であり、そして、カテーテルバッグは頻回に空にしなければならない。

3.2.4　投与線量と効果

通常の投与線量は 5 GBq（135 mCi）[131]I-MIBG（最大比放射能 1.48 GBq/mg）である。しかし、3.7 〜 11.2 GBq（100 〜 303 mCi）までの投与線量の範囲がある。投与線量を少なめにすることは、腎機能障害が存在する場合や骨髄抑制がある患者の場合に考慮される。[131]I-MIBG は、鉛で遮蔽されたシリンジ容器を利用し、静脈カニューレを介して 50 〜 100 mL の生理的食塩水または 5％グルコース溶液でゆっくりと投与される。これは、患者マネジメントに基づいて退室できるまで、患者への投与は隔離された区域で実施される。投与は、経静脈性に、40 〜 60 分（〜 4 時間）かけてなされる。あまりに早い投与は、エピネフリンとノルエピネフリンであるカテコールアミン前駆物質の放出のため、高血圧を引き起こすことになる。この理由のために、血圧は投与の間や後に定期的にモニタされなければならない。そして、必要とされるならば、適切な薬物が速やかに血圧を下げるために利用できなければならない。通常、不安定な血圧は、一時的に ^{131}I-MIBG 投与を中止するか、その投与線量を減らすことで管理することができる。

患者へ投与されている間、職員が患者の状態を連続的にモニタしなければならない場合、適切な放射線防護措置が職員安全を確実にするためにとられなければならない。患者から最低 2 m の距離を維持することや個人線量計の装着による被ばく管理することが重要である。

複数回の投与が、客観的な反応を得るために必要となる。それは、血小板数の回復に依るが、6 週ごとに投与されることになる。

3.7 から 7.4 GBq の投与で、15 〜 30％の腫瘍縮小効果が期待される。従来の ^{131}I-MIBG 治療の投与量は 3,700 〜 7,400 MBq 程が一般的であるが、1 回あたりの投与量が多いほど良好な治療効果が期待できるため、欧米では大量放射能投与も試みられている。平均 444 MBq/kg の ^{131}I-MIBG を投与した報告では、65％で CR（Complete Responce、完全寛解）、PR（Partial Response、部分寛解）または SD（Stable Disease、安定）が得られ（このうち CR が 8％）、5 年生存率 64％であった。国内では放射線治療病室での最大使用可能量が限られているため、欧米で試みられているような大量投与は困難である。これに代わる方法として、標準的な投与量（3,700 〜 7,400 MBq）を繰り返し投与する方法でも比較的良好な治療効果が得られており、国内ではこの標準的な投与線量の繰り返し投与が行われている。標準的投与量による ^{131}I-MIBG 治療では、CR は数％とまれであるが、50 〜 80％程で PR または SD が得られたと報告されている。また、別の施設から、[131]I-MIBG 治療が施行された計 26 例の検討では、初回 MIBG 治療からの 5 年生存率が 50％、悪性と診断されてからの 5 年生存率が 70％であった。MIBG 治療は、CR を得られるのはまれではあるが、PR または SD を維持することは十分に期待ができる治療であるといえる。

3.3 有害事象

治療早期（1週間以内）の代表的な有害事象としては放射線宿酔と放射線唾液腺炎が挙げられるが、軽度のものがほとんどである。また、治療後早期に腫瘍崩壊にともなうカテコラミン症状の増悪が出現する可能性があるものの、実際の発現頻度は低い。

中期（数週〜数か月以内）の有害事象として骨髄抑制が挙げられ、最も重要な有害事象である。一般的には2〜3か月後にほぼ回復するが、骨髄機能は完全には戻らず、^{131}I-MIBG治療を繰り返す場合は徐々に骨髄機能は低下していく。1〜2回の治療で輸血などの処置が必要となる例はまれであるが、万が一重度の骨髄抑制が生じた場合はQOLを著しく損ねるおそれがあるため、治療前に患者に十分な説明をしておかなければならない。また、治療効果を良好に認める場合も追加治療によって徐々に骨髄抑制が蓄積し治療継続が困難となる例も存在する。追加治療の次期や投与線量の決定を行うのに、治療ごとの骨髄抑制の程度や回復具合などを正確に把握することが非常に重要となる。

晩期（数か月以降）の代表的な有害事象としては、甲状腺機能低下症が挙げられる。単回治療のみで出現するのはまれだが、複数回治療例では出現する可能性もあるため、^{131}I-MIBG治療後は定期的なホルモンチェックが必要である。

その他、複数回治療例では中長期的な有害事象として不妊や無月経が出現する可能性もあるため、特に若年者への治療の際には治療前にしっかりと説明をしておく必要がある。広範囲な肝転移患者において、重篤な肝不全の発症が報告されている。

3.4 患者マネジメント

①治療まで

まず、外来で紹介元からの診療情報を元に治療適応の有無を判断し、この時点で治療病室を確保する。治療の2週間程前に3〜5日間の検査入院を行い、病変への^{131}I-MIBG集積の確認や治療禁忌となる項目がないことの最終確認などを行い、治療へとすすむ。

MIBGシンチグラフィに用いられる放射性医薬品として^{123}I-MIBGと^{131}I-MIBGがあるが、それぞれの放射性同位元素が放出するγ線の性質上、診断能は^{123}I-MIBGの方が高い。したがって、MIBG集積の有無の確認には、^{123}I-MIBGシンチグラフィが望ましく、可能ならば小病変の検出や病変部位の正確な把握が可能なSPECT/CTも加えるのが望ましい。

②治療の実際

治療前の準備として、^{131}I-MIBGから遊離した^{131}Iの甲状腺への集積を阻害する目的で、治療の1〜3日前から7〜14日後までヨウ化カリウムの内服を行う。

^{131}I-MIBGの投与は、放射線治療病室に入室したうえで約1時間かけて緩徐に静脈内投与する。投与量は、3,700〜7,400 MBqが一般的であるが、患者の状態によって適宜増減する。治療時のストレスや腫瘍細胞の崩壊が原因でカテコラミン症状の増悪を認めることがあるため、治療後数日間は厳重なバイタルチェックを行う。また、治療1、3〜7日後にシンチグラフィ

を行い、病変への ^{131}I-MIBG 集積の確認を行う(図Ⅶ3-5、図Ⅶ3-6)。

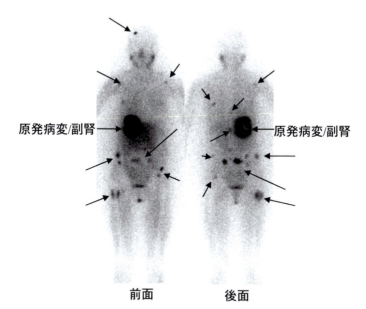

図Ⅶ3-5　^{131}I-MIBG 投与1日後の全身シンチグラフィ
右副腎の褐色細胞腫（直径11 cm）と転移性病変への ^{131}I-MIBG の集積（矢印）が認められる。

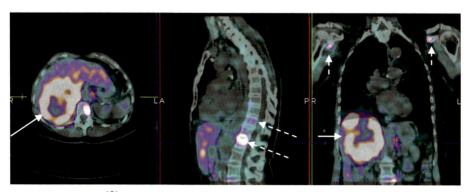

図Ⅶ3-6　^{131}I-MIBG 投与1日後の SPECT/CT 画像（図Ⅶ-24 と同一症例）
SPECT/CT 横断像（左）と SPECT/CT 冠状断層像（右）で、右副腎腫瘍に ^{131}I-MIBG の輪状集積が認められる（矢印）。SPECT/CT 矢状断層像（中）と SPECT/CT 冠状断層像（右）では転移性骨病変に集積が認められる（破線矢印）。

③治療効果判定とその後

各種画像診断および生化学検査にて治療効果の判定を行う。^{131}I-MIBG 治療をはじめとする

核医学安全基礎読本 ③　Ⅶ. 内用療法概論　Radionuclide Therapy

内用療法では、治療効果の発現に数か月要することが多いため、治療効果の評価は MIBG 治療の 3 月後以降に行っている。PD（Progressive Disease、進行）の場合は追加治療による効果は乏しいことが予測されるため、CVD 治療をはじめとする他の治療を検討する。初回治療で SD の場合でも追加治療により効果を得られることが多いため、SD および PR の場合に追加治療を検討する。CR はまれであるが、CR が得られた場合は、厳重な経過観察を行う。

④その他

病変が巨大な症例については完治切除が不可能でも手術によって可能な限り腫瘍縮小を図ったうえで MIBG 治療に臨む方が治療効果を得られやすい。また、たとえ他に転移病変があったとしても、巨大病変を要する場合は手術によって可能な限り腫瘍縮小を図ったうえで ^{131}I-MIBG 治療に臨む方が治療効果を得られやすい。

3.5　放射線安全管理

3.5.1　入院（Hospitalization）

患者体内に保持される放射能が、基準レベル以下になるまで、通常 600 〜 1,000 MBq まで（規則による）に低下するまで、患者は ^{131}I-MIBG 投与後入院する必要がある。この間は、看護職員の被ばくはモニタされ、そして尿中の放射能や空気中の放射能レベルに注意を払らわければならない。逆二乗則（Inverse Square Law）の活用は放射線被ばくを最小に、そして、手袋とガウンを着ることは汚染の危険性を最小にする。ここで必要とされる放射線安全管理は甲状腺がんの [131]I 治療のために必要とされるそれと同様である。

3.5.2　退院（Discharge）

退院した週またはその後に、患者は家族と（特に子供らと）ごく近くで過ごす時間の制限について注意を与えられる必要がある。それは体内に保持される放射能により異なるが、1 つのガイドとして、600 MBq の線量での退院の場合、約 4 日間、1 m の距離を取ることが求められる。

3.5.3　吸収線量

^{131}I-MIBG の吸収線量が欧州核医学会（European Association of Nuclear Medicine：EANM）より表Ⅶ3−3 のように示されている。

表Ⅶ3－3　主な臓器における吸収線量

臓器	成人吸収線量 (mGy/MBq)	5歳児吸収線量 (mGy/MBq)
骨表面	0.061	0.18
乳房	0.069	0.18
腎臓	0.12	0.30
肺	0.19	0.60
卵巣	0.066	0.23
精巣	0.059	0.19
赤色髄	0.067	0.19
甲状腺	0.050	0.18
副腎	0.17	0.45
膀胱壁	0.59	1.70
肝臓	0.83	2.40
唾液腺	0.23	0.51
脾臓	0.49	1.70
子宮	0.08	0.26

　全身に対する2 Gyの吸収線量は骨髄毒性が発症する限界線量であり、4 Gyで骨髄幹細胞移植が必要となる。

まとめ

- 神経内分泌腫瘍は従来の化学療法への反応に乏しい、まれな腫瘍である。そして、それらのあるものは分泌物質より衰弱させるような症状を呈する。
- ^{131}I-MIBG内用療法は、まれな神経内分泌腫瘍に対して、その対症療法として応用される。
- ^{131}I-MIBGはNA/NEの再取り込み機構を有する腫瘍細胞へ集積する。
- 症状の改善がみられるまで、数回、^{131}I-MIBGが投与できる。その投与により有害事象は通常みられないが、骨髄抑制が起こることがある。
- 薬物干渉がみられることがあるので、それらの服用は^{131}I-MIBGが投与される前に中止されなければならない。
- ^{131}I-MIBG内用療法は病変の安定や病変の部分的な反応が治療を受けた患者の大部分で認められる。
- 甲状腺がんに対する^{131}I治療に類似した放射線安全管理が必要とされる。

核医学安全基礎読本 ③　Ⅶ. 内用療法概論　Radionuclide Therapy

4. ^{131}I-Lipiodol（リピオドール）内用療法

　原発性肝細胞がん（Primary Hepatocellular Carcinoma：Primary HCC）は、アフリカや東アジアの特定の地域で多くみられ、一般的な死因の１つとなっている。それらの地域では、B型肝炎ウイルス（Hepatitis B Virus：HBV）の慢性感染症がみられ、肝細胞がんのリスクが100倍以上に増大する。そして、B型肝炎は肝硬変を引き起こすことがあるが、肝硬変が生じるかどうかにかかわらず、肝細胞がんにつながる可能性が指摘されている。一方、肝細胞がんが一般的ではない北米や欧州、および他の地域における最も一般的な原因はC型肝炎ウイルス（Hepatitis C Virus：HCV）の慢性感染症であるC型慢性肝炎である。肝硬変、特にC型慢性肝炎または慢性的な飲酒に関連した長年にわたる肝硬変も、肝細胞がんに至る可能性がある。C型慢性肝炎または過度の飲酒に起因した肝硬変も、このがんのリスクを増大させる。5年生存率は5%未満であり、HCC患者の予後は悪い。それは、肝細胞がんの患者の大半が、進行してからがんが発見されるためである。スクリーニングを受けて、がんが早期に発見された場合の予後は良好である。また、肝細胞がんが小さく、転移がみられず、肝移植または外科的切除が可能ならば、生存可能性は高くなる。しかし、これらの治療法はほんの少数の患者にだけにしか適応されない。大部分の患者に対して、対症的なオプションだけが残されているに過ぎない。

　原発性肝細胞がん（HCC）の治療の１つのアプローチとして、^{131}I-Lipiodol の肝動脈内投与がある。この治療は、2つの臨床シナリオで適応される。1つは手術不可能なHCCに対してである。もう１つは、HCC切除後の補充療法である。^{131}I-Lipiodol による臨床結果は良好である。さらに、^{131}I の代わりの放射性同位元素として ^{188}Re（Rhenium-188）を用いることで治療効果の改善を図ることができる。^{188}Re は、高エネルギーの β 線（Emax = 2.1 MeV）を放出し、^{131}I より物理的半減期は短い（$T_{1/2}$ = 17 時間）。そして、その壊変で低い強度の γ 線を放出する。

　^{131}I-Lipiodol の経肝動脈投与による代謝的内用療法は患者に、臨床上より効果的で、良い寛容性を示す。この項では、^{131}I-Lipiodol 内用療法について説明する。

本項の目的

- ^{131}I-Lipiodol とその効果の仕組みについて理解できる。
- ^{131}I-Lipiodol 治療の適応、禁忌と投与方法を理解する。
- ^{131}I-Lipiodol 治療の有害事象と患者に期待される効果を理解できる。
- 放射線安全管理や課題を理解できる。

4.1　臨床概要

　肝細胞がん（Hepatocellular Carcinoma：HCC）はB型肝炎ウイルス感染症の有病率が高い地域ではよくみられる。一般的に、肝細胞がんは肝硬変の合併症としてみられる。HBV の

4. ^{131}I-Lipiodol（リピオドール）内用療法

存在は、HBV キャリアにおける肝細胞がんの発生リスクを 100 倍以上に高める。また、HBV-DNA がヒト宿主のゲノムに組み込まれると、慢性肝炎や肝硬変を経ずに、悪性化が進行する場合が認められる。他の原因疾患として、C 型肝炎ウイルス（HCV）慢性感染症による肝硬変、ヘモクロマトーシス、アルコール性肝硬変などがある。それらによる肝硬変の患者でもリスクが高くなる。また、真菌のアフラトキシンに汚染された食物摂取によることもある。

　多くの場合、これまで安定していた肝硬変の患者から腹痛、体重減少、右上腹部腫瘤、発熱、原因不明の健康状態の悪化などの訴えがある。また、腫瘍が出血することによる血性腹水、ショック、腹膜炎などが初発症状となることもある。しかし、症状は、一般的に非特異的である。

　診断は α- フェトプロテイン（α-fetoprotein：AFP）の測定と画像検査に基づく。成人の場合、AFP 値の上昇は肝細胞の脱分化を意味して、肝細胞がんを示唆することが多い。実際に、肝細胞がんを有する患者の 40 ～ 65 ％が AFP 高値（＞ 400 μg/L）を示す。これより低い AFP 値では特異度が低く、肝炎などに係る肝細胞の再生でもみられる。さらに、肝細胞がんの血液腫瘍マーカーとして PIVKA-II（Protein Induced by Vitamin-K Absence or Antagonists-II）、AFP-L3（LCA-Reactive α-Fetoprotein Isoform）分画を測定することができる。画像検査は、造影 CT、超音波検査、または MRI となる。肝動脈造影は、施設の状況によるが、診断の難しい症例で有用であり、アブレーション治療や外科手術のための血管解剖の概況を把握するために用いられる。AFP が高値であり、画像で特徴的所見が認められれば、肝細胞がんと診断できる。確定診断に肝生検が必要となる場合、それは超音波または CT ガイド下で実施される。

　スクリーニングプログラムを通じて、症状が出現する前に、より多くの肝細胞がんが検出されるようになってきている。肝硬変患者のスクリーニングは合理的であるが、死亡率の低下は示されていない。一般的なスクリーニング方法の 1 つとして、6 ～ 12 か月ごとの超音波検査である。長期にわたる B 型肝炎の患者には、たとえ肝硬変がなくとも、スクリーニングを受けることが勧められる。

　肝細胞がんと診断された場合、その後の病期分類のために、胸部単純 CT、血栓症を除外するための MRI または造影 CT による門脈の画像検査（未施行の場合）、骨シンチグラフィなど実施される。肝細胞がんの病期分類には様々な分類法を用いることができる。ここでは、TNM 分類からのものを示す：

　　T カテゴリ：身体所見、画像診断、および / または外科的検索
　　N カテゴリ：身体所見、画像診断、および / または外科的検索
　　M カテゴリ：身体所見、画像診断、および / または外科的検索

　肝硬変の存在は重要な予後因子であるが、独立した要因であり、TNM 分類に影響を及ぼすものではない。

　領域リンパ節は肝門部リンパ節、肝臓リンパ節（固有肝動脈に沿う）、門脈周囲リンパ節

（門脈に相）、下横隔膜リンパ節、および大静脈リンパ節である。

① T 原発腫瘍

　　TX　原発腫瘍の評価が不可能

　　T0　原発腫瘍を認めない

　　　T1a 血管侵襲の有無に関係なく、最大径が 2 cm 以下の単発腫瘍

　　　T1b 血管侵襲をともなわず、最大径が 2 cm を超える単発腫瘍

　　T2　血管侵襲をともない最大径が 2 cm を超える単発腫瘍、または最大径が 5 cm 以下の多発腫瘍

　　T3　最大径が 5 cm を超える多発腫瘍

　　T4　門脈もしくは肝静脈の大分岐に浸潤し、胆嚢以外の隣接臓器（横隔膜を含む）に直接浸潤する腫瘍、または臓側腹膜を貫通する腫瘍

② N 領域リンパ節

　　NX　領域リンパ節転移の評価が不可能

　　N0　領域リンパ節転移なし

　　N1　領域リンパ節転移あり

③ M 遠隔転移

　　M0　遠隔転移なし

　　M1　遠隔転移あり

以下の表Ⅶ4-1 の病期分類が用いられる。

表Ⅶ4-1　肝細胞がんの病期分類

病期	T	N	M
IA	1a	0	0
IB	1b	0	0
II	2	0	0
IIIA	3	0	0
IIIB	4	0	0
IVA	関係なく	1	0
IVB	関係なく	関係なく	1

　その他のスコア分類システムとして、奥田分類や Barcelona-Clinic Liver Cancer 病期分類などがある。これらの分類法には、腫瘍の大きさ、局所進展、および転移に加えて、肝疾患の重症度に関する情報が組み込まれている。腫瘍切除（＋おそらくは肝移植）を受ける患者の予

後予測には TNM 分類が他の分類法より優れている一方、手術を受けない患者の予後予測には Barcelona-Clinic Liver Cancer 病期分類の方が優れている可能性がある。

治療は一般的に以下のように考えられる：

・腫瘍が小さく、数が少ない場合は肝移植を考える。

・腫瘍が1つで、最大径5 cm 未満、または3つ以下で全て最大径3 cm 以下の場合、肝移植により、がん以外の疾患で実施される肝移植と同等の良好な予後が期待できる。外科的切除を施行できるが、通常、再発する。

・アブレーション治療〔経カテーテル肝動脈塞栓術（Transcatheter Arterial Embolization：TAE）、肝動脈化学塞栓療法（Transcatheter Arterial Chemoembolization：TACE）、[131]I-Lipiodol や ^{90}Y-Microsphere による塞栓術 ｜選択的内部照射療法（Selective Internal Radiation Therapy：SIRT）｜、薬剤溶出性ビーズによる動脈塞栓術、ラジオ波焼灼術〕は症状を緩和、腫瘍の増殖を遅らせるが、これらは肝移植を受ける前の治療となる。

・腫瘍が大きい（5 cm を超える）場合、多発性の場合、門脈浸潤がある場合、または転移性（IV 期）の場合には、予後がはるかに不良となる（5 年生存率は約5％またはそれ以下）。放射線療法は通常無効である。ソラフェニブ（Sorafenib）は転帰を改善するかもしれない。

HBV に対するワクチンの使用（B 型肝炎ワクチン）は、最終的に肝細胞がんの発生率を低下させ、特に流行地域では効果が大きい。また、C 型慢性肝炎の治療、ヘモクロマトーシスの早期発見、アルコール依存症の管理などは、それらの様々な原因で生じる肝硬変の発生予防にも大きな効果がみられる。

4.2　[131]I-Lipiodol 内用療法
4.2.1　リピオドール（Lipiodol）と ^{131}I-Lipiodol

ヨード化ケシ油脂肪酸エチルエステル（Ethiodized Oil）は、リピオドール（Lipiodol）として知られ、ケシ油から得られる天然に存在するヨード化された脂質である。一般には油性造影剤としてリンパ系撮影や子宮卵管撮影に適応される。一方、それが肝動脈へ投与された場合、肝がん細胞により選択的に取り込まれ、保持される。このため、リピオドールは、脂溶性物質、例えば肝がん細胞への抗がん剤を送達するために利用されている。現在、リピオドールとドキソルビシン（Doxorubicin）（アドリアマイシン、Adriamycin）、エピルビシン（Epirubicin）、マイトマイシン C（Mitomycin C）、シスプラチン（Cisplatin）やミリプラチン（Miriplatin）を経動脈性に投与後、ポリビニールアルコール高分子素材の微粒子（粒子径：100 〜 300 μm、300 〜 500 μm、500 〜 700 μm）である塞栓物質をそこに注入する肝動脈化学塞栓療法（Transcatheter Arterial Chemoembolization：TACE）が局所化学療法のなかで主流となっている。[131]I-Lipiodol では、ヨード化ケシ油脂肪酸エチルエステルの天然に存在するヨウ素が [131]I と置換されている。

^{131}I-Lipiodol は肝動脈内へ投与され、血流に従い腫瘍の微小血管内に補足される。その残りは健常な肝組織に分布する。投与後24時間で、投与線量の75〜90％が肝臓に補足され、動静脈短絡から残りの10〜25％程度は肺へ分布する。その時、腫瘍対健常肝組織の比率は2.3〜12となる。^{131}I-Lipiodol の再循環はない。腫瘍と健常肝組織に補足された ^{131}I-Lipiodol の有効半減期はそれぞれ5.5日と3.5日である。投与後48時間に肺の放射能の軽度の増加がみられるが、その有効半減期は4〜5日である。^{131}I-Lipiodol の体外への排出は主に腎からで、7日以内に投与放射能の30〜50％である。糞便への排出は低く、5日間で3％程度である。

4.2.2 肝細胞がんの血液供給の特徴

肝臓は、二重に血液が供給されている(図VII4-1)。それは腸循環からの門脈系、そして大動脈由来の肝動脈である。肝細胞がんへの血液供給はほとんど排他的に肝動脈である（95％）ことが特徴である。一方、正常な肝臓へは門脈系（70％）によって主に血液供給される。したがって、治療薬の直接の肝動脈への投与が、選択的治療のために使用できる。このターゲットアプローチは動脈塞栓と呼ばれ、腫瘍へ最も高い濃度の治療薬を、そして周囲の正常組織へ影響が少ない、高い選択性を有する。

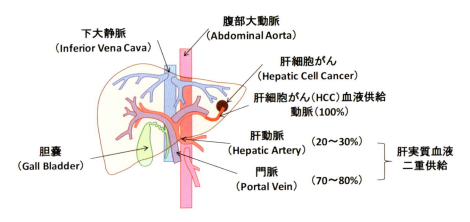

図VII4-1　肝実質と肝細胞がん（HCC）の血液供給の特徴

4.2.3 適応と禁忌

^{131}I-Lipiodol 内用療法は治癒的治療ではない。それは緩和治療となる。そして、病理組織が確認され手術不可能な HCC（疾病の発見時、または、最初の手術の後の再発時など）を呈する患者に、^{131}I-Lipiodol 内用療法の適応がある。また、HCC の外科的切除後の補助療法として用いられることもある。補助療法は、残存する微細な HCC を破壊することを目的とする。HCC の診断は組織学的に確かめられなければならない。非補助療法として腫瘍体積を縮小さ

4. ^{131}I-Lipiodol（リピオドール）内用療法

せ、手術不能の腫瘍を切除可能にさせることが目的とされるが、残念なことに、これは期待できない。治療前に、腫瘍容積、血中腫瘍マーカー、肝障害度（肝予備能）の評価が必要である。

禁忌は以下の場合である：
・妊娠している患者や授乳している患者
・1か月未満の余命の患者
・肝性脳症の患者
・造影剤アレルギーを有する患者

相対的な禁忌は以下の場合である：
・Child-Pugh 分類(表Ⅶ4-2)でスコア（Score）が7点以上の場合
・肝内腫瘍負荷が大きい場合（High Intrahepatic Tumour Burden）
・肝外腫瘍負荷が大きい場合（High Extrahepatic Tumour Burden）
・急性または重度の慢性腎不全（クレアチニンクリアランス < 30 mL/min）
・急性または重度の慢性肺疾患
・肝動脈カテーテルに対する禁忌（治療されていない凝固障害、腎不全、造影剤アレルギー、血管異常）
・隔離に対して容認されない医学リスクがある患者

表Ⅶ4-2 Child-Pugh 分類

評点	1点	2点	3点
肝性脳症	なし	1～2度 軽度	3～4度 ときどき昏睡
腹水	なし	軽度	中等度以上
血清ビリルビン（mg/dL）	1～2	2～3	> 3
血清アルブミン（g/dL）	> 3.5	2.8～3.5	< 2.8
プロトロンビン時間延長（秒）	1～4	4～6	> 6

グレードA（5～6点）	軽度肝機能障害
グレードB（7～9点）	中等度肝機能障害
グレードC（10～15点）	重度肝機能障害

肝硬変自体は禁忌とならない。

4.2.4 投与

　肝動脈への投与には、肝細胞がんを供給している肝動脈の分岐へ、外科的またはインターベンション技術により、カテーテルを留置することが必要である(図Ⅶ4－2)。はじめに、X線透視撮影システムにてカテーテルの位置を確認し、肺への大量の血流（ブレイクスルーや門脈体循環短絡）を除外するために、^{99m}Tc-Macroaggregated Albumin（MAA）の投与と胸腹部領域のシンチグラフィが実施される。全身像が撮像、そして、肝臓と肺の上のカウントが計測される。もし投与された ^{99m}Tc-MAA の放射能の 20% 以上が肺で計測されるならば、^{131}I-Lipiodol が投与される時、その後、有害事象として、不可逆的な放射線肺線維症が発症するおそれがある。この状況では、治療を実施しないか、もしくは低線量で実施する。

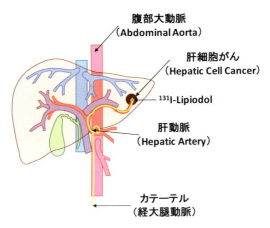

図Ⅶ4－2　^{131}I-Lipiodol Selective Internal Radiation Therapy

　具体的には、いくつかの核医学施設／部門で、標準化された線量が、手術不能の腫瘍で肝切除を受けられなかった患者へ投与される。標識率が 95% 以上で、1.1 GBq ^{131}I-Lipiodol（1.1 GBq/mL）が、事前の ^{99m}Tc-MAA によるブレイクスルー評価をしないでカテーテルを介して肝動脈内へ緩徐に、X線透視下で投与される。これらの患者で、肺毒性は低く、そして、複数の肝動脈カテーテル留置の必要は減らされる。肝切除を受けた患者において、200 MBq ^{131}I-Lipiodol の投与が肝動脈を介して、探索目的で実施される。それから、わずかだが残っている肝臓を、治療線量により破壊されないことを確認、潜在的肺毒性を除外するために、線量測定が実施される。それから、最大 2.22 GBq ^{131}I-Lipiodol が投与される。肝動脈内投与後、^{131}I-Lipiodol は腫瘍への動脈の流れに従い、腫瘍の微小血管でトラップされる。そして、残りは、正常の肝へ分布する。投与されれば、^{131}I-Lipiodol の放射線生物学的な効果の 90% は飛程の短い β 線から生じる。これは、^{131}I-Lipiodol を高濃度含む微小血管を囲む腫瘍細胞の破壊を引き起こす。

4.2.5 投与中の放射線安全課題

^{131}I-Lipiodol をゆっくり投与し、カテーテルを通過した直後から放射性同位元素の動きもモニタリングしなければならない。投与があまりに速いならば、^{131}I-Lipiodol がカテーテルの側面に沿って戻り、腸循環へ進入するおそれがある。その時、かなり重大な放射線被ばくが引き起こされることになる。

粘性が高いので最大の投与量を達成するために（大抵 50 〜 75%）、^{131}I-Lipiodol はカテーテルから洗い出される必要がある。しかし、いくばくかが投与システムに留まる。これはシリンジ、三方活栓、活栓とカテーテルの間のチューブの遮蔽を用意する必要があるだけでなく、カテーテルを移動する放射性同位元素からの放射線に曝されることを意味する。職員は、体幹の被ばく線量だけでなく指の被ばく線量に対す放射線モニタリングを必要とする。

手順に従って、投与システムのすべての構成要素は回収され、残存放射能と汚染をチェックしなければならない。そして、適切に保管廃棄されなければならない。

4.2.6 臨床効果

腫瘍容積と血清腫瘍マーカー（AFP）の治療前評価は欠かせない。AFP は肝細胞がんにより分泌されるので、疾患の進行の目安として使用できる。最良の治療効果は、小さな腫瘍（< 4.5 cm）でみられる。より大きな腫瘍は、集学的な治療で良い反応がみられるかもしれない。それは ^{131}I-Lipiodol、動脈内化学療法、そして肝動脈塞栓術の併用である。

^{131}I-Lipiodol の分布を確認し、肺への放射線線量を評価するために、投与後 3 日目と 21 日目に全身像を撮像することが勧められる。この治療の有効性を測定することは、治療時に腫瘍の拡がりに変化があるために難しい。多施設間第 2 相試験（Raoul JL, Bretagne JF, Caucanas JP, et al. Cancer. 1992; 69: 3 46-52.）では、120 週の生存期間の中央値が、2 〜 3 か月しか生存できないグループで観察されている。腫瘍体積が小さければ小さいほど、治療効果は良くなる。動脈内に投与された ^{131}I-Lipiodol により治療された肝細胞がんの客観的な反応率（> 50% の腫瘍縮小）は 40 〜 70% であった。そして、その生存期間の中央値は 6 〜 9 か月であった。完全緩解は観察されなかった。

小さな肝細胞がんの治癒的切除後、補助療法として ^{131}I-Lipiodol を使用した臨床試験では、再発率が減少し、無病生存率やと全生存率の改善が示されている。これらは良好な臨床結果を約束しているように見えるが、治療数がまだ少ない。

4.2.7 吸収線量

吸収線量は EANM に示されるように以下の表Ⅶ4-3 のように計算される。

表Ⅶ4－3　^{131}I-Lipiodol の吸収線量

臓器	吸収線量（Gy/GBq）
肝腫瘍	43 ± 22
肝実質	5 ± 4
肺	3 ± 1
生殖腺	0.5
全身	0.5

4.3　有害事象

投与後 24 ～ 48 時間の早期にみられる有害事象として以下がある：

・中程度の発熱（29%）

・投与時の肝臓痛（12.5%）

・治療を必要としない呼吸器症状（3%）

・急性肺炎（0.5%）

・嘔気と嘔吐

・劇症肝炎（肝機能検査結果に異常がある場合）

晩期有害事象として以下がある：

・中等度で可逆性の白血球減少症（7%）

4.4　患者マネジメント

適切に遮蔽された部屋と寝室と続きになった浴室／トイレからなる承認された放射線治療病室に患者は入院しなければならない。患者は、治療手順に関する情報を書面や言葉で受けなければならない。

^{131}I-Lipiodol のうち Lipiodol 自体は排出されない。排出されるのは様々な量の代謝により遊離した ^{131}I である。

投与された放射能の最高 20% が、投与後最初の数日間で、尿中に排出される。患者は、尿による汚染を避けるために厳しい衛生手順を遵守するように注意が与えられなければならない。投与後、患者は少なくとも 4 か月間、妊娠を避けなければならない。

投与後 1 週間で、定量的全身シンチグラフィが ^{131}I-Lipiodol の分布を確認するために実施されるべきである。

退院後、担当医は、患者に不必要な放射線被ばくを家族や一般公衆に対して低減させることについて忠告しなければならない。それは、書面での指示が提供されなければならない。

4.5　放射線安全管理

投与がいったん終了すれば、動脈穿刺部位からの漏洩の可能性は別として、甲状腺がん治療で使用される ^{131}I のように、体からの排出は同様な経路からであり、同様なリスクと放射線防

4. ^{131}I-Lipiodol（リピオドール）内用療法

護措置が必要となる。患者はまた、注意しなければならないγ線放出の線源となり、放射性壊変がある程度まで進むまで入院していなければならない。甲状腺がんの^{131}I治療に関して類似した放射線安全管理と病室の設計条件が適用される。

　患者は、また、放射線被ばくによる二次発がん（二次腫瘍）や肝機能障害などのリスクについて説明されるべきである。

まとめ

- 肝細胞がんは、比較的一般的であるが治療が難しい悪性疾患である。
- 肝細胞がんのがん細胞による Lipiodol の選択的な取り込みが、^{131}I-Lipiodol を使用した内用療法の根拠となる。
- 現在まで、^{131}I-Lipiodol が、主に対症的に使用され、治癒的ではない。また、それは手術が不可能な肝細胞がんの患者や肝細胞がん切除の後の患者に補助療法として使用される。
- 投与は肝動脈にカテーテルを挿入する専門知識と技術を必要とする。そして、投与後、患者は適切な放射線治療病室に入院しなければならない。

核医学安全基礎読本 ③　Ⅶ. 内用療法概論　Radionuclide Therapy

5.　^{90}Y-Microspheres 内用療法

　選択的内部照射療法（Selective Internal Radiation Therapy：SIRT）は、切除不能な肝臓がん患者に対して、肝動脈まで挿入したカテーテルを介して直接、^{90}Y-Microspheres を腫瘍に送達して、腫瘍の毛細血管をそれで塞栓させる。それは ^{131}I-Lipiodol 内用療法と多くの類似点がある。しかし、原発性および転移性肝腫瘍の双方に適応できる。最も一般的には、SIRT 結腸・直腸がんからの転移性肝腫瘍に適応され、また、神経内分泌腫瘍からの転移性肝腫瘍のようなまれな悪性疾患にも使用されている。治療効果は β 線の照射によるものだけでなく、また、一部に肝動脈の塞栓にもよるものも考えられる。

本項の目的

● ^{90}Y-Microspheres 内用療法の仕組みと放射線安全管理を理解できる。

5.1　臨床概要

5.1.1　転移性肝がん（Metastatic Hepatic Cancer）

　転移は多くの種類のがんでよくみられ、特に消化管、乳腺、肺、および膵臓に発生したがんからの頻度が高い。転移の初期症状は通常、非特異的（例、体重減少、右上腹部不快感）であるが、ときに原発がんの初期症状のこともある。体重減少と肝腫大がみられる患者、および肝臓に転移する可能性が高い原発腫瘍がある患者では、肝転移を疑う。通常は画像検査で診断の裏付けが得られ、超音波検査、造影ヘリカル CT、または造影 MRI が最も多い。治療では通常、緩和的化学療法を行う。

　転移性肝がんは原発性肝がんよりも頻度が高く、ときとして消化管、乳房、肺、また膵臓に発生したがんの最初の臨床像となることもある。

　がんの非特異的症状（体重減少、食欲不振、発熱）が最初に出現する場合が多い。しかし、肝転移の初期では無症状のことがある。肝臓は腫大し、硬く、圧痛をともなうことがある。容易に触知可能な結節をともなう巨大な肝腫大は悪性腫瘍の進行を示唆する。肝臓の血管雑音や摩擦音をともなう胸膜炎様の疼痛が特徴的な所見であるが、まれにみられることがある。脾腫をともなうこともあるが、特に原発病変が膵臓である場合に多い。腹膜播種の場合、腹水を生じさせる。黄疸は腫瘍による胆道閉塞が生じない限り、初期にはみられないかあっても軽度である。末期では、進行性の黄疸がみられ、肝性脳症から死の転帰を辿る。

　上記のように体重減少と肝腫大がみられる患者、肝臓に転移する可能性が高い原発性悪性腫瘍を呈する患者の場合、肝転移を疑う。その場合、肝機能検査も施行されるが診断に対して特異的ではない。アルカリホスファターゼ（Alkaline Phosphatase：ALP）値、γ - グルタミルトランスペプチダーゼ（γ -Glutamyltranspeptidase：GGT）値、乳酸脱水素酵素（Lactic Acid Dehydrogenase：LDH）値の上昇が他の検査値より早期または高度にみられるのが典型

5. ^{90}Y-Microspheres 内用療法

的である。アミノトランスフェラーゼ（Aminotransferase）（ALT、AST）値は様々である。

画像検査は感度および特異度ともに優れている。超音波検査は有用であるが、造影CTまたは造影MRIの方がより正確であることが多い。

画像ガイド下の肝生検で確定診断が得られる。しかし、これは他の検査で診断が難しい場合、病理組織学的な情報が治療計画の決定に役立つ可能性がある場合に実施される。

治療は転移の範囲に依存する。大腸がんによる転移病変が単一またはごく少数の場合、外科的切除で生存期間を延長できる可能性がある。原発腫瘍の特徴により、全身化学療法で腫瘍の縮小と延命の可能性が期待されるが、治癒には至らない。また、肝動脈内化学療法により、より薬剤送達を選択的にすることで、全身に係る有害事象を少なくしながら同様の効果を得ることができる。肝臓に対する放射線療法には、転移の進行した状態における重度の疼痛を緩和するが、延命効果を期待することはできない。広範囲の拡がりをみせる転移は致死的であり、緩和療法と家族の支援が最善である。

5.1.2　造血器悪性腫瘍の肝浸潤

進行した白血病とそれに関連する血液疾患の場合、肝臓への悪性細胞の浸潤がよくみられる。肝生検は不要である。

肝リンパ腫、特にホジキンリンパ腫の患者では肝浸潤の範囲により病期と治療法が決定されるが、その評価は難しいことが少なくない。肝腫大と肝機能検査異常は、肝浸潤ではなくホジキンリンパ腫に対する全身性の反応を反映している可能性がある。生検は非特異的な局所性の単核球浸潤や肉芽腫をしばしば認めることになるが、その解釈は不明である。

治療は肝浸潤にではなく造血器悪性腫瘍に対して全身的に行う（^{90}Y-Microspheres 内用療法の適応はない）。

5.2　^{90}Y-Microspheres 内用療法

5.2.1　物理学的および生理学的特徴

^{90}Y（Yttrium-90）は、純粋な β 線を放出する放射性同位元素である。その β 線は、最大エネルギー 2.28 MeV、平均エネルギー 0.935 MeV、そして 3.6 mm の平均軟部組織飛程を有する。物理的半減期は、2.7 日である。γ 線放出の欠如は、放出される放射線線量が ^{131}I- Lipiodol より小さいことを意味する。

そして、^{90}Y-Microspheres は、Microspheres により腫瘍の毛細血管を機械的に閉塞させ、結果的に腫瘍の虚血をもたらすこと、そして ^{90}Y から放出される β 線による治療効果を達成することができる。それは、^{131}I-Lipiodol と比較して、肺への放射性医薬品のブレイクスルーを有意に減少させることができる長所がある。はじめは、プラスチックやセラミックの Microspheres が使用された。しかし、大量の非標識 ^{90}Y が発生し、骨髄への高い集積による骨髄抑制がみられた。そして、Resin-based Microspheres や Glass Microspheres の開発が Microspheres への ^{90}Y の保持に係る問題を解決した。前者は、アクリルポリマーか

83

らなる Microspheres で、直径が 20 ～ 60 μm で、ポリマーのカルボキシル基に ^{90}Y が結合する。一方、後者では、^{89}Y がガラス母材に内包化され、直径 20 ～ 30 μm のガラス製の Microspheres であり、原子炉で ^{89}Y から ^{90}Y へ放射化される。Resin-based Microspheres と Glass Microspheres の特徴は表VII5－1 にまとめられている。

表VII 5 － 1　利用できる ^{90}Y-Microspheres の性状

	Resin-based Microspheres	Glass Microspheres
直径	20～60 μm	20～30 μm
バイアルあたりの球数	20～80×10^6 個	1.2～8×10^6 個
比重	低	高
塞栓効果	中等度	軽度
球あたりの放射能	40～70 Bq	2,500 Bq
放射能	3 GBq	3、5、7、10、15、20 GBq

　既に述べたように肝細胞がんは肝動脈から主に血液供給を得ている（例えば、2 cm より大きい腫瘍は肝動脈より 80％以上の血液供給を受けている）ので、^{90}Y-Microspheres は健常の肝実質よりもむしろ腫瘍により大量に優先して送達される（健常の肝実質は門脈より 70％以上の血液供給を受けている）。

　一方、転移性肝がんについては原発巣の動脈性 Vascularity によって転移病変の Vascularity が決定されるが、多くのものが多血性である。特に腎細胞がんや肺がん、乳がん、神経内分泌腫瘍あるいは膵島細胞腫などの肝転移はきわめて強い多血性（Hypervascular）を示し、肝細胞がんとの鑑別が困難である場合がある。一方、胃がん、膵がん、胆嚢がん、直腸・結腸がんなど消化器系の腺がんの肝転移は、腫瘍辺縁部は腫瘍細胞が多く、中心部は壊死により乏血性（Hypovascular）である。その結果、動脈性のリング状濃染を呈するのが特徴的である。リング状濃染の広さや程度は腫瘤径や壊死の程度に応じて様々である。また、転移性肝がんについて、その転移経路から、肺がんや乳がんの経動脈性転移と胃がん、大腸がんや膵臓がん等の経門脈性転移とに大別できる。このように、^{90}Y-Microspheres は原則的に原発性および転移性肝がんの両方に適応できるが主に結腸・直腸がんからの転移性肝がんに適応されてきた経緯がある。このため、^{90}Y-Microspheres の経験は、^{131}I-Lipiodol のそれより限られる。しかし、大きな腫瘍（＞ 4 cm）に対して良好な結果が認められている。疼痛緩和、ほとんどの患者で病状の安定化が達成できる。しかし、それでも治癒的な治療方法ではない。

5.2.2　適応と禁忌

（ア）適応

・切除不能な肝悪性腫瘍（原発性、転移性）を有する患者

・肝悪性腫瘍（原発性、転移性）を有する患者で切除や肝移植前のネオアジュバント治療として

5. ^{90}Y-Microspheres 内用療法

（イ）禁忌

・妊娠している患者

・授乳している患者

（ウ）相対禁忌

・Child-Pugh Score が 7 点以上の場合

・肝内腫瘍負荷が大きい場合（High Intrahepatic Tumour Burden）

・肝外腫瘍負荷が大きい場合（High Extrahepatic Tumour Burden）

・急性または重度の慢性腎不全（クレアチニンクリアランス＜ 30 mL/min）

・急性または重度の慢性肺疾患

・肝動脈カテーテルに対する禁忌（治療されていない凝固障害、腎不全、造影剤アレルギー、血管異常）

5.2.3 投与

^{131}I-Lipiodol と同様に、^{90}Y-Microspheres は、肝動脈に留置したカテーテルによって投与される。投与前に、血管シンチグラフィを実施することにより、腫瘍の血流状態、流れの分布と逆流、そして腫瘍外の短絡（Shunting）を評価するために 75 ～ 150 MBq ^{99m}Tc-MAA で実行される（図Ⅶ5－1、図Ⅶ5－2）。もし、^{99m}Tc-MAA の 20 ％を超える放射能量が肺へ短絡するならば、あるいは、^{99m}Tc-MAA のかなりの量が肝臓の外で分布されるならば、^{90}Y-Microspheres の治療は禁忌となる。動脈内カテーテルの慎重な位置決めが、胃・腸管への血管の塞栓を防止するために欠かせない。^{90}Y-Microspheres は、水や血液より密度が大きい。このため、均一な送達を確実にするために、投与の間、溶液の中に ^{90}Y-Microspheres を浮遊させるよう配慮しなければならない。

Resin-based Microspheres と Glass Microspheres において同じ放射能を投与しようとする場合、後者は前者に比べて微小血管を塞栓させる効果が小さい。また、Resin-based Microspheres は球の数が Glass Micropsheres に比べて多いのでより均等な分布によりより高い生物学的効果が期待できる。吸収線量の計算は、Microspheres の腫瘍や肝実質での不均一な分布のため複雑でやさしくない。しかし、一般には、1GBq ^{90}Y/kg 組織は 50 Gy となる。しかし、腫瘍および正常な肝臓組織間での線量の不均一な分布のため、比例的により多くの放射線量が腫瘍組織へ送達され、肝組織への放射線量は多くないと考えられる。他の臓器への放射線量は、肝臓に隣接する臓器（胃、大腸、胆嚢、肺）を除いて、最小限か、または無視できる。肺、胃や小腸への動脈血の短絡がある場合、それらへの放射線量は大幅に増加する。

（ア）Resin-based Microspheres の場合

Resin-based Microspheres の場合、その 1 バイアル中に 3 GBq ^{90}Y、40 ～ 80×10^6 個の Microspheres（50 Bq/ 球）がある。注射用水 5 mL 中の 3 GBq ^{90}Y-Resin-based

Microspehers をゆっくり、5 mL/ 分の速度を超えないように投与する。

投与放射能は以下のように処方される：

・肝全体 / 両葉治療の場合：

$$投与放射能（GBq）=（BSA-0.2）+\{(V_{tumuor})/(V_{tumour}+V_{normal\ liver})\}$$

$$BSA（m^2）=0.20247×\{身長（m）\}^{0.725}×\{体重（kg）\}^{0.425}$$
V_{tumour}：腫瘍容積
$V_{normal\ liver}$：非腫瘍部分の肝容積

・1 葉または選択な領域治療の場合：

$$投与放射能（GBq）=\{(BSA-0.2)+(V_{tumour})/(V_{total\ lobe\ volume})\}×$$
$$\{(V_{total\ lobe\ volume})/(V_{total\ liver\ volume})\}$$

$$BSA（m^2）=0.20247×身長（m）^{0.725}×体重（kg）^{0.425}$$
V_{tumour}：1 葉にある腫瘍容積
$V_{total\ lobe\ volume}$：1 葉容積（腫瘍容積も含む）
$V_{total\ liver\ volume}$：肝容積（腫瘍容積も含む）

・投与例

　患者の肝重量が 1,500 g で、2 つのがん病変（右葉に 4 cm、左葉に 3 cm）があると仮定する。Resin-based Microspheres 投与後の画像が腫瘍と肝臓の間の単位体積あたりの密度比が 5：1 を呈し、患者に 2 GBq ^{90}Y-Microspheres が投与された場合、腫瘍への放射線量は 294 Gy、肝臓組織に 58.5 Gy と計算できる。

（イ）Glass Microspheres の場合

　Glass Microspheres の場合、その 1 バイアル中に 1.2 ～ 8 × 10^6 個の ^{90}Y-Microspheres（2,500 Bq/ 球）である。生理的食塩水 20 ～ 60 mL で、5 分かけて完全に投与する。

投与放射能は以下のように処方される：

$$投与放射能（GBq）=[\{必要線量（Gy）\}×\{肝重量（kg）\}]/50$$

必要線量：80 ～ 150 Gy

投与後、肝臓への実際の照射線量は以下の式から計算できる：

線量（Gy）＝ [50 ×｛投与放射能（GBq）｝×（1 － F）] / 肝重量（kg）
　F：肺へ分布する割合（^{99m}Tc-MAA で評価）

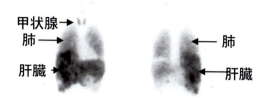

図Ⅶ5－1　^{99m}Tc-MAA ブレイクスルー評価

肺短絡率 [Lung Shunt Fraction：LSF ＝｛(肺のカウント)/(肺のカウント＋肝臓のカウント)｝× 100｝（％）．本症例で LSF ＝ 23％であった．LSF が 20％以上の場合、治療禁忌となる．肺への放射線量は 30 Gy を超えてはならない．

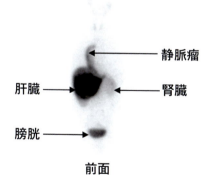

図Ⅶ5－2　^{99m}Tc-MAA ブレイクスルー評価

食道への ^{99m}Tc-MAA 分布がみられる．肝臓の状態が損なわれている結果として、拡大した静脈血管（静脈瘤）が肝臓と体循環の間に発達していると解釈できる．**図Ⅶ5－1**と**図Ⅶ5－2**の双方の患者に対して、^{90}Y-Microspheres による治療は実施されなかった．

5.3 有害事象

以下の症状などがみられる：

・倦怠感

・腹痛

・嘔気

・発熱

・肝酵素の一時的な上昇

重篤な事象（2 〜 8%）

・慢性の腹痛

・近接臓器の放射線照射による、放射性胃炎、胃腸潰瘍、上部消化管出血、膵炎

5.4 放射線安全管理

^{90}Y が純粋な β 線を放出する放射性同位元素であり、投与後、患者から低いレベルの制動放射線がみられるのみである。したがって、医学的に許可されるとすぐに、患者は家に帰ることができる。また、^{90}Y の体からの排出はほとんどなく、汚染や汚染拡大の危険は少ない。しかし、投与している間の潜在的な汚染発生の危険性は無視できない。これを予想し、対策を講じ、深刻な汚染問題を予防しなければならない。一部の施設 / 部門では、使い捨てのプラスチックでカテーテルの下の床を覆う。いずれにしても、床は、洗浄で簡単に除染が可能でなければならない。

まとめ

● ^{90}Y-Microspheres 内用療法は、原発性および転移性肝腫瘍に対して緩和的治療を提供する。

● ^{131}I-Lipiodol 内用療法と放射性医薬品の送達や作用の仕組みが似ているが、^{90}Y-Microspheres は肺毒性が低く、放射線安全管理に必要な要件が少ない。それは、γ 線の放出がなく、尿中への排出がほとんどないからである。

● 肝腫瘍への ^{90}Y-Microspheres の優先的な送達は解剖学的な血液供給による。それは、肝腫瘍がほとんど肝動脈から血液供給を受けているからである。

6. ^{32}P 内用療法

Phosphorous-32（^{32}P）は、80年以上前に難治性骨髄増殖性疾患の治療に利用されてきた。この骨髄増殖性疾患には真性赤血球増加症／真性多血症や本態性血小板血症が含まれる。そして、それらは血球生産の増加に特徴付けられる疾患群である。難治性とはそれらが化学療法や瀉血のような従来の治療に反応しないということを意味する。これらの疾病を治療するための^{32}Pの利用は、今となっては新しい化学療法剤の開発によりほとんどない。しかし、^{32}Pの内用療法は、70歳以上の患者に適応される場合がある。

本項の目的

- ^{32}P 内用療法の適応を理解できる。
- ^{32}P による効果の仕組み、患者準備、投与方法や期待される利益を理解する。
- この治療に関連する悪性腫瘍発生リスクの増加、そしてこれによる患者選択への影響を理解できる。

6.1 臨床概要

6.1.1 真性赤血球増加症／真性多血症（Polycythaemia Vera：PV）

真性赤血球増加症／真性多血症（PV）は、造血幹細胞レベルでのクローン異常から生じる慢性進行性疾患であり、最も多くみられる骨髄増殖性疾患（Myeloproliferative Disorders）である。発生率は加齢にともない増加する。男性でわずかに多くみられる。診断時の平均年齢は、約60歳である。小児におけるPVは非常にまれである。しばしば白血球増加症と血小板増多症と関連した赤血球集団の増加で特徴付けられる。PVでは、エリスロポエチン（Erythropoietin）濃度と無関係に赤血球産生が進行する。脾臓、肝臓、その他の造血能を有する領域で髄外造血がみられることがある。末梢血球の回転が速くなる。最終的に消耗期へ進行する場合、それは表現型で原発性骨髄線維症と区別できなくなる。急性白血病への転化はまれである。

PVでは、血液量増加および過粘稠が生じる。血栓症が生じやすい。血栓症は、ほとんどの血管で発生する可能性があり、脳卒中、一過性脳虚血発作、深部静脈血栓症、心筋梗塞、網膜動脈閉塞、網膜静脈閉塞、脾梗塞、バッド-キアリ（Budd-Chiari）症候群を発生させることがある。また、血小板の機能に異常が生じ、出血増加の素因となる場合がある。造血細胞回転の亢進は高尿酸血症をもたらして、痛風や尿酸腎結石のリスクを高める可能性もある。

PVの特徴としてクローン性造血があり、これは造血幹細胞の突然変異が増殖の原因であることを示唆され、チロシンキナーゼ（ヤヌスキナーゼ）をコードする*JAK2*（*Janus Activating Kinase 2*）遺伝子変異（V617F）がみられる。他にも疾患に起因する突然変異が存在し、これらの突然変異がJAK2の持続的活性化をもたらすことでエリスロポエチン濃度と無関係に過剰な血球産生を引き起こすことができると考えられている。

PV 単独では無症状の場合が多い。また、赤血球量増加、過粘稠により筋力低下、頭痛、ふらつき、視覚障害、疲労、呼吸困難などがみられることがある。特に温浴の後に、搔痒が生じることが多く、顔面が赤くなり、網膜静脈が充血することがある。手掌および足に発赤、熱感、疼痛がみられ、指の虚血をともなうことがある（肢端紅痛症）。肝腫大が多くみられ、75％を超える患者に脾腫がみられる。

血栓症により脳卒中や一過性脳虚血発作による神経脱落症状、下肢の血栓症による下肢痛、腫脹、網膜血管閉塞による片眼性視力障害がみられることがある。出血（典型的に消化管）は、約10％の患者にみられる。代謝亢進により、全身的に微熱および体重減少がみられることがある。

PV は、最初にヘマトクリット（Hematocrit：Ht）値やヘモグロビン（Hemoglobin：Hb）値などの血算値の異常により疑われることが多い。バッド-キアリ症候群が認められる患者では特に PV を考慮しなければならない。好中球および血小板が増加することが多いが、常に増加するとは限らない。改訂 WHO 診断基準が確立されている（真性多血症の改訂 WHO 診断基準 * 6-1）。これに従い、PV が疑われる患者に対しては典型的に *JAK2* 突然変異の検査を実施すべきである。骨髄検査を実施した場合は、典型的に汎骨髄症、巨大化し凝集した巨核球、レチクリン線維が認められる。ただし、骨髄所見でも、先天的な家族性真性多血症などの過度の赤血球増多を示す他の疾患を PV と必ず鑑別できるわけではない。

PV の患者では、典型的に血清エリスロポエチン濃度が低値または正常低値である。この濃度が高値の場合は、二次性赤血球増多症が示唆される。

クロム標識赤血球を用いた赤血球量の測定は、真性多血症と相対的赤血球増多症との鑑別に役立つことがある。PV と他の骨髄増殖性疾患との鑑別にも役立つ可能性がある。

PV は骨髄抑制療法が適応となる唯一の赤血球増多症であるため、正確な診断がきわめて重要である。治療法は、アスピリン投与、瀉血、骨髄抑制療法があるが、年齢、性別、医学的状

---

*6-1　真性赤血球増加症 / 真性多血症の改訂 WHO 診断基準（2016）
・大項目
　1. 男性では Hb > 16.5 g/dL あるいは Ht > 49%、女性では Hb > 16.0 g/dL あるいは Ht > 48%、もしくは、赤血球量が平均正常予想値の 25％を超える。
　2. 骨髄生検にて、赤芽球系、顆粒球系および巨核球系細胞の増殖と、大小様々な成熟巨核球をともなう汎過形成（年齢に比して）を認める。
　3. *JAK2 V617F* 変異、または *JAK2 exon12* 変異が認められる。
・小項目
　1. 血清エリスロポエチンの低下。
　大項目を 3 つすべて満たすか、大項目 1 および 2 と小項目を満たす。
　注：大項目 2 の骨髄生検は、持続する赤血球増加（男性で Hb > 18.5 g/dL あるいは Ht > 55.5%、女性で Hb > 16.5 g/dL あるいは Ht > 49.5%）を認め、大項目 3 と小項目を満たす場合は、必須ではない。ただし、骨髄線維化の初期は、骨髄生検のみで検出可能で（約 20％の症例で認められる）、線維化の所見により、二次性骨髄線維症へのより早期の進行を予想可能である。

態、臨床像、血液検査所見に基づいて、患者ごとに個別に選択しなければならない。さらに、患者を高リスクまたは低リスクに分類する。高リスクとは 60 歳以上、血栓症、一過性脳虚血発作（TIA）、またはその両方の既往がある患者である。

・アスピリン（Aspirin）

　81 〜 100 mg のアスピリンを 1 日 1 回経口投与することで、血栓性合併症の発生率が低下する。したがって、瀉血のみまたは瀉血と骨髄抑制を併用する患者には禁忌がない限りアスピリンを投与すべきである。高用量のアスピリンは、出血リスクの上昇と関連する可能性がある。

・瀉血

　高リスクおよび低リスクのいずれの患者に対しても瀉血が治療の中心となっている。瀉血の一般的な閾値は、ヘマトクリットが男性で 45％、女性で 42％を上回る値とする。症候性充血および過粘稠度症候群を認める少数の患者では瀉血による治療が可能である。最初、隔日ごとに 300 〜 500 mL の血液を抜き取る。高齢患者および心臓病または脳血管疾患の患者では除去する血液量を少なくする（週 2 回ごとに 200 〜 300 mL 程度）。ヘマトクリットが目標値を下回った場合、毎月 1 回再確認して、必要に応じて瀉血をさらに実施して、この値を維持する。必要であれば、晶質溶液またはコロイド溶液を用いて循環血液量を維持可能である。ヘマトクリットの減少にともない血小板が減少することがあり、その場合はアナグレリド（Anagrelide）またはヒドロキシカルバミド（Hydroxycarbamide）が必要になる場合がある。

・骨髄抑制療法

　高リスク患者には骨髄抑制療法が適応となる。リボヌクレオシド二リン酸還元酵素（Ribonucleoside Diphosphate Reductase）を阻害するヒドロキシカルバミドは、骨髄抑制の達成にも用いられている。白血病誘発性については明らかになっていないが、わずかながら白血病への転化の可能性がある。ヒドロキシカルバミドは、500 〜 1000 mg の 1 日 1 回経口投与で開始する。週 1 回の血算により患者のモニタリングを行う。定常状態に達した場合は、血算の間隔を 2 週間ごとに、次いで 4 週間ごとに延長する。白血球数が 4000/μL 未満に低下した場合、または血小板数が 100,000/μL 未満に低下した場合は、ヒドロキシカルバミドを中止して、これらの値が正常に回復した後に 50％用量で再開する。ヘマトクリットがほぼ正常に回復するまでヒドロキシカルバミドの用量を漸減することは妥当であるが、漸減が有益なことを示すエビデンスはない。白血球数の正常化がより重要な可能性が高いが、この理論は、前向きに実証されているわけではない。血小板数の正常化が必要なことを示すエビデンスはなく、血小板数が 1,500,000/μL 未満である限り、ヒドロキシカルバミドを増量しない場合もある。急性毒性はまれであるが、ときに発疹、消化管症状、発熱、爪の変化、皮膚潰瘍がみられ、ヒドロキシカルバミドの中止が必要になる場合がある。クロラムブシルなどのアルキル化薬は白血病誘発性であるため可能であれば避けるべきである。

　インターフェロン（Interferon）α-2b は、ヒドロキシカルバミドにより血球数がコント

核医学安全基礎読本 ③　Ⅶ. 内用療法概論　Radionuclide Therapy

ロールできない場合、またはその忍容性が不良の場合に皮下投与にて使用されている。なお、ペグインターフェロン（Pegylated Interferon）α-2b は、通常忍容性が良好である。この薬剤は、分子レベルで本疾患に作用して、毒性は比較的低い。

現時点でいくつかの JAK2 経路阻害薬が主に進行骨髄線維症の患者を対象に臨床試験段階にあり、ルキソリチニブ（Ruxolitinib）が PV 後の骨髄線維症に対して承認されている。

合併症として高尿酸血症で症状がみられる場合、または骨髄抑制療法を同時に受けている場合は、アロプリノール（Allopurinol）300 mg を 1 日 1 回経口投与する治療を行うべきである。掻痒は、抗ヒスタミン薬でコントロールが難しいことが少なくない。多くの場合、骨髄抑制が最も効果的である。コレスチラミン（Colestyramine）、シプロヘプタジン（Cyproheptadine）、シメチジン（Cimetidine）、パロキセチン（Paroxetine）が奏効する可能性がある。入浴後に体を拭く場合は、皮膚に刺激を与えないようにする。肢端紅痛症の症状はアスピリンで軽減する。

一般に、PV の患者は短命である。全患者の生存期間中央値は、約 8 ～ 15 年であるが、これよりはるかに長生きする患者も少なくない。血栓症が最も多い死因であり、次に骨髄線維症の合併症および白血病の発症が数えられる。

6.1.2　本態性血小板血症（Essential Thrombocythaemia：ET）

本態性血小板血症（ET）は、多能性造血幹細胞のクローン異常である。ただし、ET の診断基準を満たす女性で多クローン性造血を示す患者もいる。通常 50 ～ 70 歳に発生のピークがあり、若年女性にも別のピークがみられる。血小板の産生が増加する。通常、血小板の寿命は正常であるが、脾臓での捕捉により短くなることも、指の虚血をともなう肢端紅痛症の患者で短いこともある。この血小板数の増加が重篤な出血につながることがある。しかし、血栓症で多い。それは、罹病および死亡の主要原因となる。

多くみられる症状として、筋力低下、皮下出血および出血、痛風、眼性片頭痛、手足の錯感覚、血栓症および血栓塞栓症がある。血栓症では脳卒中または一過性脳虚血発作による神経脱落症状、下肢血栓症による下肢痛、腫脹、肺塞栓症による胸痛および呼吸困難がみられることがある。通常、出血は軽度で、鼻出血、紫斑ができやすい状態、消化管出血として認められる。肢端紅痛症（熱感、紅斑、指の虚血をともなう手足の灼熱痛）がみられることもある。脾腫（通常は左肋骨下縁の下 3 cm を超えない）がみられる患者は 50％未満である。肝腫大がまれにみられることがある。血栓症により自然流産を繰り返す場合がある。

ET は除外診断であり、一般的な反応性の原因〔反応性血小板増多症（二次性血小板血症）〕が除外された患者で考慮すべきである。感染、出血、脾臓摘出と悪性腫瘍などによる二次性血小板血症は十分に検討され、除外されなければならない。そのなかで、本態性血小板血症の改訂 WHO 診断基準[6-2] が確立されている。ET が疑われる場合は、血算、末梢血塗抹標本に

＊6-2　本態性血小板血症の改訂 WHO 診断基準（2016）を示す：

92

加え、ヒト染色体 9 番目と 22 番目の染色体が途中から切れて入れ替わり、つながってできた（相互転座）フィラデルフィア染色体（Philadelphia Chromosome）、または、その 2 つの染色体がつながるとき、それぞれの切り口にある *ABL* 遺伝子と *BCR* 遺伝子が融合し新しくできた *BCR-ABL* 遺伝子の検出を含む細胞遺伝学的検査を実施すべきである。特に貧血、大赤血球症、白血球減少症、髄外造血の所見（肝腫大および / または他の軟部組織浸潤）が認められる患者に対しては骨髄検査が推奨されることがある。ただし、古典的な ET の形態学的異常が報告されているものの、骨髄検査の診断的価値は確立されていない。血小板数は、1,000,000/μL を超える可能性があるが、450,000/μL 程度と低い場合もある。妊娠中には血小板数が自然に減少することがある。末梢血塗抹標本で、血小板凝集、巨大血小板、巨核球の断片がみられることがある。骨髄で巨核球の過形成がみられ、大量の血小板が放出される。骨髄鉄が存在している。その他の血小板増多症をもたらす骨髄増殖性疾患と鑑別するため、ET の診断に必要とされるのは、ヘマトクリット、MCV、鉄の検査結果が正常・フィラデルフィア染色体および *BCR-ABL* 転座を認めない・涙滴赤血球を認めないことであるが、骨髄線維化の著しい増加がみられることがある（特発性骨髄線維症でみられる）。*JAK2 V617F* の突然変異が約 50%の患者にみられ、これが認められた場合は、ET と他の血小板血症の原因との鑑別に役立つ。ごく少数の ET 患者に後天的なトロンボポエチン受容体（Thrombopoietin receptor：TPOR）遺伝子〔*c-MPL*（*Myeloproliferative Leukemia Protein*）〕の体細胞変異がみられる。他に、小胞体（Endoplasmic Reticulum：ER）内在性のタンパク質である、Ca^{2+} を中和、新規に合成されたタンパク質や糖タンパク質のフォールディング（分子シャペロン*6-3）に関与するカルレティキュリン（Calreticulin：CRT）をコードする *CALR* 遺伝子の exon 9 における突然変異が少数にみられる。

・大項目
1. 血小板数≧ 45 万以上
2. 骨髄生検にて、大型で過剰に分葉した成熟巨核球をともなった、主に巨核球系細胞の増殖を認める。顆粒球系や赤芽球系細胞の明らかな増殖や、好中球の左方移動は認めない。細網線維の軽度の増加（グレード 1）はきわめてまれである。
3. *BCR-ABL* 陽性 CML（Chronic Myelogenous Leukemia、慢性骨髄性白血病）、PV、PMF（Primary Myelofibrosis、原発性骨髄線維症）、MDS（Myelodysplastic Syndromes、骨髄異形成症候群）や他の骨髄系腫瘍の WHO 基準を満たさないこと。
4. *JAK2*、*CALR*、*MPL* いずれかの遺伝子変異を認める。

・小項目
1. 染色体異常などのクローナルマーカーが存在、あるいは、反応性血小板増加症の所見がないこと。
大項目を 4 つすべて満たすか、大項目 1-3 すべてと小項目を満たす。
*6-3　分子シャペロン（Molecular Chaperone）：他のタンパク質の正しい高次構造や複合体の形成を補助するが、自らはその機能的天然構造の構成成分にならないタンパク質の総称である。また、構造的に不安定な状態にある他のタンパク質に結合、その状態を安定化して、このタンパク質への結合や解離を介して細胞機能を調節するタンパク質も含まれる。

核医学安全基礎読本 ③ Ⅶ. 内用療法概論 Radionuclide Therapy

　症状として、筋力低下、頭痛、錯感覚、出血、脾腫、指の虚血をともなう肢端紅痛症がみられることがある。診断は、450,000/μL を超える血小板数、十分な鉄貯蔵の存在下での正常赤血球量または正常ヘマトクリットに加え、骨髄線維症、フィラデルフィア染色体（または *BCR-ABL* 再構成）、またはその他の血小板増多症を引き起こす可能性のあるあらゆる疾患がないことに基づく。治療には議論があるが、アスピリンが使用可能である。60 歳以上の患者に加え、血栓症および一過性脳虚血発作の既往がある患者では、血栓症のリスクを減らすために細胞傷害性薬剤が必要である。血栓症のリスクは、血小板数と相関しないことを示唆するデータがあるが、そうではないことを示唆する経験的事例もある。

　治療として以下が考えられる：
・アスピリン
・抗血小板薬（ヒドロキシカルバミド、アナグレリド）
・まれに血小板アフェレーシス（Apheresis）
・まれに細胞傷害性薬剤
・まれにインターフェロン
・まれに造血幹細胞移植

　軽度の血管運動症状（頭痛、軽度の指の虚血、肢端紅痛症）の場合および低リスク患者で血栓症リスクを低下させる場合はアスピリン 81 mg の 1 日 1 回経口投与で十分なことがある。また、ほとんどの妊娠患者にはアスピリンが投与される。
　予後は以下に述べるように良好なことが多いため、血小板数を低下させる薬剤で毒性の可能性がある場合は慎重投与されるべきである。このような治療に対して概ね同意が得られた適応は以下のものである：
・血栓症または一過性脳虚血発作の既往
・60 歳以上

　その他の適応には議論がある。有意な出血または過度の血小板増多を認める患者（高リスク患者）では血小板数を低下させる治療が必要になる場合がある。無症状の 60 歳未満の患者に抗血小板薬が必要かどうかは不明である。血小板数を低下させる骨髄抑制薬にはアナグレリド、インターフェロン α-2b、ヒドロキシカルバミド（ときに低量アスピリン）がある。一般にはヒドロキシカルバミドが第 1 選択の薬剤と考えられているがアナグレライドを使用する場合もある。アナグレリドおよびヒドロキシカルバミドは胎盤を通過するため妊娠中には用いられない。その場合、インターフェロン α-2b が妊婦に使用可能である。従来からの治療目標は重大な臨床上の毒性または他の骨髄成分の抑制を生じることなく、血小板数を 450,000/μL 未満にすることである。
　重篤な出血および反復性血栓症を認めるまれな患者に対して、または緊急手術前に血小板数

94

6. ^{32}P 内用療法

を迅速に低下させるために血小板の除去（血小板アフェレーシス）が使用されていることがある。血小板は約 7 日間と半減期が長いため、ヒドロキシカルバミドおよびアナグレリドでは即時効果が得られない。

また、ET では同種造血幹細胞移植（造血幹細胞移植）がまれに実施されるが比較的若年の患者で他の治療が不成功に終わり、適格なドナー（Donor）が得られた場合には効果的となる可能性がある。

期待余命は正常に近い。症状がよくみられるが疾患の経過は良性の場合が多い。動脈および静脈の重篤な血栓性合併症はまれであるが生命を脅かす可能性がある。白血病への転化を起こす患者は 2% 未満である。細胞傷害性治療薬で、特にアルキル化薬（Alkylating Agent）に曝露されると可能性が高くなる。しかし、治療されていない患者の平均生存期間は、約 2 年程度である。

6.2 ^{32}P 内用療法

6.2.1 物理学的および生理学的特徴

リン酸ナトリウム（Disodium Phosphate-32：^{32}P）は、純粋な β 線を放出する放射性同位元素で、γ 線を放出しない。それは原子炉で生産され、14.3 日の半減期を有する。β 線の最大および平均エネルギーはそれぞれ 1.71 MeV と 0.695 MeV である。平均飛程は 3 mm、そして、最大飛程は 8 mm である。^{32}P は活発に増殖している細胞に取り込まれて、主に骨髄、脾臓や肝臓に集積する。骨髄への高放射線線量が PRV や ET に対する治療効果をもたらすことを説明する。^{32}P は尿中に排出される。そして、患者が失禁でしない限り、^{32}P 治療は一般公衆に対し放射線リスクを課すことはない。

骨髄抑制を目的とする ^{32}P 内用療法は、PV に対する治療法として長く使用されてきたが、現時点での利用可能性はきわめて限られている。緩解が 6 〜 24 か月間続く。そして、もし十分な反応が得られないならば、または、再発が起こるならば、再度 ^{32}P 治療が適応される。ヘマトクリットが 47% 以上に上昇する、または、白血球数または血小板数が 25% まで減少しなかったならば、治療は十分でないと判断される。治療成功率は 80 〜 90% である。^{32}P は忍容性良好で、本疾患がコントロールされてからは、フォローアップに必要な来院を少なくできる。^{32}P で治療される患者において、白血病の発症率は治療後 10 年で 2 〜 15% であると推測される。この発生率は、化学療法のそれに相当する。ほとんどの場合、^{32}P 治療は問題なく寛解に至り、疾病に関連する病的状態を改善できる。しかし、^{32}P 治療は生存率に関して明確に良いとは言えないが、その管理は複雑ではなく、特にコンプライアンス（Compliance）が低い患者（50 歳以上）、または 70 歳以上の高齢患者に適応がある。

ET の場合、^{32}P は、おそらく二次腫瘍（二次発がん）が増加するリスクと関連する。しかし、その簡便さと患者耐性のため、^{32}P を現実的に選択できる場合がある。PV と同様に、コンプライアンスが低い患者（50 歳以上）で、または、70 歳以上の高齢患者に適応がある。十分な治療では、450,000/μL 未満への血小板数の低下が得られる。

核医学安全基礎読本 ③　Ⅶ. 内用療法概論　Radionuclide Therapy

6.2.2　適応と禁忌

（ア）適応

- ・従来の治療で良い結果が得られない、または適応がない患者
- ・高齢患者（≧ 70 歳）またはコンプライアンスが悪い患者（≧ 50 歳）

（イ）禁忌

- ・妊娠している患者
- ・授乳している患者
- ・乳幼児を抱く女性患者
- ・白血球数 < 2.0 × 109/L、ヘモグロビン< 90 g/L の患者
- ・急速に悪化する腎機能を有する患者

6.2.3　投与線量

　推奨される最初の投与放射能は、74 ～ 185 MBq（3 ～ 5 mCi）である。十分な反応が達成されるまで、更なる線量が 3 か月の間隔で 25%ずつ放射能を増加することで追加できる。一回投与の最大放射能は、260 MBq（7 mCi）である。

　β 線を遮蔽する透明アクリル樹脂シリンジホルダーを装着したシリンジで、^{32}P は、外来患者へ経静脈性に投与される。術者は安全眼鏡と長い袖のついたガウンを、投与の間、装着していなければならない。主な放射線安全管理は、投与の間に生じるかもしれない汚染に対するものである。皮膚を汚染した ^{32}P は、除去するのが難しく、皮膚を通して浸潤することがある。

6.2.4　吸収線量

吸収線量は ICRP53 より 表Ⅶ6－1 として示される。

表Ⅶ6－1　^{32}P の吸収線量

臓器	吸収線量（mGy/MBq）
骨表面	11
赤色骨髄	11
乳房	0.92
副腎	0.74
膀胱表面	0.74
胃壁	0.74
小腸	0.74
上部大腸壁	0.74

6.3　有害事象

　急性の有害事象はない。しかし、患者は、白血球減少症や血小板減少症を発症するかもしれない。

6. ^{32}P 内用療法

^{32}P では、急性白血病への転化または白血病のリスクが増加して（治療後 10 年で 2 〜 15％）、この治療後に発生した白血病は、導入化学療法に抵抗性を示すことが多く、そうなると治癒が得られない（そのため、^{32}P の使用には、慎重な患者の選択が必要になる）。また、非血液学的な悪性腫瘍の発症が増加するリスクが否定できない。

6.4　患者マネジメント

　特別な患者準備はないが、血液粘度を示すヘマトクリット（Ht）が 42 〜 47％の間になるように、瀉血を実施しなければならない。

　尿中への ^{32}P の排出が、投与後最初の 2 日間生じる。患者は、十分に飲水し、しばしば排尿することが推奨される。尿失禁がある患者ならば、導尿カテーテルを 4 日間挿入しなければならない。一般に、尿失禁がある患者は、尿中放射能のモニタリングが退院できる基準をクリアするまで退院できない。

6.5　放射線安全管理

　投与している間に発生する汚染が唯一の潜在的危険となる。退院後、放射線安全は重大な課題とはならない。患者はすぐに退院することができる。そして、大変低いレベルの制動放射線が患者から放射される。しかし、患者が失禁状態であるならば、尿中への ^{32}P の排出は、患者や家族にとって汚染の潜在的な源となる。適切な衛生の実践（座って排尿する、手洗いをする、トイレを 2 回ほど水で流す、しばしば飲水することで尿中の ^{32}P の濃度を希釈するとともに排尿を促す）に関する注意事項シートを口頭説明と共に患者に提供すべきである。

まとめ

- 真性赤血球増加症 / 真性多血症や本態性血小板増加症の最適な治療は議論の余地のあるところである。
- ^{32}P 内用療法はこれらの疾病に対する単純で効果的な治療である。それはほとんどの場合、長期間の、トラブルのない寛解状態を提供して、うまく関連する病的状態を改善できる。
- 患者準備は原則必要がなく、放射線安全管理も簡素である。また、有害事象において急性の事案はない。
- しかし、^{32}P には、二次腫瘍の発生を増加させるリスクがある。
- 新しい化学療法の導入も影響し、^{32}P 内用療法の適応は高齢患者（≧ 70 歳）またはコンプライアンスが悪い患者（≧ 50 歳）に制限される。

97

7. 骨転移性疼痛緩和 (Metastatic Bone Pain Palliation)

　原発部位で増殖を続けるがん細胞は、血管やリンパ管を介して全身に拡がり、他の臓器／組織に生着して、増殖を始めることがある。これはがん転移と呼ばれる。骨への転移は肺、肝臓についで3番目に多い。転移性骨腫瘍を有する患者は、それにともなう疼痛に係る一連の問題を示す。疼痛により体動が困難となり日常生活活動性（ADL）や生活の質（Quality of Life：QOL）が著しく低下する。このため、疼痛を適切にコントロールできれば、患者の精神的なケアにも対応でき QOL の向上に繋がるものである。この項では、転移性骨腫瘍の臨床、骨転移疼痛の発生機序、放射性医薬品による疼痛コントロールについて説明する。

本項の目的

- 転移性骨腫瘍を理解できる。
- 骨転移疼痛の発生機序を理解する。
- 放射性医薬品による骨転移性疼痛緩和を理解できる。

7.1　臨床概要

7.1.1　転移性骨腫瘍の臨床

　いずれの悪性腫瘍も骨に転移する可能性があるが、以下の部位に発生する癌腫からの転移が頻繁にみられる：

- ・乳腺
- ・肺
- ・前立腺
- ・腎臓
- ・甲状腺
- ・結腸

　骨転移部位の80％は、頭蓋、脊柱、胸骨、肋骨などからなる身体中心軸を形成する骨格である。前立腺がんでは造骨性の転移が多いが、肺がんでは溶骨性の転移が多い。また、乳がんでは造骨性の転移もあれば溶骨性の転移もある。

　転移による症状は骨痛が現れるが、しばらくの間は無症状のままのことがある。骨転移は、原発性腫瘍が発見される前にその症状を呈することもあれる。

　CT および MRI は特異的な転移について非常に感度が高い。しかし、転移が疑われる場合、全身の核医学検査を行うことが一般的である。骨シンチグラフィは、早期および無症状の骨転移に対して単純 X 線検査よりも感度が高く、全身のサーベイに用いられる。シンチグラフィで検出される病変は、原発性がんの素状が既に明らかである場合、一般的に転移性病変であ

7. 骨転移性疼痛緩和 (Metastatic Bone Pain Palliation)

ると考えられる。しかし、その診断を確定するために針生検が実施されることが少なくない。骨シンチグラフィで複数の病変が検出される場合、より高い確率で転移性病変と考えられる。^{18}F-FDG-PET 検査が骨シンチグラフィよりも骨転移病変に対し特異度が高く、多数の骨外性の転移も特定できる。

　一方、原発性がんの素状がよくわからず複数の骨転移を疑う所見のみが先行する場合、原発性がんに関する臨床的探索（特に乳房、前立腺、肺について）を開始する必要がある。それは、胸部、腹部、骨盤領域を対象とする CT 検査で原発性腫瘍が明らかになることがある。それでも原発性腫瘍が明らかにならない場合、骨生検（特に穿刺生検、コア生検）を実施することで、原発性腫瘍の病理組織型に関する情報が得られることがある。

7.1.2　骨転移における骨破壊の機序

　骨は古い組織と新しい組織が常に入れ替わっている。これは骨モデリングと呼ばれ、骨芽細胞による骨形成と破骨細胞による骨吸収のバランスが様々なサイトカインやホルモンにより図られている。

　骨組織に到達した腫瘍細胞は、破骨細胞を活性化して骨吸収を促進させることでがん細胞の増殖スペースを拡大しようとする。

　腫瘍細胞は、以下の因子を過剰産生して、破骨細胞を活性化する：

- ・PTHrP（Parathyroid Hormone-Related Peptide）：骨芽細胞上に RANKL を過剰に発現させ、破骨細胞を分化・成熟させる。
- ・TNF（Tumour Necrosis Factor)-α：破骨細胞前駆細胞に働き、破骨細胞形成を促進する。
- ・VEGF（Vascular Endothelial Growth Factor）：成熟した破骨細胞を活性化して、生存を高める作用がある。
- ・IL（Interleukin)-2：COX（Cyclooxygenase)-2 の発現を誘導し、PGE_2（Prostaglandin 2）の産生量を増大させる。

　マクロファージは、腫瘍細胞から放出される IL-10、GM-CSF（Granulocyte Macrophage Colony-Stimulating Factor）、MCP-1（Monocyte Chemoattractant Protein-1）、M-CSF（Macrophage Colony-Stimulating Factor）により遊走し、PGE_2 を過剰産生することで破骨細胞を分化・成熟させる。また、PGE_2 は、骨芽細胞に RANKL（Receptor Activator of NF-κB Ligand）を発現させて、破骨細胞を分化・成熟させる。

　このように腫瘍細胞は様々な生理活性物質の産生を促進して、破骨細胞の形成を誘導するとともに破骨細胞を活性化して骨転移巣における骨吸収を促進させ、がん細胞を増殖させることになる。そして、活性化された破骨細胞は基質を分解して、TGF-β（Transforming Growth Factor-β）や IGF（Insulin-like Growth Factor）を放出する。これらは細胞増殖に係るサイトカインであり、がん細胞を増殖させることになる。骨転移における骨破壊の機序などは図Ⅶ

7−1にまとめられている。

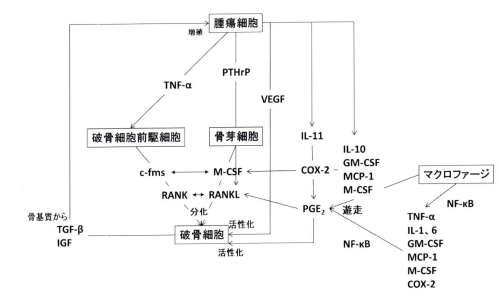

図Ⅶ7−1　骨転移における骨破壊の機序

7.1.3　骨転移性疼痛の原因

骨転移にともなう骨疼痛の原因として以下のことが考えられる：
・骨膜や骨髄に分布する侵害受容器を介する疼痛
・腫瘍の増殖による骨膜圧迫による疼痛
・骨膜の炎症（腫瘍から産生される IL-1、IL-6、TNF-α）による疼痛
・炎症をともなう腫瘍細胞浸潤により遊離した発痛物質が骨などの侵害受容器を刺激することによる疼痛
・脊椎骨に骨転移が生じた場合にみられる神経根の圧迫・浸潤による疼痛
・がん細胞の増殖・浸潤による骨が脆くなり生じる病的骨折などによる疼痛

　腫瘍細胞により引き起こされた炎症により、遊離したプロテアーゼ（Protease）などの酵素が血漿中のカリクレイン（Kallikrein）を活性化して、カリクレイン・キニン系（Kallikrein-Kinin System）によりブラジキニン（Bradykinin）が大量に産生される。受容体に結合したブラジキニンはサブスタンスP（Substance P）などにより侵害受容性無髄C線維を介する痛みとなる。また、過剰に産生された PGE_2 は腫瘍細胞による炎症により産生された多量のブラジキニン等の発痛物質に対する痛覚閾値を低下させている。

7. 骨転移性疼痛緩和（Metastatic Bone Pain Palliation）

7.1.4 転移性骨腫瘍の治療

治療法は転移病変の病理組織による。感受性の視点から選択された化学療法薬またはホルモン薬と併用する放射線療法が最も一般的な治療法である。

放射線照射（30 Gy）およびビスフォスフォネート（Bisphosphonate）系薬剤[7-1]〔ゾレドロン酸（Zoledronic Acid）、パミドロン酸（Pamidronate）〕の点滴静脈投与による早期使用は骨破壊を遅らせることができる。

一部の腫瘍は放射線療法後に治癒する可能性がより高い。例えば、前立腺がんおよび乳がんによる造骨性病変は、肺がんおよび腎細胞がんによる溶骨性の破壊性病変よりも治癒する可能性が高い。

NFκB 活性化受容体κB リガンド（（Receptor Activator of NF-κB Ligand：RANKL）に対して使われるヒト型抗 RANKL モノクローナル抗体は、病的骨折、脊髄圧迫などの骨関連事象（Skeletal Related Event：SRE）の出現を遅延させる効果があるが、重篤な低カルシウム血症が発症するおそれがある。

骨破壊が広範囲にわたり、結果として病的骨折が切迫しているかまたは実際に骨折している場合は、安定化をもたらし骨折を最小化するために外科的固定、または切除術および再建術を必要とすることがある。

原発性腫瘍を除去し骨転移が1か所だけ残っている場合（特に原発性腫瘍の除去から1年以上後に転移病変が現れた場合）、一括切除すること（ときに放射線療法、化学療法、または両方を併用）によりまれに治癒することがある。

脊椎へのメチルメタクリレート（Methyl Methacrylate）の挿入（バルーン椎体形成術または椎体形成術）により、痛みが緩和され、硬膜外の軟部組織への進展がない圧迫骨折部が拡げられ安定化する。

7.1.5 骨転移性疼痛の制御

骨疼痛は転移性骨腫瘍を有する患者の最大80％で生じ、その疼痛管理の不良が患者の50％でみられる。

転移性骨腫瘍を有する患者には、がん細胞に対する化学療法に加えて、その骨疼痛に対して、非オピオイド性鎮痛薬（Nonopioid Analgesic）（非ステロイド抗炎症薬、Non-Steroidal Anti-Inflammatory Drugs：NSAIDs）、オピオイド（Opioid）鎮痛薬、ホルモン療法や外照射

[7-1] ビスフォスフォネート系薬剤：骨表面に接した破骨細胞の細胞膜には波状縁の構造があり、H$^+$やプロテアーゼの分泌に関わる。ビスフォスフォネート製剤は体内に取り込まれると骨のハイドロキシアパタイトに吸着して、破骨細胞に取り込まれる。そして細胞内メバロン酸（Mevalonic Acid）経路のファルネシル二リン酸合成酵素（Farnesyl Diphosphate Synthase）を阻害することで波状縁が消失して、破骨細胞の機能が抑制され、アポトーシスが誘導される。また、これにより PGE$_2$ の産生増加が抑制され骨疼痛の改善がみられると考えられる。骨折予防にも効果がみられるが、低カルシウム血症に注意しなければならず、重篤な有害事象として顎骨壊死がみられることがある。

核医学安全基礎読本 ③　VII. 内用療法概論　Radionuclide Therapy

の放射線療法などによって鎮痛を達成することを試みる。オピオイドの場合、便秘、眠気、身体発育および精神遅滞のような有害事象がみられる。

　骨転移の疼痛に対して、放射線治療が有効な場合がある。孤立性をはじめとする非多発性骨転移の場合は外部照射が利用される。治療期間は 10 回、2 週間が標準となる。しかし、患者の状態により 8 Gy 照射 1 回、4 Gy 照射 4 回での短期間の治療もある。疼痛緩和は約 70％で認められ、30％程度で疼痛消失が期待できる。しかし、治療開始から疼痛緩和効果出現までに 3 ～ 4 週間程度の期間が必要となる。その効果持続は 5 ～ 6 か月間と報告されている。オピオイドの効果が期待できない体性痛や神経障害性疼痛にも有効である。多発性骨転移の場合、局所的疼痛の責任病変が外部照射の適応となる。それは、複数の骨転移部位に対する外照射では、放射線療法の効果が十分に期待できず、また骨髄抑制が生じ得るからである。

　また、転移性骨腫瘍にともなう骨疼痛には、オピオイドよりも既に述べたビスフォスフォネート薬剤や非ステロイド抗炎症薬（NSAIDs）が効果を示すことが報告されている。また、骨転移マーカーになる高 Ca 血症の対症療法として使用されるカルシトニン（Calcitonin）製剤[*7-2] も効果がある。NSAIDs は COX を阻害することで PGE_2 の産生を低下させて、骨疼痛を緩和する。カルシトニン製剤は破骨細胞の骨吸収を抑制する。これは PGE_2 の産生増加の抑制となり、骨疼痛を緩和されると考えられる。

7.1.6　がん性疼痛

　がん細胞が周囲の正常組織に浸潤、あるいはがんにともなう様々な不快感に関連する苦痛全体をがん性疼痛という。がん患者の約 70％が痛みを経験、その身体的苦痛に加え、心理的、社会的、精神的に影響があることで患者の QOL が著しく低下する。

　がん患者の疼痛の約 80％は、痛みの原因を評価して適切な鎮痛薬を選択し服用することでコントロール可能である。疼痛の性状は大きく、侵害受容性疼痛と神経障害性疼痛に分類される。前者はさらに、痛みの局在が不明瞭でズーンと重いような痛みである内臓痛、そしてがん細胞の骨転移などでその痛みの局在が明確である体性痛に分けられる。後者は、がん細胞による神経叢浸潤や脊髄浸潤などで痺れる、じんじんするなどの痛みである。内臓痛の場合、オピオイド鎮痛薬[*7-3] の効果が期待できる。体性痛では、持続痛（24 時間のうち 12 時間以上経験される平均的な痛み」として患者によって表現される痛み）の有無や程度、鎮痛薬使用の有無に関わらず発生する一過性の痛み、または痛みの増強である突出痛に対するレスキュー（疼痛

＊7-2　カルシトニン製剤：カルシトニン製剤は破骨細胞のカルシトニン受容体に結合して、cAMP 産生を亢進する。これはプロテインキナーゼ A を活性化させ、破骨細胞の骨気質への接着に関わるアクチンリングを破壊し、破骨細胞の骨吸収を抑制する。

＊7-3　中枢神経系のオピオイド受容体に結合して鎮痛効果をもたらす薬剤の総称であり、モルヒネ（Morphine）やコデイン（Codeine）などの麻薬製剤、ペンタゾシン（Pentazocine）などの非麻薬製剤、トラマドール（Tramadol）のような一般薬がある。

7. 骨転移性疼痛緩和 (Metastatic Bone Pain Palliation)

時の頓用薬)[7-4]が重要となる。神経障害性疼痛は、難治性で鎮痛補助薬[7-5]を必要とすることが多い。

また、身体的な痛みの緩和として WHO 方式三段階除痛ラダーを参照した薬物療法が原則となる(図Ⅶ7－2)。痛みの強さを3段階に分けて、それぞれの痛みの段階に沿って鎮痛薬を選択するが、内服が基本となる。

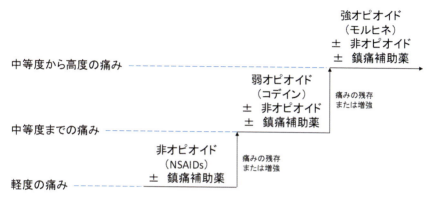

図Ⅶ7－2　WHO 方式三段階除痛ラダー

7.2　^{89}Sr、^{153}Sm-EDTMP、^{186}Re-HEDP 内用療法（骨転移性疼痛緩和）

一般的に用いられる放射性医薬品は、^{89}Sr (Strontium-89)、^{153}Sm (Samarium-153)-EDTMP (Ethylene Diamine Tetramethylene Phosphonate)、^{186}Re-HEDP (Hydroxyethylidene Diphosphonate) である。これらは、一回投与で骨病変のすべての部位に到達するために、全身的に作用する。^{89}Sr の初期の臨床応用は約 80 年前に実施されていた。しかし、2019 年 1 月より ^{89}Sr の製造は中止され、同放射性医薬品は臨床で利用できなくなった。

7.2.1　物理学的および生理学的特徴

- ^{89}Sr は、50.5 日の物理的半減期を有する β 線を放出する放射性同位元素である。その最大エネルギーは 1.46 MeV で、軟部組織での平均飛程は 2.4 mm である。それは、カルシウムと化学的類似性があるため、代謝的に活性の高い骨に選択的に集積する。骨へのストロンチウムの分布は標準的な骨シンチグラフィに利用される放射性医薬品のそれに等しく、その集積量は投与量の 20～80％の範囲となる。そして、同じように、それは腫瘍侵襲の

[7-4]　持続痛などに対して定期的に徐放性製剤を服用し、疼痛の増強時に速効性製剤を用いる。
[7-5]　抗うつ薬や抗けいれん薬などの本来は除痛を目的としない薬剤により鎮痛薬の補助を期待する薬である。

場所（造骨の亢進した部位）により強く分布する（健常骨皮質の3倍以上の集積）。その部位に投与後最大100日間、^{89}Sr が保持される（健常骨からの生物学的半減期は2週間程度である）。骨に集積しない ^{89}Sr のほとんどは、投与後最初の1～2日の間で尿へ排出される。

- ^{153}Sm は、46.3時間の半減期を有するβ線・γ線を放出する放射性同位元素である。β線の最大と平均エネルギーはそれぞれ 0.81 MeV と 0.23 MeV で、軟部組織での平均飛程は 0.6 mm である。103 keV のエネルギーを有するγ線が 28％の割合で放出される。このγ線放出により、^{153}Sm-EDTMP の分布をガンマカメラで画像化できる(図Ⅶ7－3)。^{89}Sr のように、それは腫瘍が侵襲している部位（造骨の亢進した部位）により強く分布する。投与された ^{153}Sm-EDTMP の 50～80％が骨に保持される。骨に集積しない ^{153}Sm-EDTMP の大部分は、投与後最初の24時間で尿へ排出される。

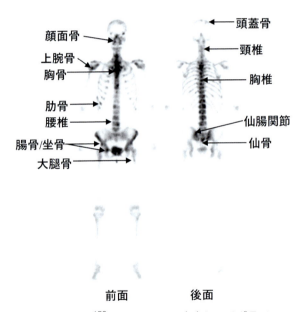

図Ⅶ7－3　^{153}Sm-EDTMP の全身シンチグラフィ
^{153}Sm-EDTMP が全身の骨に分布し、転移性骨病変に強い集積が認められる。

- ^{186}Re は、3.7日の半減期を有するβ線やγ線を放出する放射性同位元素である。β線の最大および平均エネルギーはそれぞれ 1.07 MeV と 0.23 MeV である。軟部組織での平均飛程は 1.1 mm である。放出されるγ線のエネルギーピークは 0.137 MeV（9％）である。投与された ^{186}Re-HEDP の 50～80％が骨に保持される。骨に集積しない ^{186}Re-HEDP の大部分は、投与後最初の24時間で尿へ排出される。

7. 骨転移性疼痛緩和（Metastatic Bone Pain Palliation）

これらの放射性医薬品は、骨に、そして造骨性活動が増大している部位に迅速に集積する。骨以外の組織への集積はほとんど認められず、また骨に集積しない放射性医薬品は速やかに尿中へ排出される。したがって、そのターゲット対非ターゲット比の高い割合が示され、さらに放射性医薬品は正常の骨組織より造骨性骨病変の領域には、より長い時間保持される。

7.2.2　適応と禁忌

内用療法が適応される患者は、複数の転移性骨腫瘍がある進行がん、そして他の治療に反応しなかったもの、または従来の鎮痛薬に対し候補とならないものである。それから、患者は最近の骨シンチグラフィで造骨性骨転移の所見が示される必要がある。そして、痛みは骨シンチグラフィで示された異常な集積部位に由来しなければならない。治療薬の分布が、この分布と一致しなければならないからである。このため、骨シンチグラフィに関して異常集積が示される領域以外から生じる痛みは、この内用療法の適応とならない。骨シンチグラフィで集積増加を示す病変で、X線写真上、溶骨性病変であれば適応される。また、骨疼痛などの症状が広範囲にわたり、放射線治療の適応が難しい場合、放射性医薬品による緩和療法の適応が考慮される。

妊娠している患者は、この内用療法の適応から即時、除外される。

患者の血液検査で、白血球数は 4×10^9/L を、血小板数は 100,000/μL を、そしてヘモグロビン値は 9.0 g/L を超えていなければならない。

骨髄を抑制する化学療法や半身照射療法後であれば、内用療法の開始にあたっては少なくとも 6 ～ 8 週間空ける必要がある。同様に、化学療法などの治療の開始は、重篤な白血球減少症または血小板減少症の可能性のため、内用療法後 6 ～ 12 週間待たなければならない。凝固障害も、また除外されなければならない。

7.2.3　投与線量

投与は原則、外来患者に対して実施される。放射性医薬品は、2 ～ 3 分かけて経静脈性にカニューラを通して投与される。このカニューラの開通性は注入の間、度々確認する必要がある。放射性医薬品は投与部位で漏洩させてはならない。さもなければ、組織壊死が起こることがありえる。投与が完了すればすぐに、患者は帰ることができる。

・^{89}Sr：150 MBq
・^{153}Sm-Ethylene Diamine Tetramethylene Phosphonate（EDTMP）：37 MBq/kg 体重
・^{186}Re-Hydroxyethylidene Diphosphonate（HEDP）：1,297 MBq

これらは、透明アクリル樹脂のシリンジ容器を装着したシリンジ（β線遮蔽シリンジ）内に上記の投与放能を準備する。ドーズキャリブレータを、β線を計測するために特別に設定しなければならない。

核医学安全基礎読本 ③　Ⅶ. 内用療法概論　Radionuclide Therapy

7.2.4　効果

　一般的に、治療による反応は患者の 60 ～ 80%、疼痛の寛解は 20% でみられる。疼痛緩和は投与後即座にはみられない。一般的に効果は投与後第 1 週にはみられそうもなく、第 2 週目に認められ、遅くとも第 4 週目に表れる。そしてそれは 2 ～ 6 か月間持続する。

　^{153}Sm-EDTMP や ^{186}Re-HEDP の半減期が短い放射性同位元素の場合、治療後、その反応開始は早く、^{89}Sr の物理学的半減期が長い放射性同位元素では、それが数週間遅延する。そして、その持続期間は、半減期が長い放射性同位元素の方が短いものより長くなる。病期が進行していて、早い疼痛緩和が必要な場合、半減期が短い放射性同位元素での治療が最良である。もし、必要ならば再治療ができる。治療に反応した患者での疼痛緩和の再治療で、その反応の質は低下するかもしれないが、血液学的要因の回復を待つため、^{153}Sm-EDTMP では少なくとも 8 週間、^{186}Re-HEDP は 6 ～ 8 週間、そして ^{89}Sr では、12 週間の間隔が必要である。

　治療後数日で、大抵 72 時間以内に、疼痛の悪化が患者の約 10% で認められる。それは軽度で、自制できるが、また標準的な鎮痛薬に反応する疼痛でもある。これは Flare 現象として知られ、1 ～ 2 日間続くが一過性である。これはより良い鎮痛性反応をしばしば示すことになる。

　放射性同位元素による内用療法は外照射の放射線療法と等しく疼痛緩和に対し効果的である。しかし、その効果の始まりは遅い。

7.2.5　吸収線量

（ア）^{89}Sr を経静脈性に投与した場合、EANM より健康成人が受ける推定線量は**表Ⅶ7－1**のようになる。

表Ⅶ 7 － 1　　^{89}Sr の吸収線量

臓器	吸収線量（mGy/MBq）
骨表面	17.0
赤色骨髄	11.0
膀胱壁	1.3
下部大腸壁	4.7
精巣	0.78
卵巣	0.78
子宮	0.80
腎臓	0.80

（イ）^{153}Sm-EDTMP を経静脈性に投与した場合、EANM より健康成人が受ける推定線量は**表Ⅶ7－2**のようになる。

表Ⅶ 7 － 2　　^{153}Sm-EDTMP の吸収線量

臓器	吸収線量（mGy/MBq）
骨表面	6.8
赤色骨髄	1.5
膀胱壁	1.0

下部大腸壁	0.01
精巣	0.005
卵巣	0.009
腎臓	0.020

（ウ）^{186}Re-HEDP を経静脈性に投与した場合、EANM より健康成人が受ける推定線量は表
Ⅶ7-3 のようになる。

表Ⅶ7-3　　^{186}Re-HEDP の吸収線量

臓器	吸収線量（mGy/MBq）
骨表面	1.4
赤色骨髄	1.3
膀胱壁	0.54
下部大腸壁	0.57
精巣	0.008
卵巣	0.019
腎臓	1.5

　骨転移を有する前立腺がん 10 例の体内動態試験の結果に基づき、骨転移部位の吸収線量を
算出したところ、平均 23 cGy/MBq（6～61 cGy/MBq）であった。この吸収線量の変動（6
～61 cGy/MBq）は、被験者における腎臓血漿クリアランスの相違と、骨転移の病変の程度に
起因していると考えられる。骨転移部位対骨髄の線量比は、およそ 10：1 であり、骨髄におけ
る吸収線量は 2 cGy/MBq と推定される。

7.3　有害事象

　末梢血の血小板数や白血球数の減少が骨髄抑制として認められる。それは、しばしば認めら
れ、^{153}Sm-EDTMP や ^{186}Re-HEDP の場合、治療後 3～5 週で、また、^{89}Sr では 12～16 週で
底（Nadir）を打つ。そして骨髄抑制は大抵一過性で、次の 3 か月で完全または部分的に回復
が認められる。その回復の程度は、投与される放射能と骨髄予備能による。このため、^{153}Sm-
EDTMP と ^{186}Re-HEDP の場合、投与後、血液学的毒性の経過観察が最大 6 週間、^{89}Sr の場合、
より長い 12～16 週間必要である。

7.4　患者マネジメント

　カルシウム補助剤やビスフォスフォネート治療は、治療前少なくとも 2 週間は中止しなけれ
ばならない。さもなければ、これらは、内用療法の治療効果を減じてしまう。
　この内用療法に係る潜在的問題は、喫緊の脊髄圧縮または病理学的骨折（50％以上の皮質浸
食）を含む。放射性同位元素による治療がこれらの領域で疼痛を緩和できるかもしれないが、
それは十分でないか、または、これらの状況のどちらに対して適切で唯一の治療でもない。余
命が短い患者は、この治療から利益が得られないかもしれない。腎不全患者は、放射性医薬品

の排出経路を考慮すると線量の減量が必要かもしれない。失禁がある患者には、導尿カテーテル（2日間）の特別な資材や放射線安全管理が必要となる。通常、これは自宅で実施される。内用療法は、局所部位に対する外部照射による放射線療法と安全に併用できる。

尿への放射性医薬品の排出は、投与後最初の2～3日間、特別な関心事となる（特に[89]Srの場合）。患者は、治療前に脱水にならないように注意し、投与後最初の8時間と続く2日間、飲水と頻回の排尿をするように指導される。これにより、腎臓と膀胱での長時間の被ばくを避ける。[186]Re-HEDP の場合、尿への排出ははじめの24時間である。[153]Sm-EDTMP は、投与後8～12時間である。患者は、投与後2～7日間、便座に座り排尿、トイレを2回以上流さなければならない。衣類やベッドカバーなどに尿がこぼれたら、まずそこを洗い流し、それから洗濯すべきである。骨髄予備能が十分である限り、12週間の間隔で放射性医薬品が複数回投与されることができる。

7.5 放射線安全管理

投与している間の汚染が最もありそうな危険である。骨に分布しなかった余分な放射性医薬品の尿への排出のため、投与後最初の数日間、ヒトと建物の汚染を避けるために、通常の予防措置が講じられるべきである。

大半が尿中へ排出されるまで、失禁のある患者は入院しなければならず、そして導尿カテーテルが利用できる。[89]Sr の場合、カテーテルは4日間留置すべきである。[186]Re-HEDP は2～3日間、そして[153]Sm-EDTMP は24時間である。他の患者は、すぐに退出できる（投与後初めの4～6時間は核医学施設／部門に留まるべきである）。

適切な衛生手順の実践（座って排尿する、手洗いをする、トイレを2回ほど水で流す、しばしば飲水することで尿中の放射能濃度を希釈するとともに排尿を促す）に関する注意事項シートを患者に提供すべきである。

まとめ

- 転移性骨腫瘍は一般的であり、それらの存在と治療は悪性腫瘍に罹患している患者の病的状態にかなり影響する。
- [89]Sr、[153]Sm-EDTMP、[186]Re-HEDP による放射性同位元素による治療は、単純で、直接骨の転移病変に高放射線線量を送達することにより、効果的な疼痛緩和を提供する。
- その治療は、疼痛緩和であり、1回の投与で、広範囲にわたる疼痛部位を照射できる。
- 骨髄予備能が十分あれば、対応が必要となる有害事象はほとんどみられない。

8. 放射線滑膜切除（Radiosynovectomy）

　炎症性関節疾患は普通にみられるが、疾患の多くは、滑膜切除により、疾病の進行を止め、関節機能を改善させる治療が実施される。膝関節に対する ^{90}Y-Silicate/Citrate、中関節に対する ^{186}Re-Sulphide、そして小関節のための Erbium-169（^{169}Er）-Citrate の関節内注は、治療をうけた患者の 60 〜 80％で、症状と機能の改善をもたらす。

本項の目的

- 放射線滑膜切除の適応を理解できる。
- 物理的な特徴と治療する関節の大きさに基づく適切な放射性医薬品の選択を理解する。
- 手順に関連した利益と潜在的な有害事象を理解できる。

8.1　臨床概要
8.1.1　滑膜炎

　滑膜（Synovium）は、ヒトの多くの関節を裏打ちし、血管に富む。それは、痛みに敏感な結合組織膜である。その通常の機能として、関節面を滑らかに、そして保護する滑膜液を産生する。多くの疾患が、この滑膜の炎症（Synovitis、滑膜炎）を引き起こす(図Ⅶ8−1)。この時、疼痛があり、そして、しばしば、関節表面の不可逆的な損傷や変形を生じさせる。

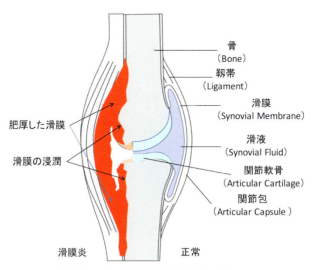

図Ⅶ8−1　関節と滑膜炎の模式図

核医学安全基礎読本 ③　Ⅶ. 内用療法概論　Radionuclide Therapy

8.1.2　色素性絨毛結節性滑膜炎（Pigmented Villonodular Synovitis）

　色素性絨毛結節性滑膜炎（Pigmented Villonodular Synovitis）は、関節包、滑液包、腱鞘などの滑膜組織が存在する部位に結節性またはびまん性に増殖する腫瘍と考えられる。そこでは、滑膜が肥厚してヘモジデリンを含み、それにより肉眼的に組織が血液で染色されているかのように見える。びまん性や進行例では関節全体が腫脹し、さらに慢性の関節血症や絨毛状滑膜が隣接する骨へ侵入し、軟骨に嚢胞性の破壊と損傷を生じさせる。発生原因は腫瘍、炎症などが挙げられるが不明である。通常、単関節性であり、膝関節が 75％で、多関節性のこともある。治療として、滑膜切除、放射線照射、関節固定術、人工関節置換術などがある。再発率は 16 〜 48％で、比較的高い。

8.1.3　関節リウマチ（Rheumatoid Arthritis：RA）

　関節リウマチ（RA）は、主に関節を侵す慢性の全身性自己免疫疾患である。特徴として、末梢関節（手関節、中手指節関節）に対称性に炎症が生じて、全身症状をともないながら関節構造が進行性に破壊される。

　RA は人口の約 1％に発生し、女性に発生する頻度が男性の 2 〜 3 倍高い。35 歳〜 50 歳代が最も罹患数が多いが、小児期（若年性特発性関節炎、Juvenile Idiopathic Arthritis：JIA）や高齢期でも発症する。

　RA は全身性の自己免疫疾患であるが、正確な原因は不明である。多くの因子が関与している可能性がある。ウイルス感染や喫煙などが関節の炎症の誘発およびその維持に寄与しているとも考えられる。また、遺伝的な素因が同定され、それは白人の集団で主要組織適合抗原（Major Histocompatibility Complex：MHC）クラスⅡである HLA-DRβ1 座の Shared Epitope にあることが知られている。

　顕著な免疫学的異常として、炎症を起こした血管で滑膜表層細胞により産生される免疫複合体がある。形質細胞が免疫複合体の一因となる抗体（リウマトイド因子、Rheumatoid Factor：RF）や抗環状シトルリン化ペプチド抗体（抗 CCP 抗体）[*8-1] を産生するが、興味深いことに破壊性関節炎はそれらの抗体がなくても生じることがある。マクロファージが、初期に患部の関節滑膜へ遊走する。そして、マクロファージ由来の表層細胞の増加が血管の炎症とともに顕著にみられる。滑膜組織に浸潤するリンパ球は主に CD4 陽性 T 細胞である。マクロファージおよびリンパ球は、関節滑膜で炎症性のサイトカインおよびケモカイン（腫瘍壊死因子 -α（Tumour Necrosis Factor-α：TNF-α）、顆粒球マクロファージコロニー刺激因子

[*8-1]　抗環状シトルリン化ペプチド抗体〔抗 CCP（Cyclic Citrullinated Peptide）抗体〕：RA 患者の関節滑膜には多くのシトルリン化タンパクが発現し、血清中にはシトルリン化抗原に対する自己抗体が産生されている。抗 CCP 抗体はシトルリン化タンパクのひとつであるフィラグリン（Filaggrin）のシトルリン化部位を含むペプチドを環状構造とした抗原（Cyclic Citrullinated Peptide：CCP）を用いて検出される RA 特異的な自己抗体である。抗 CCP 抗体は RA に対する高い特異性と感度を有し、RA 発症早期から陽性となるため、RA の早期診断に有用である。

8. 放射線滑膜切除（Radiosynovectomy）

(Granulocyte Macrophage-Colony Stimulating Factor：GM-CSF)、多種のインターロイキン（Interleukin：IL）、インターフェロン-γ（Interferon-γ：INF-γ）を産生する。これらの炎症メディエータの放出がRAの全身症状および関節症状の一因となる可能性が高い。炎症による関節破壊の病態生理学的機序が図Ⅶ8-2に示されている。

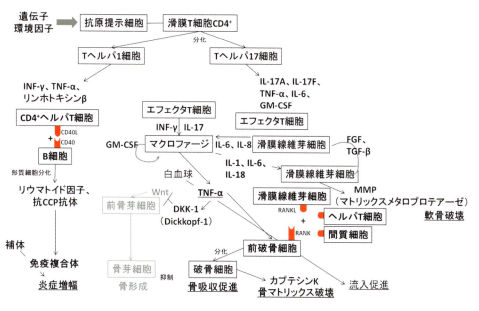

図Ⅶ8-2　炎症による関節破壊の病態生理学的機序

慢性的に侵された関節では、関節滑膜が増殖して肥厚し、多くの絨毛様のヒダを生じる。滑膜表層細胞は様々な物質を産生し、それには軟骨の破壊に寄与するコラゲナーゼ（Collagenase）およびストロメライシン（Stromelysin）、ならびに軟骨破壊、破骨細胞を介した骨吸収、滑膜の炎症、およびプロスタグランジン（Prostaglandin）（炎症を増強する）を刺激するIL-1およびTNF-αなどがある。フィブリン沈着、線維化、および壊死もみられる。過形成の滑膜組織（Pannus、パンヌス）は、軟骨、軟骨下骨、関節包、および靱帯を浸食するこれらの炎症メディエータを放出する。多形核白血球（Polymorphonuclear Leukocyte：PMN）が平均で滑液中の白血球の約60％を占める。

（ア）症状

発症は潜行性であり、全身症状および関節症状から始まることが多い。全身症状として、罹患関節の朝のこわばり、全身性の午後の疲労および倦怠感、食欲不振、全身の筋力低下、ならびにときに微熱などがある。関節症状には、痛み、腫脹、こわばりなどがある。

RA は最初の 6 年間（特に 1 年目）で最も急速に進行し、患者の 80% に 10 年以内に何らかの永続的な関節異常が生じる。しかし、個々の患者における経過は予測できない。

・関節症状

関節症状は対称性であることが特徴的である。典型的には、こわばりが朝の起床後に 60 分間を超えて続くが、長時間活動せずにいた後に生じることもある（ゲル化、Gelling）。罹患関節には圧痛を感ずるようになり、紅斑、熱感、腫脹、および運動制限をともなう。侵される主な関節として以下が挙げられる：

- ✓ 手関節ならびに示指および中指の中手指節（Metacarpophalangeal：MC）関節（最も特徴的）
- ✓ 近位指節間（Proximal Interphalangeal：PIP）関節
- ✓ 中足趾節（Metatarsophalangeal：MTP）関節
- ✓ 肩関節
- ✓ 肘関節
- ✓ 股関節
- ✓ 膝関節
- ✓ 足関節

まれである遠位指節間（Distal Interphalangeal：DIP）関節を除いて、あらゆる関節が侵される可能性がある。体幹骨は上位頸椎を除いて侵されることはまれである。滑膜の肥厚が認められる。関節包の膨隆に起因する痛みを最小限に抑えるために、しばしば関節が屈曲位で保たれる。固定化した変形、特に屈曲拘縮が急速に生じることがある。中手指節関節からの伸筋腱の尺側への滑脱をともなう指の尺側偏位が典型的であり、スワンネック変形およびボタン穴変形も同様に典型的である。関節包の伸張による関節の不安定性も起こることがある。正中神経を圧迫する手関節の滑膜炎に起因して手根管症候群が生じることがある。膝窩嚢胞〔ベーカー（Baker）嚢腫〕が発生することがあり、それにより深部静脈血栓症を示唆する腓腹部の腫脹および圧痛が生じる。

・関節外症状

皮下のリウマチ結節（Rheumatoid Nodules）が、一般的に初期の徴候ではないが最終的には最大 30% の患者で生じ、圧力および慢性的な刺激を受ける部位にみられる（前腕伸側、中手指節関節、後頭）ことが多い。また、無症状である内臓の結節（肺結節）が、重症の RA でよくみられる。リウマチ結節は、柵状に配列する組織球性のマクロファージに囲まれた中央の壊死部からなる肉芽腫であり、全体がリンパ球、形質細胞、および線維芽細胞に包まれている。結節および血管炎が内臓器官に発生することもある。

他の関節外徴候として、下肢潰瘍または多発性単神経炎を引き起こす血管炎、胸水または心嚢液、肺浸潤または肺線維化、心膜炎、心筋炎、リンパ節腫脹、フェルティ（Felty）症候群、シェーグレン（Sjögren）症候群、強膜軟化症、および上強膜炎などがある。頸椎が

侵されることにより、環軸椎亜脱臼および脊髄圧迫が起こることがある。そして、亜脱臼は頸部の伸展（例えば気管挿管中）で悪化することがある。一般的には頸椎の不安定性は無症状であることが多い。

（イ）診断

診断には以下の過程がある：

・臨床基準

・血清中のリウマトイド因子（RF）、抗CCP抗体、および赤沈またはC反応性タンパク（C-Reactive Protein：CRP）の測定

・単純X線検査

多関節性で対称性の関節炎がある患者ではRAを疑うべきである（特に手関節ならびに第2および第3中手指節関節が侵されている場合）。RAの診断基準には、RF、抗CCP抗体、および赤沈またはCRPの臨床検査結果が含まれる。対称性の多関節炎の他の原因（特にC型肝炎）を除外する必要がある。将来のびらん性変化を証明するため、血清RF検査を行い、手および手関節のX線像、ならびに罹患関節のベースラインのX線像を撮影すべきである。顕著な腰椎の症状がある患者では、他の診断を検索すべきである。

RFがRA患者の約70%で認められる。しかしRFは、しばしば抗体価は低いが、他の疾患の患者でもみられる。それらの疾患には、他の結合組織病（SLE）、肉芽腫性疾患、慢性感染症（ウイルス性肝炎、亜急性細菌性心内膜炎、結核）、およびがんが含まれる。また、低抗体価のRFは、一般集団の3%および高齢者の20%にもみられる。ラテックス凝集法で測定した1：80を超えるRFの抗体価または抗CCP抗体検査陽性はRAの診断を裏付ける。

抗CCP抗体はRAに対して特異度（90%）および感度（約77～86%）が高く、RFと同様、その検出により、予後不良が予測される。RFおよび抗CCP抗体の値は疾患活動性によって変動することはない。

単純X線写真では、罹患後最初の数か月間は軟部組織の腫脹しか示されない。その後、関節周囲の骨粗鬆症、関節裂隙（関節軟骨）の狭小化、および辺縁のびらんがみえるようになることがある。びらんは最初の1年以内に発生することが多いが、いつでも生じる可能性がある。MRIは、より感度が高く、より早期の関節の炎症およびびらんに係る信号が検出される。さらに、膝関節周囲における軟骨下骨の異常信号（骨髄病変、骨髄浮腫）は進行性の症例であることを示唆する。

RAが診断されれば、合併症などの検出に追加の検査が有用である。血算および白血球分画を行うべきである。正色素性（またはわずかに低色素性）正球性貧血が80%で生じ、Hbは10 g/dLを超える。Hbが10 g/dL以下であれば、鉄欠乏またはその他の貧血の原因を考慮すべきである。好中球減少が症例の1～2%に生じ、しばしば脾腫をともなう（フェルティ症候群）。急性期反応物質（血小板増多症、赤沈亢進、C反応性タンパク高値）は疾患

活動性を反映する。軽度の多クローン性高ガンマグロブリン血症がしばしば生じ、活動期の患者の 90% で赤沈が亢進する。

　新たに生じた関節液貯留については、他の疾患を除外するため、および RA を他の炎症性関節炎（化膿性関節炎および結晶誘発性関節炎）と鑑別するために滑液の検査が必要である。RA では、活動性の関節炎症により、滑液は混濁、黄色を呈するが、無菌であり、白血球数は通常 10,000 ～ 50,000/μL である。多形核白血球が一般的に優勢であるが、リンパ球および他の単核球が 50% を超えることがある。結晶はみられない。

（ウ）予後

　RA によって期待余命が 3 ～ 7 年短縮し、ほとんどの超過死亡を心疾患、感染症、および消化管出血が占める。薬物療法、悪性腫瘍、および基礎疾患が原因である場合もある。患者の少なくとも 10% が、十分な治療にもかかわらず最終的に重度の身体障害に陥る。女性は予後がより不良であり、また皮下結節、高齢での発症、20 か所以上の関節の炎症、早期のびらん、喫煙、赤沈亢進、および RF または抗 CCP 抗体の高値がある患者も同様である。

（エ）治療

　　主な治療として以下の選択枝がある：
　　・支持療法（栄養、安静、理学療法）
　　・疾患の進行を抑制する抗リウマチ薬
　　・鎮痛などに応じた NSAIDs やステロイド
　　・手術

　治療は、安静と運動のバランス調整、十分な栄養補給、理学療法、および薬剤投与のほか、ときに手術による。
　・安静と栄養
　　たとえ短期間にせよ完全な床上安静が適応となることはまれであるが、適切な安静を含むプログラムを推奨すべきである。栄養に富んだ普通の食事が適切である。まれに、食品に関連した増悪がみられるが、RA を増悪させることが再現性をもって示された特定の食品はない。食品および食事の自己／民間療法がよくあるが、控えさせるべきである。食事による ω-6 脂肪酸（肉に含まれる）を摂取する代わりに ω-3 脂肪酸（魚油に含まれる）を摂取することにより、炎症を起こすプロスタグランジンの産生が一過性に減少し、一部の患者において症状が若干緩和されることがある。
　　関節の副子固定により局所の炎症が軽減し、また重度の症状が緩和されることがある。1 つの関節が一時的な悪化により痛む場合に患部を冷やすことがある。踵および土踏まずをしっかり支える整形靴または運動靴が有用なことが多い。足部の横アーチが低下し中足骨頭部に疼痛がある場合、第 2 ～ 4 中足骨頭部から近位部を持ち上げて支持するメタタルザルサ

8. 放射線滑膜切除（Radiosynovectomy）

ポート（Metatarsal Support）を靴足底に配し、荷重負荷による疼痛を軽減させる。重度の変形に対しては、型取りをして作る靴が必要になることがある。衰弱をきたすRAの患者の多くが、作業療法および自助具によって日常生活動作を行えるようになる。

・理学療法

　耐えられる範囲で運動を続けるべきである。急性炎症がある間は、他動的関節可動域訓練が屈曲拘縮の予防に役立つ。温熱療法が有用なことがある。熱によってこわばりおよび筋攣縮が軽減することで筋肉の機能が改善されるため、温水内で行う関節可動域訓練が有用である。しかし、炎症を鎮静化し始めた後の方が、より効果的に拘縮を予防し筋力を回復できる。筋肉量を元に戻し関節可動域を保つための自動運動（歩行および障害のある関節に対する特定の運動など）は、疲れるほど行うべきではない。屈曲拘縮には、集中的な訓練、ギプス固定、または次第に伸展させた位置にする固定（例、副子固定）が必要になることがある。パラフィン浴は指を温めて指の運動を容易にすることができる。訓練を受けた理学療法士によるマッサージ、牽引、および高周波電気治療であるジアテルミー（Diathermy）または超音波装置による深部温熱療法が、抗炎症薬の有用な補助的療法になることがある。

・薬剤

　薬物療法の目標は、びらん、変形の進行などを遅延させ、関節機能の喪失を予防するために炎症を抑えることである。抗リウマチ薬である疾患修飾性抗リウマチ薬（Disease Modifying Anti-Rheumatic Drug：DMARD）には、作用機序の明らかな免疫抑制薬、免疫抑制作用は明らかではないがRAにおける免疫異常を是正する免疫調整薬、また標的分子が明確な生物学的製剤がある。DMARDは、RAの進行を遅らせると考えられ、RA患者のほぼ全てに、早期に、しばしば組み合わせて使用される。効果を発揮するには数週間または数か月かかるものが多い。約3分の2の患者に全般的な改善がみられ、CRがより多くみられるようになってきている。DMARDの多くは画像検査上で損傷の軽減の所見をもたらし、おそらくは疾患活動性の低下を反映していると考えられる。患者にはDMARDのリスクを十分に知らせ、有害事象の所見がないか綿密なモニタリングを行うべきである。

　・免疫抑制薬

　　メトトレキサート（Methotrexate：MTX）は、高用量で免疫抑制作用を有する葉酸拮抗薬である。RAで使用する用量では抗炎症性作用が発揮される。非常に効果的であり、効果の発現は比較的迅速である（臨床上の便益はしばしば3〜4週間以内）。メトトレキサートは、肝機能障害または腎不全がみられる患者では注意して使用すべきである。飲酒は避けるべきである。葉酸の補給（1 mgを1日1回経口投与）により有害事象の発生の可能性が減少する。血算、AST（Aspartate Aminotransferase）、ALT（Alanine Aminotransferase）、ならびにアルブミン（Albumin）およびクレアチニン（Creatinine）の値をおよそ8週間ごとに測定すべきである。まれではあるが、肝機能検査値が持続的に正常上限の2倍以上であり、患者にメトトレキサートの使用を継続する必要がある場合には、肝生検が必要となる。メトトレキサートを中止した後に、関節炎の重度の再発が起こ

核医学安全基礎読本 ③ Ⅶ. 内用療法概論 Radionuclide Therapy

ることがある。逆説的ではあるが、メトトレキサート療法でリウマチ結節が腫大することがある。

アザチオプリン（Azathioprine：AZT）やシクロスポリン（Ciclosporin）（による治療には、RAに効力がある。しかし、これらの薬剤は毒性が強い。したがって、他の薬物による治療が奏効しなかった患者に対してのみ、またはコルチコステロイドの必要性を減らすために用いる。これらの薬剤は、関節外の合併症がない限り、用いられることはまれである。また、維持療法の場合、最小有効量で実施する。低用量シクロスポリンは、単独で、またはメトトレキサートと併用した場合に効果的であることがある。これはアザチオプリンよりも毒性が低い可能性がある。シクロホスファミド（Cyclophosphamide：CPA）は、その毒性のためにもはや推奨されていない。

レフルノミド（Leflunomide：LEF）は、ピリミジン代謝に関与する酵素を阻害する。レフルノミドにはメトトレキサートとほぼ同程度に効果的であるが、骨髄抑制、肝機能異常、または肺炎を引き起こす可能性がより低い。治療開始時に脱毛および下痢がかなり高頻度にみられるが、治療の継続により消失することがある。

トファシチニブ（Tofacitinib）は、細胞内のJAKを阻害することで炎症を抑制する。しかし、上気道感染や帯状疱疹などが主な有害事象として国内外臨床試験で約42%にみられるので留意したい。

・免疫調整薬

スルファサラジン（Sulfasalazine：SSZ）は、症状を緩和し関節損傷の発生を遅延させることができる。通常は腸溶錠として投与する。効果は3か月以内に現れるはずである。腸溶性コーティングまたは用量の減量により、忍容性が高まることがある。早期に好中球減少が起こることがあるため、1～2週後およびその後の治療中約12週ごとに血算を測定すべきである。約6か月ごとおよび用量を増加する時は必ずASTおよびALTを測定すべきである。

金チオリンゴ酸ナトリウム（Sodium Aurothiomalate）の非経口投与は、歴史的に古く、寛解する場合もあるが、もはや一般的には用いられていない。

・生物学的製剤

様々な刺激により、白血球などの細胞から分泌されるタンパク質で、標的細胞の受容体に結合し、多様な作用を誘導する物質はサイトカイン（Cytokine）という。TNF-αはマクロファージや樹状細胞などから分泌されるサイトカインで、炎症反応の惹起・全身反応、血管透過性の亢進、腫瘍細胞のアポトーシス誘導などの作用がある。血中の可溶性TNF-αの中和、活性化マクロファージや血管内皮の細胞膜上にあるTNF-αとの結合によりTNF-αの作用を抑制するTNF-α阻害薬に、アダリムマブ（Adalimumab）、エタネルセプト（Etanercept）、ゴリムマブ（Golimumab）、セルトリズマブペゴル（Certolizumab Pegol）、およびインフリキシマブ（Infliximab）がある。それらは、びらんの進行を軽減し、新たなびらんの数を減少させる。全ての患者が反応するわけではない

116

が、多くの患者で劇的な回復がみられる。

　トシリズマブ（Tocilizumab）はIL-6に対する受容体に対する抗体であり、IL-6の作用を阻害し、他の生物製剤に対する反応が不完全であった患者で臨床的な効力を示すことができる。IL-6はマクロファージや樹状細胞などから分泌されるサイトカインで、急性期タンパク質の産生促進や炎症反応の惹起などの作用がある。

　可溶性の細胞傷害性Tリンパ球関連抗原4（CTLA-4）と免疫グロブリン（Ig）の融合物であるアバタセプト（Abatacept）が、他のDMARDに対する反応が不十分なRA患者に適応となる。これは、CD80/86に結合し、抗原提示細胞からT細胞（CD28）への刺激を阻害する。

　一般的に、生物学的製剤は、感染の頻度が増すため互いに併用して投与することはない。初期治療の一例として、メトトレキサート7.5 mgの週1回経口投与（葉酸1 mgの1日1回経口投与をともなう）がある。患者が耐えることができかつ効果が十分でなければ、メトトレキサートの用量を、3〜5週間の間隔を空けてから最高20 mgの週1回経口投与まで増量する。反応が十分でなければ、生物学的製剤を加える。

非ステロイド抗炎症薬（NSAIDs）は、RAの疼痛に対してはある程度有用であるが、びらんも疾患の進行も予防しないため、補助的療法としてのみ使うべきである。アスピリンは有効量でしばしば毒性を示すため、RAにはもはや使用されていない。一度に投与するNSAIDsは1種類のみにすべきであるが、患者が325 mg/日以下のアスピリンを抗血小板作用による心保護作用のために服用している場合もある。NSAIDsに対する反応が最大になるには最長で2週間かかることがあるため、用量は2週間より短い間隔で増加すべきではない。可変用量の薬剤の用量は、反応が最大になるまで、または最大用量に達するまで増量してもよい。いずれのNSAIDsもRAの症状を治療し炎症を軽減するが、疾患の経過は変わらないため、補助的な使用にとどまる。NSAIDsは、シクロオキシゲナーゼ（Cyclooxygenase：COX）酵素を阻害することにより、プロスタグランジン産生を減少させる。COX-1の制御下にある一部のプロスタグランジンは体の多くの部位で重要な作用を有する（胃粘膜を保護し血小板粘着を阻害する）。炎症によって誘導され、COX-2によって産生されるプロスタグランジンもある。コキシブ系薬剤（セレコキシブ）とも呼ばれる選択的COX-2阻害薬は、非選択的NSAIDsに匹敵する効力を有し消化管毒性を引き起こす可能性がわずかに低いようであるが、腎毒性を引き起こす可能性が低いということはない。コキシブ系薬剤以外のNSAIDsは、以前に消化性潰瘍または消化不良があった患者には避けるべきである。全てのNSAIDsについて可能性のある他の有害作用には、頭痛、錯乱および他の中枢神経系症状、血圧上昇、高血圧の悪化、浮腫、ならびに血小板機能低下などがある。NSAIDsは心血管系リスクを高める。クレアチニン値が腎でのプロスタグランジンの阻害により可逆的に上昇することがあり、それほど頻繁ではないが間質性腎炎が起こることがある。アスピリンによって生じた蕁麻疹、鼻炎、または喘息を有する患者では、これら他の

NSAIDs でも同様の問題を生じる可能性がある。

コルチコステロイド（Corticosteroid）の全身投与により、炎症などの症状がその他の薬剤よりも迅速かつ大幅に軽減される。さらに骨びらんの進行も遅れるようである。しかしながら、関節破壊を予防する効果はなく。その臨床的な有益性も時間とともに減少することが多い。さらに、活動期にコルチコステロイドを中止するとその後にリバウンドが起こることが多い。コルチコステロイドには長期的な有害作用があるため、多くの場合、別のDMARDが効果を示すまでに限って機能を維持するために投与することが推奨されている。RA の重度の関節症状または全身症状（例、血管炎、胸膜炎、心膜炎）に対しコルチコステロイドを用いることがある。相対的禁忌には、消化性潰瘍、高血圧、未治療の感染症、糖尿病、および緑内障などがある。コルチコステロイド療法を開始する前に、潜在性結核の発症リスクを考慮すべきである。

デポ型コルチコステロイドの関節内注射は、特に痛みのある関節の疼痛および腫脹を抑えるために一時的に役立つことがある。トリアムシノロンヘキサアセトニド（Triamcinolone Hexacetonide）は最も長い時間、炎症を抑える可能性がある。トリアムシノロンアセトニド（Triamcinolone Acetonide）および酢酸メチルプレドニゾロン（Methylprednisolone Acetate）も効果的である。あまりにも頻繁な注射は関節破壊を加速させることがあるため（ただし、このような作用を裏付けるヒトの具体的なデータはない）、1つの関節に 1 年に 3 〜 4 回を超えてコルチコステロイドを注射すべきではない。注射用のコルチコステロイドエステルは結晶性であるため、注射された患者の 2% 未満で数時間以内に局所炎症が一時的に増強する。感染症の発生は 40,000 例に 1 例未満に過ぎないが、注射後 24 時間以上経過してから痛みが生じた場合は感染症を考慮する必要がある。

薬剤間に多少の差はあるが、最も深刻な問題は感染症、特に結核の再活性化である。患者には、ツベルクリン反応検査またはインターフェロン-γ 遊離試験による結核スクリーニングを行うべきである。他に、敗血症、侵襲性真菌感染症、および他の日和見病原体による感染症などの重篤な感染症が生じることがある。リンパ腫または他のがんのリスクが増加するかどうかは明らかでない。最近の情報では、妊娠中の安全性が示唆されている。TNF-α 拮抗薬は、大手術の前にはおそらく投与を中止すべきである。エタネルセプト、インフリキシマブ、およびアダリムマブはメトトレキサートとの併用が可能であり、また、おそらく併用すべきである。高用量のインフリキシマブは重度の心不全患者には用いるべきではない。

・手術

疾患全体や患者の希望の視点から、常に手術を考慮する必要がある。例えば、手および腕が変形していればリハビリテーション中の松葉杖の使用が制限され、膝関節および足が重度に侵されていれば股関節手術による便益が限られる。個々の患者に対する妥当な目標の設定、および機能の考慮が必要である。手術は疾患の活動期に行われることがある。障害が大

8. 放射線滑膜切除 (Radiosynovectomy)

幅に機能を制限する場合には、人工関節置換術による関節形成術が適応となる。人工股関節全置換術および人工膝関節全置換術がほぼ常に成功している。人工股関節や人工膝関節は激しい活動（運動競技など）には耐えられないことは留意しなければならない。亜脱臼して痛みのある中足趾節関節の切除は、歩行を大いに助けることがある。母指の関節固定術により、つまむ動作が安定化することがある。重度の疼痛があるかまたは脊髄圧迫の可能性がある頸椎 C1-2 亜脱臼には、頸椎固定術が必要になることがある。関節鏡視下または直視下の滑膜切除術によって関節の炎症を軽減できるが、疾患活動性をコントロールできない限り一時的に過ぎない。

8.2 ^{90}Y-Silicate/Citrate、^{186}Re-Sulphide、^{169}Er-Citrate 内用療法（放射線滑膜切除）

放射性医薬品の関節内注入は、1952 年に初めて実施された。治療は、炎症を起こした滑膜を破壊して、それにより関節の破壊変形を防止し、正常の滑膜組織を再生させようとする。外科的滑膜切除と同様な効果が期待できる。

8.2.1 物理学的特徴

- ^{90}Y は、2.28 MeV の最大エネルギー、0.935 MeV の平均エネルギー、3.6 mm の軟部組織における平均飛程のβ線を放出する。物理的半減期は 2.7 日である。
- ^{186}Re は、1.07 MeV の最大エネルギー、0.349 MeV の平均エネルギー、1.1 mm の軟部組織における平均飛程のβ線、0.137 MeV のフォトピークで 9% の割合のγ線を放出する。物理的半減期は 3.7 日である。
- ^{169}Er（Erbium-169）は、0.34 MeV の最大エネルギー、0.099 MeV の平均エネルギー、0.3 mm の軟部組織における平均飛程のβ線を放出する。物理的半減期は 9.4 日である。

8.2.2 適応と禁忌

難治性疼痛（Refractory Pain）をともなう関節症を有する患者に適応される。これらの多くの原因は、関節リウマチ（Rheumatoid Arthritis）と他の炎症性関節疾患（血友病性関節炎、Haemophilic Arthritis）、関節置換後の持続的滑膜液滲出（Persistent Effusion After Joint Prosthesis）、結晶性関節炎（Crystal Arthritis）、色素性絨毛結節性滑膜炎などである。難治性（Refractory）とは、少なくとも 1 回の関節内グルココルチコイド（Glucocorticoid）注入で効果が得られなかったことを意味する。疼痛は大抵、日常活動が制限され、かつ／または定期的な鎮痛薬の内服が必要になるほど重篤である。

禁忌は、妊娠している患者、授乳している患者、破裂した膝窩嚢胞、局所皮膚感染がある炎症性関節症である。

多くの放射性同位元素が試された。通常、コロイドの形状で投与された。放射性医薬品の選択は投与すべき関節の大きさや適切な放射性医薬品の物理学的特徴（一般的にはβ線の飛程）

119

により決定される。膝関節のための最も一般的な放射性医薬品は ^{90}Y-Silicate である。コロイドの大きさは様々であるが、投与された関節から体循環やリンパ系への逸脱が生じる。これは、グルココルチコイドの投与と投与後関節を固定することにより軽減させることができる。

^{186}Re-Sulphide は、股関節、肩関節、肘関節、手首関節、足関節と距骨下関節に適する。
^{169}Er-Citrate は、中手指節関節、中足趾節関節、遠位指節間関節に適する。

8.2.3 投与線量と生理学的特徴

・^{90}Y-Silicate/Citrate

185 ～ 222 MBq（5 ～ 6 mCi）が、1 回の関節内投与量として注入される。シリンジは透明アクリル樹脂容器で遮蔽すべきである。少なくとも 5 ～ 10 nm のコロイド粒径が、関節からの漏出を防止するために重要となる。局所麻酔と無菌的関節穿刺が必要である。

シリンジ針は、関節腔内になければならない。膝関節以外の全ての関節に対して、X 線透視下または超音波検査下で投与されなければならない。しかし、膝関節は通常イメージガイダンスなしで投与することができるが、骨軟骨の無用な損傷を避けるために X 線透視下または超音波検査下で実施すべきである(図Ⅶ8-3)。しかし、関節内にあるシリンジ針から関節液を吸引できないならば、そこに放射性医薬品を注入すべきでない。

急性関節滑膜炎の危険性を減らし、全身への放射性医薬品の漏出を防止し、反応を改善するために、グルココルチコイドの投与は、放射性医薬品の投与に続いて実施される。コロイド粒子の全身への逸脱を防止するために、投与後、関節は副木をあて 48 時間固定し、ベッドで療養することが勧められる。この場合は入院が必要である。動物実験では、関節腔へ注入したものの 5% 以下が 24 時間後に、15% 以下が 4 日後に膝関節外にみられる。

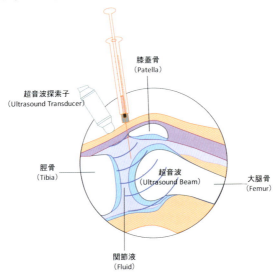

図Ⅶ8-3　超音波ガイド下での膝関節投与

8. 放射線滑膜切除（Radiosynovectomy）

・^{186}Re-Sulphide、^{169}Er-Citrate

膝関節以外の関節治療には、既に説明したように ^{186}Re-Sulphide または ^{169}Er-Citrate が利用される。この場合、関節穿刺は、X 線透視下または超音波ガイド下で実行されなければならない。投与される放射能とその容量は関節により変わる（表Ⅶ8−1、表Ⅶ8−2）。

表Ⅶ 8−1　^{186}Re-Sulphide の投与放射能と容量

関節	^{186}Re 放射能（MBq）（mCi）	容量（mL）
股関節	74〜185（2〜5）	3
肩関節	74〜185（2〜5）	3
肘関節	74〜111（2）	1〜2
手首関節	34〜74（1〜2）	1〜1.5
足首関節	74（2）	1〜1.5
距骨下関節	37〜74（1〜2）	1〜1.5

総量として 370 MBq を超えないようにする。

^{186}Re は可溶性の生分解性コロイド溶液の形態で使用され、1％未満の複合体を含有する。製剤のコロイド形態は、^{186}Re に対する貪食作用で滑膜に濃縮され、徐々にその膜の線維化を誘発する。コロイド形態はまた、関節外漏出のリスクを低減する。このリスクはコルチコステロイドの同時関節内投与によって、およびその関節の 3 日間の固定化により最小化される。関節内投与後、全身シンチグラフィでみることができる唯一の臓器は、肝臓およびリンパ節であり、投与後 24 時間でそれぞれの％ ID（Injection Dose）は、1.1 ± 0.9％および 4.4 ± 5.1％であった。

表Ⅶ 8−2　^{169}Er-Citrate の投与放射能と容量

関節	^{169}Er 放射能（MBq）（mCi）	容量（mL）
中手指節関節	20〜40（0.5〜1）	1
中足指節関節	30〜40（0.8〜1）	1
近位指節間関節	10〜20（0.3〜0.5）	0.5

総量として 750 MBq を超えないようにする。

8.2.4　効果と有害事象

患者の 60 〜 80％がこの治療で利益を得られる。反応は投与後 14 日以内にありそうもなく、最長 1 か月かかるかもしれない。投与後、関節滑膜炎の一時的な増悪と発熱のリスクがある。

治療しない疾患に侵された関節に利益はない。関節穿刺は、感染、出血や滅多にないが放射性医薬品の漏出の危険性をともなう。その場合、放射線皮膚壊死と将来の悪性腫瘍（二次腫瘍）の発生の危険性（リスク）を増加させる。

121

8.2.5　吸収線量

^{90}Y-Silicate/Citrate、^{186}Re-Sulphide、^{169}Er-Citrate の関節内投与における全身や主な臓器における吸収線量は**表Ⅶ8−3**にまとめられている。

表Ⅶ8−3　^{90}Y-Silicate/Citrate、^{186}Re-Sulphide、^{169}Er-Citrate の関節内投与における全身や主な臓器における吸収線量

放射性医薬品	全身／臓器	吸収線量（cGy）
^{90}Y-Silicate/Citrate	全身	15.5
	肝臓	26.5
	脾臓	11.9
	腎臓	67
^{186}Re-Sulphide	全身	5.3
	肝臓	10.0
	脾臓	20.3
	腎臓	9.4
^{186}Er-Citrate	全身	0.4
	リンパ節	25.9 Gy

8.2.6　患者準備

単純 X 線写真を撮像する必要がある。患者の症状のひとつの原因である軟骨損傷は、この治療に反応しない。

放射性医薬品による治療は、関節鏡検査から少なくとも 6 週間、そして関節のいかなる穿刺から 2 週間の間隔を空けなければならない。

8.3　放射線安全管理

純粋な β 線を放出する放射性同位元素である ^{90}Y や ^{169}Er は、放出される β 粒子の組織内飛程が短く、患者の全身の吸収線量は大変低く、また適切な漏出対策や衛生手順を順守させることで一般公衆への放射線源となり得るリスクは非常に小さい。また ^{186}Re は γ 線を放出するが、核医学検査における放射線安全管理で十分にカバーできる。放射線滑膜切除の場合、放射性医薬品を投与している間、潜在的な汚染が発生する危険がある。それは通常の核医学的投与と同様に対応されるべきである。多くの放射性同位元素は、特に投与後 2 日間で尿中へ排出される。

適切な衛生手順の実践（座って排尿する、手洗いをする、トイレを 2 回ほど水で流す、しばしば飲水することで尿中の放射能を希釈するとともに排尿を促す）に関する注意事項シートを、口頭説明とともに患者に提供すべきである。患者は、治療後、4 か月間、妊娠を避けなければならない。

失禁患者には、投与前に導尿カテーテルを留置し、投与後 3 ～ 4 日間は留置は必要である。導尿バッグは頻繁に空にする。また、それを取り扱う職員は手袋を装着する。

8. 放射線滑膜切除（Radiosynovectomy）

まとめ

- 放射性医薬品の関節腔への局所投与は、その関節で進行中の滑膜炎を治療でき、これまで 50 年間実施されてきた。
- 治療の目的は、炎症を起こした滑膜を破壊し、正常滑膜の再生を試みることである。これにより症状は軽減し、関節の破壊・変形の進行を遅延させる。
- 既存の関節から生じる疼痛または軟骨破壊は、この治療に反応しない。
- いくつかの放射性医薬品が利用可能であり、その選択は関節の大きさにより決定される。
- 関節への放射性医薬品の投与は、X 線透視下などで原則的に実施されるべきである。
- 関節穿刺後、ステロイドの同時投与や関節の固定は、関節腔からの漏出を防止し、得られる結果を改善させる。
- 症状軽減などの効果は投与後 14 日以内にみられ、患者の 60 ～ 80％が利益を受ける。

核医学安全基礎読本 ③ Ⅶ. 内用療法概論 Radionuclide Therapy

9. ペプチド受容体内用療法
(Peptide Receptor Radionuclide Therapy：PRRT)

　ヒト体内で、情報伝達物質である特定の物質（Ligand、リガンド）が細胞膜表面、細胞質、または核内に存在するタンパク質である受容体（Receptor）に特異的に結合することで、その細胞にシグナルを伝達、応答を起こす仕組みがある。

　リガンドの代わりに作用する薬物を開発し投与することで、上記の仕組みを利用して、受容体がその薬物と特異的に結合し、その情報が伝達、応答が生じた結果、ヒト体内で効果が表れることが期待できる。それは、アゴニスト（Agonist）と呼ばれる。さらに、そのアゴニストに細胞殺傷性の放射線を放出する治療用放射性同位元素を標識、それを生体に投与すれば、その特異的な結合を介して、受容体のある細胞に選択的に放射線の内照射が可能となる。つまり内用療法が期待できる。

　この項では、リガンド（Ligand）であるソマトスタチン（Somatostatin：SST）のアゴニストとしてペプチドのオクトレオチド（Octreotide）に治療用放射性同位元素を標識し、それとソマトスタチン受容体との特異的結合を介した神経内分泌腫瘍の内用療法の可能性について説明する。この治療方法は、15年間、世界の少数の医療機関で治験され、有効かつ安全であるようだが、まだ臨床研究レベル域を出ていない。

本項の目的

- ソマトスタチン、ソマトスタチン受容体、ソマトスタチン類似物質について理解する。
- 神経内分泌腫瘍について理解できる。
- 治療用放射性同位元素を標識したソマトスタチンによる神経内分泌腫瘍に係る内用療法の可能性について理解する。

9.1　ソマトスタチン、ソマトスタチン受容体とソマトスタチンアナログ

　ソマトスタチン（Somatostatin）とは、脳の視床下部、膵臓のランゲルハンス島δ細胞、消化管の内分泌細胞などから分泌され、ソマトスタチン受容体（Somatostatin Receptor：sstr）を介して成長ホルモン（Growth Hormone：GH）、インスリンやグルカゴンの内分泌を抑制する14個（または28個）のアミノ酸からなるオリゴペプチドホルモンである(図Ⅶ9-1)。また、酵素、酸、腸液などの外分泌も抑制し、そして腫瘍細胞の増殖が抑制される。

　ヒト下垂体前葉において発現する5種類のソマトスタチン受容体（sstr）サブタイプ（subtype）（sstr1、sstr2、sstr3、sstr4、sstr5）のうち、視床下部から分泌されるソマトスタチンは、主にsstr2およびsstr5との結合を介してGH分泌を抑制する(図Ⅶ9-2)。ソマトスタチン受容体は約80 kDaの分子量を有する細胞膜貫通型のGタンパク質共役受容体で、消化管、中枢神経系、そして神経内分泌起源の多くの細胞にみられる。

9. ペプチド受容体内用療法 (Peptide Receptor Radionuclide Therapy：PRRT)

　ソマトスタチンは急速に分解され、その血漿中の半減期は3分未満と短い。生体内でその効果を期待するためには、ソマトスタチンの持続投与が必要となる。このため、ソマトスタチンの効果を期待するには血中半減期の長いソマトスタチン類似物質（Somatostatin Analogues：SSA）の開発が欠かせない。

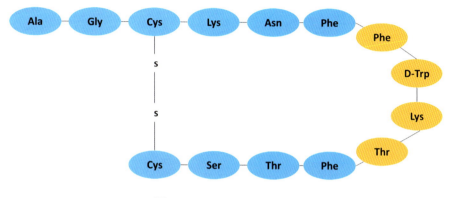

図Ⅶ9-1　ソマトスタチン

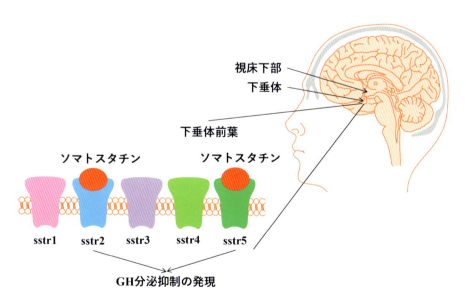

図Ⅶ9-2　ヒト下垂体前葉でのソマトスタチン効果

オクトレオチド（Octreotide）(図Ⅶ9−3)はソマトスタチン受容体（sstr）への結合を介して薬理活性を発揮する持続性ソマトスタチンアナログ（SSA）である。その血中半減期は約3時間で、その効果持続時間は約10時間といわれる。オクトレオチドは、sstr2への親和性は高いが残りのsstrへの親和性は中等度以下、あるいは全く示さない。ソマトスタチン受容体が発現している機能性神経内分泌腫瘍に対する症状緩和を目的としてオクトレオチドが投与される。

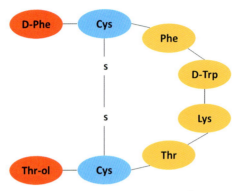

図Ⅶ9−3　オクトレオチド

9.2　膵臓を含む消化管の神経内分泌腫瘍とその治療

　神経内分泌腫瘍（Neuroendocrine Tumour：NET）は神経内分泌細胞に由来する腫瘍である。この神経内分泌細胞は内分泌臓器の他に全身に存在し、Diffuse Neuroendocrine System（DNES）の概念が確立された。これにより、神経内分泌腫瘍が全身臓器に発生することが明らかとなった。これは特に膵臓・消化管（72％）、気管支・肺（25％）に生じることがほとんどであり、下垂体、副甲状腺、甲状腺、皮膚、副腎や胸腺に発生することもある。多発性内分泌腫瘍症1型（Multiple Endocrine Neoplasia Type 1：MEN 1）（原発性副甲状腺機能亢進症、膵消化管内分泌腫瘍、下垂体腺腫を主徴とする遺伝性疾患）や2型（Multiple Endocrine Neoplasia Type 2：MEN 2）（甲状腺髄様がん、副腎褐色細胞腫、副甲状腺機能亢進症を主徴とする遺伝性疾患）にともない発生することがある。

　神経内分泌腫瘍は10万人に5.3人の割合で発症し、全悪性腫瘍の1〜2％を占めるまれな疾患である。それは、またホルモン産生症状を有する機能性（症候性）とホルモン産生症状のない非機能性（非症候性）の2つに大きく分類され、特に消化管に発生する神経内分泌腫瘍では機能性を有することが多い（膵原発の30〜40％、消化管の10〜60％が機能性である）。セロトニン（5-HT）等のNETから分泌された生理活性物質が肝機能低下や肝転移等でその生理活性物質が代謝されず全身に以降することで、皮膚紅潮発作、気管支喘息様発作、水溶性下痢等の一連の症状を呈するカルチノイド症候群がある。インスリノーマ（Insulinoma）によ

9. ペプチド受容体内用療法（Peptide Receptor Radionuclide Therapy：PRRT）

る低血糖症（Hyperglycemia）、ガストリノーマ（Gastrinoma）による難治性の消化性潰瘍や慢性の水様性下痢を来たす Zollinger-Ellison 症候群、血管作動性腸ポリペプチド（Vasoactive Intestinal Polypeptide：VIP）を産生する腫瘍である VIPoma による水様性下痢（Water Diarrhea）、低カリウム血症（Hypokalemia）、無胃酸症（Achlorhydria）を呈する WDHA 症候群がある。

　通常、消化管の神経内分泌腫瘍は以下の病理組織学的分化度分類(表Ⅶ9－1)により Neuroendocrine Tumour Grade1（NET G1）、Neuroendocrine Tumour Grade2（NET G2）、Neuroendocrine Carcinoma（NEC）の3つに分類される。NET G1 および G2 は病理組織学的特徴として高分化型腫瘍であるが、Grade 3 の高異型度を示すのが NEC（神経内分泌がん）である。また、ホルモン産生のある機能性を有する割合が高いのは NET G1 あるいは NET G2 である。

表Ⅶ9－1　病理組織学的分化度分類

Grade（グレード）	核分裂数（10 HPF あたり）[*]	Ki-67 指数（%）[**]
G1	＜2	≦2
G2	2〜20	3〜20
G3	＞20	＞20

[*]10HPF（High-Power Field、高倍率視野）＝ 2 mm^3：最も分裂像の密度が高い領域内で、少なくとも 40 視野（40 倍で）を評価する。

[**]MIB-1 抗体による最も核標識率が高い領域内での腫瘍細胞 500 〜 2000 個の百分率。Ki-67 は、細胞周期関連核タンパク質のひとつで、細胞周期の中で増殖中の細胞の核に発現する。つまり G1 期、S 期、G2 期、M 期において発現するが、増殖を休止している G0 期においては発現しないので、Ki-67 を細胞増殖ならびに細胞周期のマーカーとして用いることができる。この Ki-67 の発現量と腫瘍の悪性度には正の相関がみられるため、Ki-67 を特異的に認識するモノクローナル抗体である MIB-1 抗体が、腫瘍組織における増殖細胞を検出するマーカーとして検査に用いられている。

　膵臓を含む消化管の高分化型 NET の TNM 分類は以下のようになる。なお、肺の NET は肺がんの基準に従って分類する。皮膚のメルケル細胞がんには独立した分類法がある。NEC は、それぞれの部位での癌腫の分類基準に従って分類する。以下に膵臓と結腸および直腸に発生する NET について示す。

1）膵臓に発生する NET

　　領域リンパ節は膵臓の癌腫の項目に示されるものに準ずる。膵頭頸部の腫瘍のリンパ節は、総胆管、総肝動脈、門脈、幽門、幽門下、幽門背側、近位腸管膜、腹腔動脈、前後膵十二指腸の各血管に沿ったリンパ節、および上腸管膜静脈と上腸管膜動脈の右側壁に沿ったリンパ節である。膵体部や膵尾部の腫瘍の領域リンパ節は、後腹膜リンパ節、外側大動脈リンパ節に加え、総肝動脈、腹腔動脈、脾動脈、および脾門に沿ったリンパ節である。

TNM 分類

① T 原発腫瘍

TX 原発腫瘍の評価が不可能

T0 原発腫瘍を認めない

T1 膵臓に限局し、最大径が2 cm 以下の腫瘍

T2 膵臓に限局し、最大径が2 cm を超えるが4 cm 以下の腫瘍

T3 膵臓に限局し、最大径が4 cm を超える腫瘍、または十二指腸もしくは胆管に浸潤する腫瘍

T4 臓側腹膜（漿膜）を貫通する腫瘍、または他の臓器もしくは隣接構造に浸潤する腫瘍

＊ T に関係なく、多発性腫瘍には（m）を表記する。

＊＊隣接する膵周囲脂肪組織への浸潤は含まれるが、隣接する臓器への浸潤は除外される。

② N 領域リンパ節

NX 領域リンパ節転移の評価が不可能

N0 領域リンパ節転移なし

N1 領域リンパ節転移あり

③ M 遠隔転移

MX 遠隔転移の評価が不可能

M0 遠隔転移なし

M1a 肝転移のみ

M1b 肝外転移のみ

M1c 肝転移および肝外転移

上記 TNM 分類に基づく病期分類（Staging）は以下の表Ⅶ9−2 のようになる。

表Ⅶ9−2　膵臓に発生する NET の病期分類

Stage	T	N	M
I	T1	N0	M0
II	T2、T3	N0	M0
III	T4 T に関係なく	N0 N1	M0 M0
IV	T に関係なく	N に関係なく	M1

2）結腸および直腸に発生する NET

　　領域リンパ節は結腸および直腸の癌腫の項目に示されるものに準ずる。各解剖学的部位および亜部位の領域リンパ節は以下になる。

　　盲腸：回結腸、右結腸

上行結腸：回結腸、右結腸、中結腸

肝曲：右結腸、中結腸

横行結腸：右結腸、中結腸、左結腸、下腸間膜

脾曲：中結腸、左結腸、下腸間膜

下行結腸：左結腸、下腸間膜

S状結腸：S状結腸、左結腸、上直腸（痔）、下腸間膜、および直腸S状結腸

直腸：上、中、および下直腸（痔）、下腸間膜、内腸骨、直腸間膜（直腸傍）、外側仙骨、
　　　仙骨岬

TNM分類

① T 原発腫瘍

　　TX 原発腫瘍の評価が不可能

　　T0 原発腫瘍を認めない

　　T1 粘膜固有層もしくは粘膜下層に浸潤する腫瘍、または大きさが2 cm以下の腫瘍

　　　　T1a 大きさが1 cm未満の腫瘍

　　　　T1b 大きさが1～2 cmの腫瘍

　　T2 固有筋層に浸潤する腫瘍、または大きさが2 cmを超える腫瘍

　　T3 漿膜下層、または腹膜被覆のない結腸もしくは直腸の周囲組織に浸潤する腫瘍

　　T4 臓側腹膜を貫通する腫瘍、または他の臓器に浸潤する腫瘍

　　＊ Tに関係なく、多発性腫瘍には（m）を表記する。

② N 領域リンパ節

　　NX 領域リンパ節転移の評価が不可能

　　N0 領域リンパ節転移なし

　　N1 領域リンパ節転移あり

③ M 遠隔転移

　　MX 遠隔転移の評価が不可能

　　M0 遠隔転移なし

　　M1a 肝転移のみ

　　M1b 肝外転移のみ

　　M1c 肝転移および肝外転移

上記のTNM分類に基づく病期分類（Staging）は以下の**表Ⅶ9－3**になる。

表Ⅶ9－3 結腸および直腸に発生した NET の病期分類

Stage	T	N	M
I	T1	N0	M0
IIA	T2	N0	M0
IIB	T3	N0	M0
IIIA	T4	N0	M0
IIIB	T に関係なく	N1	M0
IV	T に関係なく	N に関係なく	M1

　この病期分類、生理活性物質による機能性、sstr 発現、組織学的悪性度、発症部位等に基づいて治療方針が検討される。NET に対する治療の一般的な考え方として、外科手術が最も有効な治療法で、現時点で根治を期待できる。化学療法は膵 NET 等に適応される。進行した膵 NET の場合、低～中等度の増殖能を有するならば、ストレプトゾシン（Streptozocin）が標準治療と考えられる。また、分子標的治療薬として、セリン／スレオニンキナーゼである mTOR（mammalian Target of Rapamycin）に結合し細胞増殖シグナルを阻害する、mTOR 阻害薬であるエベロリムス（Everolimus）がある。しかし、ほとんどの NET は化学療法に対して感受性がないのが真実である。肝転移など他の臓器に転移した場合でも、減量手術による機能性症状の緩和や予後の延長が期待できることがある。消化器原発の NET の 10 ～ 50％で既に肝転移をみることが多い。このため、肝転移病巣に対し、肝切除（Surgical Removal）、ラジオ波焼灼術（Radiofrequency Ablation：RFA）、肝動脈塞栓療法（Transarterial Embolization：TAE）、肝動脈化学塞栓療法（Transarterial Chemoembolization：TACE）や選択的内用療法（Selective Internal Radiation Therapy：SIRT）が利用される。TACE では、60 ～ 95％で症状に対する反応（Symptomatic Response）、50 ～ 90％に生化学的反応（Biochemical Response）、そして 33 ～ 80％に対して放射線医学的反応（Radiological Response）がみられている。^{90}Y-Miccrospheres による SIRT では、小さなグループ（35 名）において、その 50％に主観的な反応（Objective Response）がみられている。

　NET の 9 割前後で、sstr2 の発現がみられる。そして、機能性 NET に対する症状緩和を目的として SSA を投与する薬物療法がある。SSA は、生理活性物質の分泌を阻害し、それらによる症状を軽減させる。それは、条件に依るが、患者の 40 ～ 90％で症状を制御できると報告されている。しかし、段々と患者はその治療に反応しなくなり、SSA の増量が必要となる。一方、PROMID（Placebo-controlled、Double-blind、Prospective、Randomized Study on the Effect of Octreotide LAR in the Control of Tumour Growth in Patients with Metastatic Neuroendocrine Midgut Tumours）研究では、SSA が腫瘍増殖時間を遅延させることが示されている。

　NEC は NET と全く異なった疾患として治療される。疾患概念より類似性のある小細胞肺がんに準拠したシスプラチン（Cisplatin）やエトポシド（Etoposide）をベースとする化学療法が行われる。これら両剤による化学療法に対する反応は患者の 42 ～ 67％でみられる。しかし、

9. ペプチド受容体内用療法（Peptide Receptor Radionuclide Therapy：PRRT）

この期間は短く、8～9か月間程度である。一般に、NEC は sstr の発現が低いので PRRT の適応にはならない。しかし、化学療法に効果がなく、[^{111}In-DTPA-D-Phe1,Tyr3] Octreotide の全身シンチグラフィで腫瘍の ssrt の発現が中～高程度ならば PRRT の適応を考えることができる。

9.3 [^{111}In-DTPA-$_D$-Phe^1,Tyr^3] Octreotide と [^{90}Y-DOTA-$_D$-Phe^1,Tyr^3] Octreotide 内用療法

　神経内分泌腫瘍で sstr2 が過剰発現している。このため、臨床において、ソマトスタチン受容体陽性腫瘍の sstr2 が SSA や放射性同位元素を標識した SSA による標的分子となる。この腫瘍の多くは、また、MIBG（Metaiodobenzylguanidine）受容体を有している。このため、しばしば、放射性同位元素を標識した MIBG により、MIBG 受容体の特異的な結合を利用して、神経内分泌腫瘍の診断や治療に使用することもできる。

　SSA のひとつであるオクトレオチドにγ線を放出する診断用放射性同位元素を標識するとき、それは臨床的に有益なイメージング・ツールになる。一般的には、^{111}In を、キレート剤である DTPA を介して Octreotide に結合する。診断のための SPECT 検査に対する放射能は 200MBq である。

　かつて [^{111}In-DTPA-$_D$-Phe^1,Tyr^3] Octreotide(図Ⅶ9－4)が神経内分泌腫瘍の治療として使用されることがあった。[^{111}In-DTPA-$_D$-Phe^1,Tyr^3] Octreotide/sstr2 複合体が細胞膜から細胞質へ内在化（Internalization）され、細胞核に近接して壊変する ^{111}In からのオージェ電子（Auger Electrons）により臨床的効果が期待された。しかし、部分的な寛解がきわめてまれに観察されただけであった。それゆえ、高エネルギーと長い飛程の電子を放出する、純粋なβ線を放出する放射性同位元素である ^{90}Y が神経内分泌腫瘍の治療のために、キレート剤である DOTA を介して Octreotide に標識された(図Ⅶ9－4)。^{111}In から放出されるオージェ電子と比較して ^{90}Y から放出されるβ線のより長い飛程のため、腫瘍殺傷効果は、放射性同位元素の細胞内への内在化に依存しない。[^{90}Y-DOTA-$_D$-Phe^1,Tyr^3] Octreotide(図Ⅶ9－4)による PRRT は安全かつ有効であるように見えるが、また、世界でも限られた医療機関でのみ、そして小さなグループの患者に適応されているに過ぎない。

131

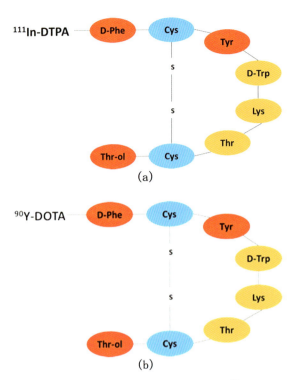

図Ⅶ9－4　[^{111}In-DTPA-D-Phe^1,Tyr^3] Octreotide（a）、[^{90}Y-DOTA-D-Phe^1,Tyr^3] Octreotide（b）

9.3.1　効果の仕組み

・^{111}In は、171 keV と 245 keV の γ 線を放射し、67.9 時間（2.83 日）の半減期を有する金属元素である。それはまた、オージェ電子（Auger Electrons）を放出する。オージェ電子は、低いエネルギーと非常に短い飛程を有するが、治療に対して有用であると考えられている。しかし、有意な放射線生物学的な損傷を期待するには、オージェ電子が細胞核の DNA に近接して放出されなければならない。オクトレオチドの Phe を Tyr に置換したオクトレオチド類似物質である Tyr^3-Octreotide の D-Phe に、2 架橋剤（キレート剤）の DTPA（Diethylenetriamine-N,N,N',N'',N''-Pentaacetic Acid）を結合させ、これに ^{111}In を標識して得られたのが [^{111}In-DTPA-D-Phe^1,Tyr^3] Octreotide である。[^{111}In-DTPA-D-Phe^1,Tyr^3] Octreotide の治療効果は以下のように得られると考えられた。[^{111}In-DTPA-D-Phe^1,Tyr^3] Octreotide が sstr2 に結合し、複合体である [^{111}In-DTPA-D-Phe^1,Tyr^3] Octreotide/sstr2 がエンドサイトーシスにより、細胞膜の嵌入から細胞内へ内在化される。いったん、細胞内へ取り込まれると、[^{111}In-DTPA-D-Phe^1,Tyr^3] Octreotide はリソソームに保存され、細胞核に近接して細胞に留まる。この細胞内への内在化が、[^{111}In-DTPA-D-Phe^1,Tyr^3] Octreotide を用

いる PRRT にとって不可欠である。

- ^{90}Y は、その物理的半減期が 64 時間、最大エネルギーは 2.28 MeV、平均エネルギーは 0.934 MeV の β 線のみを放出し、その最大と平均軟部組織飛程はそれぞれ、11 mm と 3.6 mm である。オクトレオチド類似物質である Tyr^3-Octreotide の $_{\mathrm{D}}$-Phe に、2 架橋剤（キレート剤）の DOTA〔N-4[[4,7,10-tris（carboxymethyl)-1,4,7,10-tetraazacyclododecane-1-yl]acetyl]〕を結合させ、これに ^{90}Y を標識して得られたのが [^{90}Y-DOTA-$_{\mathrm{D}}$-Phe^1,Tyr^3] Octreotide である。[^{90}Y-DOTA-$_{\mathrm{D}}$-Phe^1,Tyr^3] Octreotide の場合は、放出される β 線の飛程が Auger 電子に比べて長いので、臨床的効果の発現のために [^{111}In-DTPA-$_{\mathrm{D}}$-Phe^1,Tyr^3] Octreotide のような内在化を必要としない。

9.3.2　投与量と管理

- 1 回につき 6 ～ 7 GBq（160 ～ 190 mCi）[^{111}In-DTPA-$_{\mathrm{D}}$-Phe^1,Tyr^3] Octreotide を経静脈性に、3 週ごとに同じ放射能を、最大 15 回まで繰り返し投与する。この時、特別な患者準備は必要ない。

- [^{90}Y-DOTA-$_{\mathrm{D}}$-Phe^1,Tyr^3] Octreotide を投与する前に、はじめに [^{111}In-DTPA-$_{\mathrm{D}}$-Phe^1,Tyr^3] Octreotide が少量投与され、ガンマカメラにより投与 4 時間後、24 時間後にイメージング（[^{111}In-DTPA-$_{\mathrm{D}}$-Phe^1,Tyr^3] Octreotide シンチグラフィ）を実施する。全身平面像の撮像の場合、111 MBq [^{111}In-DTPA-$_{\mathrm{D}}$-Phe^1,Tyr^3] Octreotide、SPECT 像の撮像の場合、222 MBq [^{111}In-DTPA-$_{\mathrm{D}}$-Phe^1,Tyr^3] Octreotide を投与する。そこでは、主に病変部位に対する [^{111}In-DTPA-$_{\mathrm{D}}$-Phe^1,Tyr^3] Octreotide 集積の程度を確認する。通常の [^{111}In-DTPA-$_{\mathrm{D}}$-Phe^1,Tyr^3] Octreotide の生体内分布は、下垂体、甲状腺、脾臓、肝臓、腎臓と膀胱で観察できる（図Ⅶ9－5）。それから、[^{90}Y-DOTA-$_{\mathrm{D}}$-Phe^1,Tyr^3] Octreotide を、治療のために経静脈性に投与する。

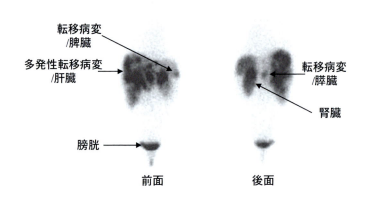

図Ⅶ 9 − 5 [^{111}In-DTPA-$_D$-Phe^1,Tyr^3] Octreotide シンチグラフィによるオクトレオチドの病変への集積の確認

神経内分泌腫瘍患者へ 111 MBq [^{111}In-DTPA-$_D$-Phe^1,Tyr^3] Octreotide を経静脈性に投与 4 時間後の全身像（前面・後面）。肝臓、脾臓、膵臓に転移病変が認められる。

[^{90}Y-DOTA-$_D$-Phe^1,Tyr^3] Octreotide に係る適切な投与放射能量は、まだ決定されていない。現時点では、

① 1回につき 3.7 GBq/m^2 体表面積の放射能を生理的食塩水で 10 〜 100 mL の容積に希釈し、留置カテーテルを介して、10 〜 30 分間かけて経静脈性に、6 〜 12 週ごとに 2 回投与する。
② 1回につき 2.78 〜 4.44 GBq の放射能を生理的食塩水で 10 〜 100 mL の容積に希釈し、留置カテーテルを介して、10 〜 30 分間かけて経静脈性に、6 〜 12 週ごとに 2 〜 4 回投与する。

[^{90}Y-DOTA-$_D$-Phe^1,Tyr^3] Octreotide の場合、その放射化学純度は薄層クロマトグラフィや固層抽出（Sep-Pak Cartridge）による評価で 98％以上であること重要である。また、^{90}Y に対して患者あたり 100 〜 150 μg Tyr^3-Octreotide が標識されるペプチドの質量として適切である。

ソマトスタチン類似体は 10「放射免疫療法」の項で述べる抗体と異なり、人体へ投与しても速やかに排出され、免疫原性がない。

9.3.3　吸収線量

[^{111}In-DTPA-$_D$-Phe^1,Tyr^3] Octreotide と [^{90}Y-DOTA-$_D$-Phe^1,Tyr^3] Octreotide の吸収線量は MIRD 法により以下の表Ⅶ9−4、表Ⅶ9−5 のようにそれぞれ計算される。

9. ペプチド受容体内用療法（Peptide Receptor Radionuclide Therapy：PRRT）

表Ⅶ9－4　[^{111}In-DTPA-$_D$-Phe^1,Tyr^3] Octreotide の吸収線量

組織	吸収線量 (mGy/MBq)	組織	吸収線量 (mGy/MGBq)
副腎	0.06	骨髄	0.029
脳	0.014	皮膚	0.014
乳腺	0.014	小腸	0.044
胆嚢壁	0.053	脾臓	0.34
心臓壁	0.026	胃壁	0.041
腎臓	0.52	精巣	0.0267
肝臓	0.065	胸腺	0.018
大腸下部壁	0.084	甲状腺	0.017
肺	0.023	大腸上部壁	0.056
筋肉	0.026	膀胱壁	0.35
骨表面	0.035	子宮	0.065
卵巣	0.047	全身	0.030
膵臓	0.063	実効線量	0.073 mSv/MBq

Stabin MG, Kooij PP, Bakker WH, et al. Radiation Dosimetry for Indium-111-Pentetreotide. J Nucl Med 1997; 38: 1919-22. より

表Ⅶ9－5　[^{90}Y-DOTA-$_D$-Phe^1,Tyr^3] Octreotide の吸収線量

臓器	吸収線量 (mGy/MBq)	臓器	吸収線量 (mGy/MBq)
副腎	0.03	筋肉	0.03
脳	0.02	卵巣	0.05
胸部	0.02	膵臓	0.06
胆嚢	0.06	骨髄	0.03
大腸下部	0.08	骨	0.04
小腸	0.04	皮膚	0.02
胃	0.04	脾臓	0.29
大腸上部	0.05	精巣	0.03
心臓	0.03	胸腺	0.02
腎臓	0.30	甲状腺	0.02
肝臓	0.07	膀胱	0.34
肺	0.03	子宮	0.06

9.3.4　効果と有害事象

・[^{111}In-DTPA-$_D$-Phe^1,Tyr^3] Octreotide による治療では、神経内分泌腫瘍の部分寛解（Partial Remission、Partial Response：PR）や疾患の安定（Disease Stabilization）がごくわずかに認められたに過ぎなかった。

・[^{90}Y-DOTA-$_D$-Phe^1,Tyr^3] Octreotide の場合は、はじめに診断量の放射能量である [^{111}In-

135

DTPA-$_D$-Phe^1,Tyr^3] Octreotide を投与し、腫瘍へのその集積程度を確認する。1,000 人を超える患者の [^{90}Y-DOTA-$_D$-Phe^1,Tyr^3] Octreotide の複数回治療後の予後評価研究から、治療前の [^{111}In-DTPA-$_D$-Phe^1,Tyr^3] Octreotide 全身スキャンで腫瘍集積の程度が肝臓分布よりも低い（Grade1）の患者では Median Survival（生存期間中央値、治療を受けた集団の中で生存している患者の割合が 50％になる期間）は 1.7 年、腫瘍集積の程度が肝臓分布よりも高い（Grade3）の患者のそれは 3.0 年で、治療前の SRS により PRRT の治療効果（腫瘍集積が高いほど治療効果が高い）ならびに腎障害の発生（腎集積が高いほど腎障害が起きやすい）が予測できると知られている。

[^{90}Y-DOTA-$_D$-Phe^1,Tyr^3] Octreotide を用いる臨床研究からより有意な臨床効果が示され、有望に見える。図Ⅶ9−6 および図Ⅶ9−7 では、神経内分泌腫瘍患者において [^{111}In-DTPA-$_D$-Phe^1,Tyr^3] Octreotide が集積する箇所にほぼ一致して、[^{90}Y-DOTA-$_D$-Phe^1,Tyr^3] Octreotide が集積することが示されている。しかし、[^{90}Y-DOTA-$_D$-Phe^1,Tyr^3] Octreotide の場合、その大きな課題は腎毒性（Nephrotoxity）である。[^{90}Y-DOTA-$_D$-Phe^1,Tyr^3] Octreotide が近位尿細管から再吸収され、間質に滞留し、腎臓への過剰照射となるからである。それは、高血圧や糖尿病のようなリスク因子により増悪する可能性がある。これに対し、L-Lysine や L-Arginine のような陽電荷アミノ酸を投与することにより、[^{90}Y-DOTA-$_D$-Phe^1,Tyr^3] Octreotide の近位尿細管の再吸収を競合的に抑制する。25 g L-Lysine を生理的食塩水 1 L で希釈し、さらに 25 g L-Arginine を生理的食塩水 1 L で希釈してカクテル化した 2 L を [^{90}Y-DOTA-$_D$-Phe^1,Tyr^3] Octreotide 投与 30 〜 60 分前から開始し、4 時間程度かけて経静脈性に投与する。腎臓の吸収線量は 9 〜 53％程度軽減することができる。アミノ酸の濃度、投与回数、投与期間等を変更したいくつかの投与プロトコルがあり、その効果も増強される。

9. ペプチド受容体内用療法 (Peptide Receptor Radionuclide Therapy : PRRT)

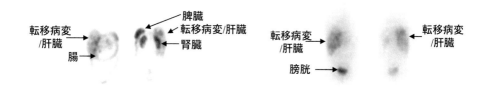

　　　　　前面　　後面　　　　　　　　　　前面　　後面
　　　　　　　(a)　　　　　　　　　　　　　　(b)

図Ⅶ9-6　[^{111}In-DTPA-$_D$-Phe^1,Tyr^3] Octreotide による肝転移をともなった神経内分泌腫瘍患者の診断画像 (a) と [^{90}Y-DOTA-$_D$-Phe^1,Tyr^3] Octreotide による治療画像 (制動放射画像＊、Bremsstrahlung Image) (b)

(b) の画質は (a) に比べて著しく劣るが、それでも [^{90}Y-DOTA-$_D$-Phe^1,Tyr^3] Octreotide の集積も [^{111}In-DTPA-$_D$-Phe^1,Tyr^3] Octreotide のそれと一致する肝転移病変に認められる。

＊制動放射画像：[^{90}Y-DOTA-$_D$-Phe^1,Tyr^3] Octreotide 投与 24 時間後に中エネルギー汎用コリメータを装着したガンマカメラで 25 〜 285 keV のエネルギーウィンドウで撮像。

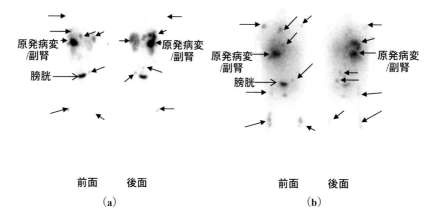

　　　　　前面　　後面　　　　　　　　　　前面　　後面
　　　　　　　(a)　　　　　　　　　　　　　　(b)

図Ⅶ9-7　[^{111}In-DTPA-$_D$-Phe^1,Tyr^3] Octreotide による広範囲の、播腫性の神経内分泌腫瘍患者の診断画像 (a) と [^{90}Y-DOTA-$_D$-Phe^1,Tyr^3] Octreotide による治療画像 (制動放射画像、Bremsstrahlung Image) (b)

(b) の画質は (a) に比べて著しく劣るが、それでも [^{90}Y-DOTA-$_D$-Phe^1,Tyr^3] Octreotide の集積が全身の多発性転移病変に認められる (矢印)。(b) の画像で認められる [^{90}Y-DOTA-$_D$-Phe^1,Tyr^3] Octreotide の集積箇所 (矢印) は (a) の [^{111}In-DTPA-$_D$-Phe^1,Tyr^3] Octreotide のそれ (矢印) とほぼ一致する。

核医学安全基礎読本 ③　Ⅶ. 内用療法概論　Radionuclide Therapy

9.4　放射線安全管理

[^{111}In-DTPA-$_D$-Phe^1,Tyr^3] Octreotide の場合、その治療的な放射線は、オージェ電子である。^{111}In はまた、γ線を放出し、潜在的危険性がある。放射性壊変により残存放射能が患者の退出基準を満たすまで、患者は入院しなければならない。

PRRT 後最初の 2 日間に、尿中へ高レベルの放射能が排出される。尿中への放射性同位元素の排出は潜在的な危険がある。適切な衛生の実践（座って排尿する、手洗いをする、トイレを 2 回ほど水で流す、しばしば飲水することで尿中の放射能濃度を希釈するとともに排尿を促す）に関する注意事項シートを患者に提供すべきである。

退院後、PRRT 後 1 週間は下着や便器の周りを汚染させないように患者に注意を与えるべきである。また、汚染された衣服は汚染していないものと別に洗濯するようにする。失禁する患者は PRRT 前にカテーテルを設置し、治療後 2 日間は留置しておく。尿バックは頻繁に空にしておくようにする。妊娠する可能性のある女性患者は、治療中避妊し、治療後少なくとも 6 か月間、妊娠を避ける。男性患者は、治療前に精子バンクを利用することを考える。

まとめ

- ソマトスタチン受容体陽性腫瘍は、主として外科的切除によって治療される多様でまれな疾患群である。転移性の場合、治療の選択肢は限られており、治療用放射性同位元素が標識されたオクトレオチド（長時間作用するソマトスタチン類似体）による治療が可能である。

- 治療用放射性同位元素が標識されたオクトレオチドによる治療法は臨床試験的であると考慮する必要が現時点である。^{111}In や ^{90}Y がオクトレオチドに標識され、少数のグループの患者のみが治療され、最適な投与放射線量と臨床結果はいまだ確定されていない。しかし、^{111}In の場合、そのオージェ電子を利用する治療結果は満足できるものではなかった。

138

9. ペプチド受容体内用療法（Peptide Receptor Radionuclide Therapy：PRRT）

コラム6 －[^{177}Lu-DOTA-$_D$-Phe^1,Tyr^3] Octreotide と [^{177}Lu-DOTA-$_D$-Phe^1,Tyr^3] Octreotate（図Ⅶ9-9）－

　Lutetium-177（^{177}Lu）は、^{90}Yと同様にPRRTに有用な治療用放射性同位元素と考えられている。その半減期は162時間、放出されるβ線の最大と平均エネルギーはそれぞれ497 keVと149 keVである。その最大と平均飛程はそれぞれ1.7 mmと0.23 mmである。^{177}Luは、^{90}Yと異なり、113 keV（6.3％）と208 keV（11％）のγ線を放出する。図Ⅶ9-8は、^{177}Luの壊変図である。

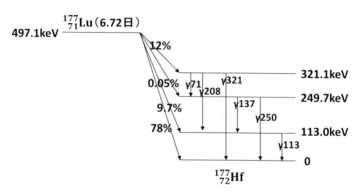

図Ⅶ9-8　^{177}Luの放射性壊変図

　^{177}Luを利用する場合、①オクトレオチド類似物質であるTyr^3-OctreotideのD-Pheに、2架橋剤（キレート剤）のDOTAを結合させ、これに^{177}Luを標識して得られる[^{177}Lu-DOTA-$_D$-Phe^1,Tyr^3] Octreotide、②オクトレオチド類似物質であるTyr^3-OctreotateのD-Pheに、2架橋剤（キレート剤）のDOTAを結合させ、これに^{177}Luを標識して得られる[^{177}Lu-DOTA-$_D$-Phe^1,Tyr^3] Octreotateがある。Tyr^3-Octreotateは、Tyr^3-Octreotideに比べてsstr2への親和性が6～9倍高く、sstr5やsstr3への結合は認められない。

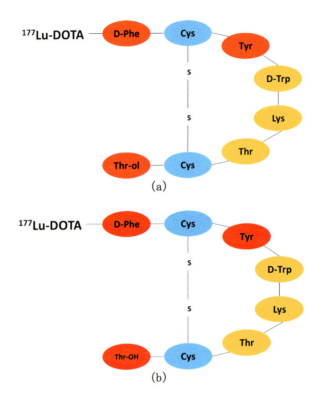

図Ⅶ9－9　[^{177}Lu-DOTA-$_D$-Phe^1,Tyr^3] Octreotide（a）、[^{177}Lu-DOTA-$_D$-Phe^1,Tyr^3] Octreotate（b）

^{177}Luに係る適切な放射能も、まだ決定されていない。現時点では、1回につき5.55～7.4 GBqの放射能を生理的食塩水で10～100 mLの容積に希釈し、留置カテーテルを介して、10～30分間かけて経静脈性に、6～12週ごとに3～5回投与する。

[^{177}Lu-DOTA-$_D$-Phe^1,Tyr^3] Octreotideや[^{177}Lu-DOTA-$_D$-Phe^1,Tyr^3] Octreotateの場合、その放射化学純度は薄層クロマトグラフィや固層抽出（Sep-Pak Cartridge）による評価で98％以上であることが必要とされる。また、^{177}Luに対して患者あたり100～200 μg Tyr^3-OctreotideやTyr^3-Octreotateが標識されるペプチドの質量として適切である。

[^{177}Lu-DOTA-$_D$-Phe^1,Tyr^3] Octreotateの米国を中心に実施された第三相臨床試験（NETTER-1 Study）では、治療開始後20か月後の無病生存率の予測値が65.2％（95％ CI、50.0～76.8）と、対象群10.8％（95％ CI、3.5～23.0）に比べて良い治療成績が報告されている。有害事象として嘔気や軽度の骨髄抑制などが認められた。

最近は、[^{177}Lu-DOTA-$_D$-Phe^1,Tyr^3] Octreotateと[^{90}Y-DOTA-$_D$-Phe^1,Tyr^3] Octreotideを組み合わせた治療プロトコルが提唱されている。

9. ペプチド受容体内用療法（Peptide Receptor Radionuclide Therapy：PRRT）

2018年、米国FDA（Food and Drug Administration）は、PET検査薬として、[^{111}In-DTPA-$_D$-Phe^1,Tyr^3] Octreotide より病変の検出率が高い[^{68}Ga-DOTA-$_D$-Phe^1,Tyr^3] Octreotate、内用療法用の[^{177}Lu-DOTA-$_D$-Phe^1,Tyr^3] Octreotate を認可した。[^{68}Ga-DOTA-$_D$-Phe^1,Tyr^3] Octreotate の場合、2 MBq/kg体重（最大200 MBqまで）の放射能を投与する。[^{177}Lu-DOTA-$_D$-Phe^1,Tyr^3] Octreotate の場合、7.4 GBq の放射能を8週ごとに4回投与する。[^{177}Lu-DOTA-$_D$-Phe^1,Tyr^3] Octreotate の吸収線量が表VII9－6 にまとめられている。

表VII9－6　[^{177}Lu-DOTA-$_D$-Phe^1,Tyr^3] Octreotate の吸収線量

組織	吸収線量（mGy/MGBq）	組織	吸収線量（mGy/MGBq）
副腎	0.037	骨髄	0.035
脳	0.027	皮膚	0.027
乳腺	0.027	小腸	0.031
胆嚢壁	0.042	脾臓	0.846
心臓壁	0.032	胃壁	0.032
腎臓	0.654	精巣	0.026
肝臓	0.299	胸腺	0.028
大腸下部壁	0.029	甲状腺	0.027
肺	0.031	大腸上部壁	0.032
筋肉	0.029	膀胱壁	0.437
造骨細胞	0.151	子宮	0.032
卵巣	0.031	全身	0.052
膵臓	0.038		

Highlights of Prescribing Information. Lutathera® (Lu-177 DOTATATE) Injection, for Intravenous Use Intial U.S. Approval : 2018. より

10. 放射免疫療法（Radionuclide Immunotherapy：RIT）

　抗原と抗体の特異的な免疫反応を内用療法に利用することができる。これは放射免疫療法（Radionuclide Immunotherapy：RIT）と呼ばれる。この治療法の根底にある仮定は、放射性同位元素を標識した抗体が、抗原抗体反応（Antigen-Antibody Interaction）を介して腫瘍に選択的に集積することで、そこから細胞傷害性の放射線の腫瘍への優先的な照射を可能にし、それゆえ腫瘍細胞の増殖を抑制させることである。

　抗原は、実に様々に異なる抗体（ポリクローナル抗体）を産生させる多くの決定基を有する。ある特定の抗原を認識する抗体は、正確に同じ可変領域（Fab）と定常領域（Fc）からなり、モノクローナル抗体と呼ばれる。それは、通常、動物から、しばしばマウスで産生される。したがって、それらはマウスに由来する Murine Monoclonal Antibody と呼ばれ、かつてこれは放射免疫療法で広く使用された抗体であった。

　マウスモノクローナル抗体の課題のひとつは、投与された人体で産生されるヒト抗マウス抗体である。これは、外来抗原としてマウス抗体を認識した結果による人体の反応である。したがって、この抗マウス抗体の産生を回避するために、マウス抗体でマウス由来の可変領域は残るが、それ以外の抗体の部分はヒト抗体の定常領域で置換された、つまり部分的にヒト化された抗体、キメラ抗体がヒトに臨床応用されるようになった。

　放射免疫療法に望まれる以下のようないくつかの条件がある：

(1) 放射性同位元素が標識された抗体の非腫瘍組織に対する腫瘍への集積が、最大の治療効果を保証できるほど高くなければならない。

(2) 非腫瘍組織における放射性同位元素が標識された抗体の集積が可能な限り低くなければならない。非腫瘍組織に対して腫瘍における抗原の発現量が大きく、また特異性を有することが重要である。

(3) 骨髄に吸収される放射線量を低減するために、血中から放射性同位元素が標識された抗体の迅速な除去（クリアランス）が必要である。しかし、抗体である IgG の分子量が大きいため、しばしば血中から迅速に除去されない。

(4) 細胞傷害効果の機会を増加させるために、放射性同位元素が標識された抗体の腫瘍での滞留時間が長いことが好ましい。

(5) 抗体が認識する抗原は血液中に循環していてはならない。さもなければ、循環している抗原に放射性同位元素が標識された抗体が結合し、その複合体がヒトの網内系に取り込まれる。その結果、骨髄毒性の危険性が増加する可能性が生じる。

(6) 放射性同位元素が標識された抗体でその標識が安定していなければならない。そうでなければ非腫瘍組織、例えば、骨や肝臓で、標識されていないフリーな放射性同位素の取り込みの増加が生じる可能性がある。

　放射免疫療法ではこれまで ^{131}I が利用されてきた。近年、^{90}Y が臨床応用され、^{186}Re や ^{177}Lu

等が有望であることもわかり、さらに α 線を放出する放射性同位元素を利用する放射免疫療法の研究も試みられている。

放射免疫療法において放射性同位元素の投与放射能を規定する因子は、骨髄への放射線照射により引き起こされる骨髄抑制である。また、2回目の投与放射能に対するそれは放射線肺臓炎である。

放射免疫療法は、非固形腫瘍である血液学的腫瘍においてその役割があるように思われる。これまでの臨床研究から、固形腫瘍に対するその役割は明らかにならなかった。固形腫瘍の場合、人体へ投与された放射性同位元素を標識した抗体は腫瘍細胞へ到達しがたく、また、腫瘍自体がしばしば放射線抵抗性を示すことが少なくなかった。一方、血液学的腫瘍は、一般的に、診断（発見）時に単一の病変として限定されず、固形腫瘍よりも放射線（および化学療法剤）に対して感受性が高い。また、しばしば独自の系統的、特異的細胞表面マーカーを発現する。このため、全身性の放射免疫療法によりかなり治療効果が期待できると考えられる。

この章では、血液学的腫瘍のひとつである、非ホジキン腫瘍の B 細胞リンパ腫に対する放射免疫療法について説明する。

本項の目的

- 抗体について理解する。
- B 細胞と CD20 について理解できる。
- 非ホジキン腫瘍について理解する。
- 治療用放射性同位元素である ^{90}Y を標識した抗 CD-20 抗体による非ホジキンリンパ腫の内用療法について理解できる。

10.1　抗体について

1つの抗原（Antigen）には、免疫グロブリン（Immunoglobulin：Ig）というタンパク質である抗体（Antibody）が認識する抗原の限られた、特定の構造単位である抗原決定基（Antigenic Determinant）が存在する。それはエピトープ（Epitope）とも呼ばれる。1種類の抗原には複数の抗原決定基があり、それゆえ抗原を個体に感作させると、複数の抗原決定基に対するそれぞれの抗体が得られ、ポリクローナル抗体（Polyclonal Antibody）と呼ばれる。

多くの高等動物において、5つのクラス（Class）の免疫グロブリンが産生される。IgG、IgM、IgA、IgD、IgE であり、それらの分子量、定常部のアミノ酸組成、糖の含有や機能などが異なる。ヒトの IgG には、IgG1、IgG2、IgG3、IgG4 の4つのサブクラス（Subclass）がある。マウスの IgG には、IgG1、IgG2a、IgG2b、IgG3 の4つのサブクラスがある。

抗体は Y 字の形をし、基本的な構造は2本の重鎖（Heavy Chain：H）と2本の軽鎖（Light Chain：L）からなる。Y 字の形の先端半分が抗原と結合する部位で対応する抗原ごとに異なる構造に変化する可変領域（Variable Region、V 領域）と、それ以外は免疫を担う細胞が結

合する部位である定常領域（Constant Region、C領域）からなる(図Ⅶ10-1)。

　抗体をタンパク質分解酵素のパパインで消化すると、H鎖-H鎖を繋ぐジスルフィド結合（ヒンジ部位）の間が切断され、抗体は3つの断片に分かれる。N末端側の2つの断片をFab領域、C末端側の断片をFc領域という。Fabの「ab」は「抗原に結合する（antigen binding）」を意味する。一方のFcの「c」は「結晶化できる（crystalizable）」を示す。これは、定常領域のアミノ酸配列が抗体間で比較的類似しているため、結晶化できたことに由来する。

　また、抗体を別のタンパク質分解酵素であるペプシンで消化すると、N末端側にヒンジ部位を含んだ状態で切断される。これをF(ab')₂領域（ファブ ツー プライム）という。抗体結合部は、ヒンジ部位を含まないFabと区別するためにFab'（ファブ プライム）といい、それがヒンジ部位で2個結合した状態であることから、F(ab')₂と表現する。一方のC末端側のpFc'領域はペプシンによって小さな断片に分解される。

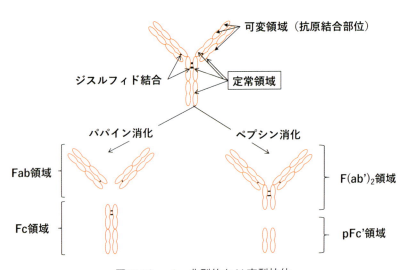

図Ⅶ10-1　典型的なY字型抗体

　一方、1つの抗原決定基のみを認識する抗体があり、その集合体をモノクローナル抗体（Monoclonal Antibody）という。マウスに抗原を感作させ抗体を作らせ、その中から目的の抗体を産生する細胞をマウス脾臓から分離する。この抗体産生細胞（形質細胞）は一週間程度で死滅してしまうので、細胞増殖能の高い腫瘍細胞（ミエローマ、Myeloma）と細胞融合（ハイブリドーマ、Hybridoma）させることで、抗体産生細胞を不死化し、目的とする抗体のみを大量生産させることができる。この技術は、Georges Jean Franz Köhler と César Milstein により1975年に確立されている。

　モノクローナル抗体をヒトに投与すると、モノクローナル抗体はマウス由来なのでこのモノ

10. 放射免疫療法（Radionuclide Immunotherapy：RIT）

クローナル抗体自体に対する抗体（中和抗体）が産生され、長期投与することができない。それゆえ、マウス由来のモノクローナル抗体を異物として認識されにくいようにヒトの抗体に近くなるように作成する必要がある。それは、不死化した抗体産生細胞抗体から遺伝子を単離し、遺伝子組み換えによりヒト抗体由来配列に置換させることでマウス抗体の可変部をヒト抗体の定常部に導入した抗体が得られ、キメラ抗体（Chimeric Antibody）と呼ばれる(図Ⅶ10－2)。その割合はマウス由来が30％、ヒト由来が70％である。さらに、抗原と直接結合する部分である超可変部だけをマウス由来にする抗体をヒト化抗体（Humanized Antibody）という(図Ⅶ10－2)。マウス由来は10％となる。ヒト以外のタンパク質が少なければ少ないほど免疫反応（アレルギー、アナフィラキシー）が起こりにくいと考えられる。

モノクローナル抗体の高い抗原認識能および多様性は、抗体分子先端部の可変領域に存在する相補性決定領域（Complementarity Determining Region：CDR）に依る。H鎖とL鎖にそれぞれ数～10アミノ酸残基程度の3つのCDR（CDR1～3）が存在し、その配列の多様性が動物種やクローンによって異なる。マウスモノクローナル抗体のものよりウサギモノクローナル抗体は親和性・特異性ともに高いといわれ、それはウサギモノクローナル抗体のCDRの長さがマウスのそれよりも長く、多様性に富んでいるからである。

マウス免疫グロブリン遺伝子をノックアウトしたマウスとヒト免疫グロブリン遺伝子を導入したマウスを交配させるとことによりヒト免疫グロブリンだけを産生するマウスを得ることができる。このヒト免疫グロブリンを産生するマウスに抗原を感作させ、その中から目的の抗体を産生する細胞を分離、不死化することで得られた抗体がヒト抗体（Human Antibody）と呼ばれる(図Ⅶ10－2)。100％ヒト由来となる。このヒト抗体は、異物として認識されにくいと考えられる。

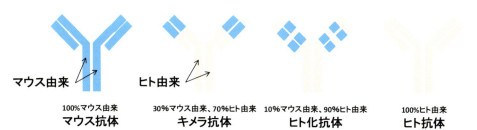

図Ⅶ10－2　モノクローナル抗体の種類

モノクローナル抗体には以下のような活性がある：
(1) ADCC（Antibody-Dependent-Cellular-Cytotoxicity、抗体依存性細胞傷害）
　　活性標的細胞に抗体が結合すると、その抗体にマクロファージやNK細胞の免疫細胞が結合し、その抗体が結合している細胞を殺傷する。
(2) CDC（Complement-Dependent Cytotoxicity、補体依存性細胞傷害）活性

標的細胞に抗体が結合すると、補体を介してその細胞を殺傷する。

(3) 中和作用

　標的細胞には増殖因子などの刺激で増殖するものがあり、その増殖刺激を受けとめる受容体に抗体が先回りして結合する。この結果、標的細胞は刺激を受けられず、増殖できなくなる。

抗体の名前は以下のような規則に則り命名されている：

(1) 語尾はエピトープを認識する抗体の種類を示す。

　・マブ　mab = monoclonal antibodies（モノクローナル抗体）

　・パブ　pab = polyclonal antibodies（ポリクローナル抗体）

(2) 語尾の前はモノクローナル抗体が由来する個体名を示す。

　・u = human（ヒト）

　・o = mouse（マウス）

　・a = rat（ラット）

　・e = hamster（ハムスター）

　・i = primate（霊長類、サル類）

　・xi = chimeric（キメラ、複数の動物）

　・zu = humanized（ヒト化）

(3) 語尾から3番前は、抗体の対象となる臓器や疾患を示す。

　・-co（l）- = colon（大腸）

　・-go（v）- = ovary（卵巣）

　・-ma（r）- = mammary（乳房）

　・-me（l）- = melanoma（メラノーマ）

　・-pr（o）- = prostate（前立腺）

　・-tu（m）- = tumour（腫瘍）

　・-ba（c）- = bacterial（細菌）

　・-os（- presubstem）= bone, os（骨）

　・-ci（r）- = cardiovascular（心血管）

　・-le（s）- = inflammatory lesions（感染部）

　・-li（m）- = immunomodulator（免疫関連細胞）

　・-vi（r）- = viral（ウイルス）

例：

・rituximab（商品名：リツキサン）

ri（固有名）＋ tu（腫瘍が標的）＋ xi（キメラ抗体）＋ mab（モノクローナル抗体）
・trastuzumab（商品名：ハーセプチン）
　tras（固有名）＋ tu（腫瘍が標的）＋ zu（ヒト化抗体）＋ mab（モノクローナル抗体）

コラム7 －モノクローナル抗体取得技術－

　抗体にはポリクローナルとモノクローナルがある。ポリクローナル抗体は、さまざまなエピトープを認識する複数のクローンからなる混合物である。それは、ウェスタンブロット、Radioimmunoassay（RIA）などの免疫学的分析法で利用されている。例えば、抗マウスIgG抗体（ウサギ）はマウスIgGを認識するウサギ由来のポリクローナル抗体であり、こうした抗体は、抗原で免疫された動物の血清から免疫グロブリン分画を精製することにより得られる。一方、モノクローナル抗体は、単一の抗体産生細胞に由来する1つのクローンからなる抗体である。それは、特徴として単一の抗原決定基に対する高い特異性と親和性を有する。モノクローナル抗体取得技術により獲得した単一の抗体分子を、動物細胞やマウスで発現させることにより、一定の品質の抗体を継続的に得ることが可能である。そのため、医療分野において臨床診断薬や医薬品として用いられるだけでなく、分析、定量、分離・精製用として研究分野でも利用されている。

　モノクローナル抗体取得技術として、1975年にG. J-F KöhlerとC. Milsteinにより開発されたハイブリドーマ法があげられる。モノクローナル抗体を産生するマウス由来B細胞とがん細胞であるミエローマ細胞を融合させることで、本来分裂回数に制限のあるB細胞が不死化されたハイブリドーマとなり、抗体を産生するようになる。そして、ハイブリドーマは様々な種類の抗体を分泌しながら増殖し、細胞培養の上清の抗体活性を調べることにより目的のクローンを選択する。ハイブリドーマをマウスに投与し腹水化した後、そこからアフィニティクロマトグラフィーを用いて精製することにより標的分子に対して特異的に反応するモノクローナル抗体を得ることができる。ウサギやヒトのミエローマ細胞も開発され、マウス以外のハイブリドーマも可能となったが、B細胞とミエローマ細胞の融合効率が低かったり、その生存が不安定であったりするなどの課題がある。

　上記のハイブリドーマ法の他に、モノクローナル抗体取得技術として、1985年にG. Smithにより報告されたファージディスプレイ法がある。それは、バクテリアに感染するバクテリオファージの表面に抗体フラグメントであるscFv（Single Chain Fv、一本鎖抗体）[*10-1] またはFab（Fragment Antigen-Binding、抗原結合フラグメント）を提示させ、固定化した標的分子とファージの反応、標的分子に結合したファージの回収、回収ファージによる大腸菌感染、ファージライブラリの増幅・再構築からなるパニングと呼ばれる操作を複数回繰り返して、標的分子に対して特異的に反応する抗体提示クローンを選択する。また、抗体分子先端部

[*10-1] scFv（Single Chain Fv、一本鎖抗体）：VHとVLをリンカー配列 ｛例：GSリンカー（Gly－Gly－Gly－Ser）n（nは繰り返し回数）｝でつなげた抗体分子として結合活性を有する最小の抗体人工分子である（**右図**）。しかし配列によって安定性が大きく異なり、不安定な分子も多い。一方、Fabは、scFvと比較して安定性・抗原親和性ともに優れ、全長のIgGと比較して低分子であるため、大腸菌による生産を目的とした技術開発が盛んに行われている。

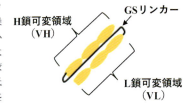

10. 放射免疫療法（Radionuclide Immunotherapy：RIT）

の可変領域に存在する相補性決定領域（CDR）の塩基配列を完全にランダム化した人工ライブラリを利用することができ、完全ヒト型抗体ライブラリが抗体医薬品候補のスクリーニングに用いられる。この人工ライブラリを用いたディスプレイ法で開発された抗体医薬として、関節リウマチ患者に適用できるヒト型抗ヒト TNF-α モノクローナル抗体であるアダリムマブ（Adalimumab：ADA）がある。しかし、この方法で目的の抗体取得の可能性はファージ抗体ライブラリの質に大きく依存することは言うまでもなく、ナイーブな抗体の L 鎖と H 鎖のペアを同時に取得することが難しい。ファージディスプレイ法の他にリボソームディスプレイ法、酵母ディスプレイ法などがある。

　1977 年に M. Steinitz らにより報告されたエプスタイン・バーウイルス（EB ウィルス）法は、ヒトのナイーブ B 細胞由来抗体取得技術であり、抗体の L 鎖と H 鎖のペアを同時に取得できる。それは、EBV を感染させて不死化した B リンパ球をマイクロプレートに播種、培養し、3～4 週間後に培養上清中に目的の抗体が存在するか否かを調べ、陽性ウェルの細胞（色々な抗体産生リンパ球の Mixture）を再度新しいマイクロプレートに播種、培養し、この操作を繰り返すことにより目的抗体を産生する細胞クローンを分離するというものであった。抗体産生細胞クローンを分離して、RT-PCR によりその抗体遺伝子をクローニングし、Chinese Hamster Ovary（CHO）細胞のような動物細胞で発現させることが可能であり、EBV 感染リンパ球の増殖、IgM 型抗体産生、EBV 混入などの当初の技術的課題は解決された現在、このヒトのナイーブ B 細胞由来抗体取得技術は完全ヒト型抗体医薬探索法として実用化されている。また、動物から得られる B 細胞 1 個から抗体遺伝子を増幅後、上記と同様な CHO 細胞のような動物細胞で発現させ抗体性能評価を行う、つまり不死化工程なしで B 細胞から直接かつ短時間に抗体を取得する技術もある。さらに、次世代シーケンスとバイオインフォマティクスを駆使した抗体取得法が報告され、それはフローサイトメーターにより B 細胞を 1 細胞ずつに分離後、磁気ビーズで mRNA を捕捉する。そして、ごく微量のエマルジョン内反応系で L および H 鎖の情報がリンクする形となるように 1 細胞由来の抗体遺伝子を増幅、次世代シーケンサーで解析し、その相対頻度に基づいて L および H 鎖ペアを組み合わせる。得られた遺伝子情報から IgG 遺伝子抗体を合成し、HEK293 細胞のような動物細胞で発現させ抗体を評価する。

　試験管内でタンパク質を合成するシステムである無細胞タンパク質合成系（Cell-Free Protein Synthesis System：CFPS）がある。そこでは、大腸菌、小麦胚芽、網状赤血球、昆虫培養細胞などから抽出したリボソーム、翻訳に係る因子、tRNA、アミノアシル tRNA シンターゼ、DNA あるいは mRNA、ATP などのエネルギー源を混合することにより約 1 時間でタンパク質を生合成することができる。無細胞タンパク質合成系を用いた抗体スクリーニングシステムとして、遺伝子とそこから合成されるタンパク質とを物理的に結合させたディスプレイ技術であるリボソームディスプレイがある。リボソームを介して mRNA（遺伝子型）とタンパク質（表現型）が結合した複合体を in vitro で作り出し、ファージディスプレイ法と同様のパンニング操作を繰り返し、高い親和性を有する分子を取得する。また、RNase や

149

プロテアーゼが含まれない再構成系の大腸菌無細胞タンパク質合成系である PURE（Protein Synthesis Using Recombinant Elements）System を利用することで mRNA-リボソーム複合体の形成効率が向上し、scFv や Fab 抗体を効率的にスクリーニングできる。

10.2　B細胞とCD20について

　非自己抗原を認識した場合に活性化、増殖し、それに対する抗体を産生する体液性免疫を担当するのが B 細胞（B-Cells）である。それは、骨髄の造血幹細胞に由来する。この造血幹細胞は、造血前駆細胞、プロ B 細胞（Igμ 鎖遺伝子の再構成が起こる）、プレ B 細胞（細胞表面に Igμ 鎖とプレ B 鎖からなるプレ B-cell receptor、B 細胞受容体、プレ BCR を発現し、IgL 鎖遺伝子の再構成が起こる）を経て、細胞表面に Igμ 鎖と Igλ 鎖または Igκ 鎖からなる BCR を保持する B 細胞へ分化し、末梢リンパ組織へ移行する(図Ⅶ10-3)。

　脾臓、リンパ節、パイエル板などへ移行した B 細胞は、細胞表面の BCR で特異的に抗原を捕え貪食する。そして B 細胞が活性化され、増殖し、形質細胞（抗体産生細胞）へと成熟して活発に抗体を産生する。また、B 細胞は細胞内で部分消化した抗原の断片をクラス II MHC 分子に結合させ、その細胞表面に表出させ、ヘルパー T 細胞へ抗原提示をする。さらに、メモリ B 細胞が抗原の情報を記憶する。

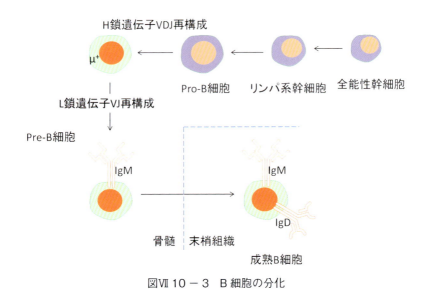

図Ⅶ 10 - 3　B 細胞の分化

　B 細胞に特異的なタンパク分子があり、未成熟 B 細胞〜成熟 B 細胞に発現がみられる CD20 がある。ただし、これはプレ B 細胞の前期と形質細胞にはみられない。CD20 は、MS4A 遺伝子ファミリーに属する分子量 33 〜 37 kDa の 4 回膜貫通型疎水性糖タンパク質であり、その

10. 放射免疫療法（Radionuclide Immunotherapy：RIT）

オリゴマーはカルシウムイオンチャンネルを形成し、B細胞活性化の際に、細胞膜のCa^{2+}コンダクタンスと細胞周期の進行を調節することが示唆されている。

　B細胞は自己抗原と反応する抗体を産生し、また、内在的に存在すると考えられる異常の結果自律的に自己抗体が産生される可能性が示され、自己免疫疾患の病態に関与する。さらにその際、抗原提示やサイトカイン産生等に係ることが知られている。また、血液学的悪性腫瘍である非ホジキンリンパ腫のB細胞リンパ腫によって発現されるいくつかの抗原のひとつにCD20がある。

　そして、CD20を抗原とするモノクローナル抗体が医薬品として存在する。この抗CD20モノクローナル抗体単体は、リンパ腫の治療に臨床で用いられる。例えば、リツキシマブ（Rituximab）は、抗ヒトCD20キメラ抗体であり、分子標的治療薬とも呼ばれる。これはCD20抗原との特異的結合により、ADCCやCDC、Ca^{2+}のホメオスターシスへの影響、細胞周期の阻害、そしてプログラムされた細胞死（Programmed Cell Death）（アポトーシス、Apoptosis）を引き起こすことなど多彩な作用機序を介して、B細胞除去を誘導することで臨床効果をもたらすことができる。

10.3　非ホジキン腫瘍（Non-Hodgkin Lymphoma：NHL）

　非ホジキンリンパ腫（NHL）は、悪性リンパ腫（Malignant Lymphoma）のひとつで、リンパ節、骨髄、脾臓、肝臓、および消化管を含むリンパ細網部位におけるリンパ系細胞の単クローン性悪性増殖に起因する疾患の混成群である。原発部位によりリンパ節性、節外性に分類される。一方、流血中リンパ球の腫瘍性増殖を急性または慢性リンパ性白血病という。初発症状として末梢のリンパ節腫脹がみられるのが一般的である。リンパ節腫脹は認められないが、循環血中に異常なリンパ球が認められる患者もいる。リンパ球や組織球などの反応性増殖が背景に認められ、比較的少数のB細胞起源である腫瘍細胞であるHodgkin細胞とReed-Sternberg細胞が存在して、線維化などを特徴とするホジキンリンパ腫（Hodgkin Lymphoma：HL）と比べ、診断時に播種性である可能性が高い。確定診断は、リンパ節生検、骨髄生検、またはその両方に基づいて実施される。治療は、原則として化学療法である。造血幹細胞移植は、不完全寛解または再発後のサルベージ療法のみに用いられる。

　悪性リンパ腫は、2017年部位別予測がん罹患数において、男性の場合、その全がんの約3%を占め、9位であり、女性の場合、その全がんの約3%を占め、10位である。性比は3：2と男性に多い。その中で、NHLは、HLより多く、約95%を占める。

　NHLの原因は不明であるが、白血病と同様に、ウイルス性の原因（例、ヒトT細胞白血病ウイルス-I型（Human T-cell Leukemia Virus Type 1：HTLV-1）、エプスタイン・バールウイルス（Epstein-Barr Virus：EBV）、C型肝炎ウイルス（Hepatitis C Virus：HCV）、ヒト免疫不全ウイルス（Human Immunodeficiency Virus：HIV）が示唆されるエビデンスがかなりある。NHLの危険因子には、免疫不全（移植後の免疫抑制、AIDS、原発性免疫疾患、乾燥症候群、関節リウマチに起因）、Helicobacter pylori感染、特定の化学物質への曝露、およびホ

151

ジキンリンパ腫の治療歴がある。HIV 感染患者では、NHL が 2 番目に多くみられるがんで、また、一部の AIDS 患者がリンパ腫を併発する。C-myc 遺伝子再構成は、一部の AIDS 関連リンパ腫の特徴である。

　NHL のほとんど（80 ～ 85％）が B 細胞から発生する。その中で、び慢性大細胞型 B 細胞性リンパ腫（Diffuse Large B Cell Lymphoma：DLBCL）が 30 ～ 40％を占め、濾胞性リンパ腫（Follicular Lymphoma：FL）が続く。また、NHL には T 細胞またはナチュラルキラー（Natural Killer：NK）細胞由来がある。前駆細胞または成熟細胞のいずれにも発生する可能性がある。いずれもリンパ球またはその前駆細胞の増殖をともなうことから、白血病と NHL の間には共通するところがある。末梢血リンパ球増多および骨髄浸潤をともなう白血病様の臨床像が一部の NHL 型の小児の最大 50％、成人の約 20％にみられる。鑑別が困難なことがあるが、一般にリンパ節浸潤（特に縦隔）がより広範囲で、循環血中に異常細胞がより少なく、骨髄中に芽球型がより少ない（25％未満）患者は、リンパ腫であると判断される。aggressive リンパ腫で顕明な白血病期がみられることは、バーキット（Burkitt）リンパ腫および前駆型リンパ芽球性白血病／リンパ腫を除いてまれである。

　進行性の免疫グロブリン産生低下による低ガンマグロブリン血症は、主に慢性リンパ性白血病に類似した組織像を認める患者の 15％にみられ、重篤細菌感染症（Serious Bacterial Infection）の素因となることがある。

　NHL の病理学的分類は、上記の多様な疾患群の起源細胞および生物学的根拠に関する新たな知見を反映して、変化している。現在では、形態、臨床像、遺伝子・免疫学的特徴なども重要視され、WHO 分類（第 4 版）が採用されている。これにより新たに認定された最も重要なリンパ腫は、MALT（Mucosa Associated Lymphoid Tissue）リンパ腫／粘膜関連リンパ組織型節外性辺縁体リンパ腫、マントル（Mantle）細胞性リンパ腫、および未分化大細胞リンパ腫（Anaplastic Large Cell Lymphoma：ALCL）である。未分化大細胞リンパ腫は、症例の 75％が T 細胞由来、15％が B 細胞由来、10％が分類不能という不均一な疾患である。ただし、その病型の多さにもかかわらず、特定の T 細胞リンパ腫を除き、治療は類似していることが多い。

　リンパ腫に対する病期分類は、HL 用の Ann Arbor 分類(表Ⅶ10-1)が NHL についても用いられる。ただし、症状の A または B 分類は NHL では不要である。リンパ腫の基本的な病期決定には、病歴と理学所見、血球算定、生化学検査、胸部単純 X 線検査、頸部・胸部・腹部・骨盤 CT、必要に応じて、上部・下部消化管内視鏡、骨髄穿刺または生検にて行う。これまで、悪性リンパ腫の病期診断に ^{67}Ga シンチグラフィが用いられていた。しかし、近年、感度や特異度が優れる ^{18}F-FDG-PET/CT 検査が ^{67}Ga シンチグラフィに代わる検査となっている。^{18}F-FDG 集積の程度は悪性リンパ腫の組織型により異なるので、^{18}F-FDG-PET/CT 検査を治療の効果判定に用いる場合、より正確に判定するために治療前の病期診断時にも ^{18}F-FDG-PET/CT 検査を行うことが望ましい。

10. 放射免疫療法（Radionuclide Immunotherapy：RIT）

表Ⅶ10－1　Ann Arbor 分類

Ⅰ期	単独リンパ節領域の病変（Ⅰ）。 またはリンパ節病変を欠く単独リンパ外臓器または部位の限局性病変（ⅠE）。
Ⅱ期	横隔膜の同側にある2つ以上のリンパ節領域の病変（Ⅱ）。 または所属リンパ節病変と関連している単独リンパ外臓器または部位の限局性病変で、横隔膜の同側にあるその他のリンパ節領域の病変はあってもなくてもよい（ⅡE）。 病変のある領域の数は下付きで、例えばⅡ3のように表してもよい。
Ⅲ期	横隔膜の両側にあるリンパ節領域の病変（Ⅲ）。それはさらに隣接するリンパ節病変と関連しているリンパ外進展をともなったり（ⅢE）、または脾臓病変をともなったり（ⅢS）、あるいはその両者（ⅢES）をともなってもよい。
Ⅳ期	1つ以上のリンパ外臓器のびまん性または播種性病変で、関連するリンパ節病変の有無を問わない。または隣接する所属リンパ節病変を欠く孤立したリンパ外臓器病変であるが、離れた部位の病変を併せ持つ場合。
A およびB 分類（症状） 各病期は以下のように定義される全身症状の有無に従って、A または B のいずれかに分類される。 1）発熱：38℃より高い理由不明の発熱。 2）寝汗：寝具（マットレス以外の掛け布団、シーツなどを含む、寝間着は含まない）を変えなければならない程のずぶ濡れになる汗。 3）体重減少：診断前の6か月以内に通常体重の10%を超す原因不明の体重減少。	

　消化管原発のリンパ腫は節外病変が主病変であるため、Ann Arbor 分類では病期の進展と乖離することが多い。よって、消化管原発のリンパ腫では、Ann Arbor 分類に加えて国際悪性リンパ腫会議で作成された、いわゆる Lugano 分類(表Ⅶ10－2)が病期分類として用いられる。

表Ⅶ10－2　Lugano 分類

Ⅰ期	消化管に限局した腫瘍 　　単発または多発（非連続性）
Ⅱ期	消化管の原発部位から腫瘍が腹腔へ進展 リンパ節浸潤 　Ⅱ₁：限局性（胃のリンパ腫の場合は胃周囲、腸管の場合は腸管周囲） 　Ⅱ₂：遠隔性（腸管原発の場合は腸間膜、その他では傍大静脈、傍大静脈、骨盤、鼠径）
ⅡE期	近接の臓器または組織へ進展する漿膜の浸潤（実際の浸潤部位。例：ⅡE[脾臓]、ⅡE[大腸]、ⅡE[後腹膜]） 　リンパ節浸潤と近接臓器へ浸潤する進展の両方がある場合は、病期は下付きの1または2とEの両方が記載されるべきである。例：Ⅱ₁E[脾臓]
Ⅳ期	リンパ外への播種性浸潤または消化管病変に横隔膜を越えたリンパ節病変をともなう。

　リンパ腫は、インドレント（Indolent）またはアグレッシブ（Aggressive）として分類されることもよくある。Indolent リンパ腫は低悪性度で、進行が遅く、治療に反応しやすいが、標準アプローチでは治癒できない。Aggressive リンパ腫は中悪性度で、急速に進行するが、治療に反応しやすく、治癒可能な場合が多い。

　小児における NHL は、ほとんどの場合が Aggressive である。濾胞性およびその他の Indolent リンパ腫は非常にまれである。これらの Aggressive リンパ腫（バーキットリンパ腫、

153

核医学安全基礎読本 ③　Ⅶ．内用療法概論　Radionuclide Therapy

びまん性大細胞型 B 細胞リンパ腫、およびリンパ芽球性リンパ腫）の治療には、消化管病変（特に回腸末端）、髄膜への進展（脳脊髄液浸潤予防または治療を要する）、およびその他の考慮すべき部位の病変（精巣や脳）などの特別な懸念がある。さらに、これらの治癒の可能性のあるリンパ腫では、治療成績に加えて、晩期の二次発がん（二次腫瘍）リスク、心肺系の続発症、妊孕性の温存、発達への影響などの治療の有害事象についても考慮しなければならない。

多くの患者が症状をともなわない末梢リンパ節腫脹を呈する。腫大したリンパ節は弾性的で分離しているが、後に癒合する。一部の患者では病変が限局性であるが、いくつかの領域に病変がみられる患者がほとんどである。縦隔および後腹膜のリンパ節腫脹は、様々な臓器に対して圧迫症状を引き起こすことがある。節外部位が臨床像を支配することがある（消化管のがんに類似する胃病変、吸収不良症候群の原因となりうる腸管リンパ腫、NHL を発症した HIV 感染患者で多くみられる中枢神経系浸潤）。

皮膚および骨の初期病変が Aggressive リンパ腫患者の 15％、Indolent リンパ腫患者の 7％にみられる。腹部または胸部に広範な病変がみられる患者では、ときにリンパ管閉塞のために乳糜性腹水または胸水が生じることがある。体重減少、発熱、盗汗、および無力症から、播種が示唆される。同様に、肝腫大および脾腫がみられることもある。

次の 2 つの症状は、NHL でよくみられ、HL ではまれである：①上大静脈が圧迫されることにより、顔面および頸部のうっ血および浮腫（上大静脈症候群または上縦隔症候群）が生じることがある。②後腹膜リンパ節、骨盤リンパ節、またはその両方により尿管が圧迫されることがあり、尿流が妨げられ、二次性腎不全を引き起こすことがある。

貧血は、初期に約 33％の患者でみられ、最終的にはほとんどの患者にみられる。貧血の原因として可能性のあるものには、消化管リンパ腫に起因する出血（血小板数減少症をともなう場合もともなわない場合もある）、脾機能亢進症またはクームス陽性溶血性貧血に起因する溶血、リンパ腫による骨髄浸潤、または化学療法もしくは放射線療法に起因する骨髄抑制がある。

成人 T 細胞白血病／リンパ腫（Adult T-cell Leukemia/Lymphoma）の急性期症状には、皮膚浸潤、リンパ節腫脹、肝脾腫、および白血病をともなう急激な臨床経過がある。この白血病細胞は悪性 T 細胞で、曲がった形状の核がみられることが多い。高カルシウム血症は、直接的な骨浸潤よりも、むしろ体液性因子に関連して発現することが多い。

未分化大細胞リンパ腫（Anaplastic Large Cell Lymphoma）の患者では、急速に進行する皮膚病変、リンパ節腫脹、および内臓病変がみられる。この疾患は、HL または転移した未分化がんと誤診されることがある。

診断は以下の手順でなされる：
・胸部単純 X 線
・胸部、腹部、および骨盤 CT および／または ^{18}F-FDG PET-CT
・血算、アルカリホスファターゼ、LDH、肝機能検査、アルブミン、カルシウム、BUN、クレアチニン、電解質、および尿酸

154

10. 放射免疫療法（Radionuclide Immunotherapy：RIT）

・HIV、B 型肝炎ウイルス（HBV）、および C 型肝炎ウイルス（HCV）の検査（ATLL が確認された場合は、HTLV-1 の検査）
・リンパ節および骨髄生検
・神経症状がある場合は、頸椎の MRI

　HL と同様に、NHL は通常、無痛性のリンパ節腫脹を認める患者または縦隔リンパ節腫脹がルーチンの胸部 X 線で検出された場合に疑われる。無痛性のリンパ節腫脹は、伝染性単核球症（Infectious Mononucleosis）、トキソプラズマ症（Toxoplasmosis）、サイトメガロウイルス感染症（Cytomegalovirus Infection）、HIV（Human Immunodeficiency Virus）初感染、または白血病により発生することもある。肺がん、サルコイドーシス、または結核でも同様な胸部 X 線所見がみられることがある。まれに、非特異的症状に対して実施した血算で、末梢血リンパ球増多症の所見により発見される患者がいる。このような症例における鑑別診断としては、白血病、エプスタイン・バールウイルス感染症、Duncan 症候群（X 連鎖リンパ増殖症候群）などがある。

　胸部単純 X 線、CT、または ^{18}F-FDG PET でリンパ節腫脹が確認された場合は、リンパ節生検を施行する。縦隔リンパ節腫脹の場合に限り、CT ガイド下の針生検または縦隔鏡検査の必要がある。検査には、血算、ALP、腎機能検査、肝機能検査、LDH、および尿酸を含め、その他の検査は、所見に応じて実施する（例えば、脊髄圧迫の症状または中枢神経系異常に対しては MRI を実施する）。

　生検に関する組織学的基準は、正常なリンパ節構造の破壊に加え、被膜および近隣の脂肪組織への特徴的な腫瘍細胞浸潤である。起源細胞を決定する細胞表面マーカー検査は、特異的な亜型を同定し、予後および管理法の決定に役立つという点で大きな価値がある；これらの検査は、末梢血細胞で実施可能である。免疫ペルオキシダーゼによる白血球共通抗原 CD45 の立証より、転移性のがんが除外され、この方法は、未分化がんの鑑別診断で多く使用される。白血球共通抗原、大半の表面マーカー検査、および遺伝子再構成（B 細胞または T 細胞のクローン性の実証目的）に関する検査は、固定組織で実施可能である。細胞遺伝学的検査およびフローサイトメトリーでは、新鮮組織が必要である。

　NHL は限局性で発生する。しかし、最初の診察時点で播種性である。病期分類を目的とした検査には、胸部、腹部、骨盤 CT、^{18}F-FDG PET、および骨髄生検がある。最終的な NHL の病期分類〔病期分類には従来の Ann-Arbor 分類を原則として、腫瘍の大きさと病変の存在する領域数を加味した Cotswolds 分類（表Ⅶ10−3）が用いられる〕は、ホジキンリンパ腫とほぼ同じで、臨床的および病理学的所見に基づいて行う。

表Ⅶ10 − 3　Cotswolds 修正版

Ⅰ期	単一のリンパ節領域またはリンパ様組織（脾臓、胸腺、ワルダイエル輪）の病変、または単一の節外部位の病変（IE）
Ⅱ期	横隔膜の同側の 2 個以上のリンパ節領域の病変（II）、節外臓器または節外部位への連続して限局した進展をともなっていてもよい（IIE）。病変部位数を下付数字で記載する。
Ⅲ期	横隔膜の両側のリンパ節領域の病変（III）、脾臓への進展をともなう場合（IIIs）、節外臓器または節外部位への連続して限局した進展をともなっていてもよい（IIIE）。
Ⅳ期	リンパ節病変の有無にかかわらず、1 つ以上の節外臓器または節外部位のびまん性または播種性の病変

1) 38℃を超える熱発、過去 6 か月における 10%を超える原因不明の体重減少、夜間発汗のどれかがあれば B、なければ A。
2) 開腹生検＋脾摘が施行されていた場合、PS（Pathological Staging）、施行されていない場合 CS（Clinical Staging）とする。
3) 腹腔リンパ節や脾臓病変のみの場合 III1、それより尾側に広がる場合 III2 とする。
4) 胸郭横径の 1/3 を超える縦隔腫瘍、10 cm を超えるリンパ節（またはその集合）は X の下付き文字を記載する。

　T 細胞リンパ腫の患者は、B 細胞型の患者よりも予後が一般に不良である。しかし、この差は、最近の強力な治療計画書（レジメン、Regimen）によって小さくなる可能性がある。NHL の各亜型の予後は、腫瘍細胞の生物学的特徴における差に関係している。

　生存期間は他の因子によっても異なる。国際予後指標（International Prognostic Index：IPI）は、Aggressive リンパ腫でしばしば用いられる。IPI では、全ての年齢に対する以下の 5 つの予後（危険）因子が考慮される：

・年齢：60 歳以上
・PS（Performance Status）：不良（2 〜 4）（Eastern Cooperative Oncology Group：ECOG の手法*10-2 を用いて測定可能）
・血清 LDH：高値
・節外病変数：2 か所以上
・病期：III 期または IV 期

　危険因子の該当数により、Low Risk 群（0、1）、Low-intermediate Risk 群（2）、High-intermediateRisk 群（3）、High Risk 群（4、5）に分類され、High Risk 群は転帰不良である。いずれの危険因子もない患者では、治癒率が最も高い。IPI 因子により判定した生存期間は、標準化学療法レジメン（CHOP 療法：Cyclophosphamide、Doxorubicin、Vincristine、

---

*10-2　ECOG による全身状態の評価
Grade 0：無症状で社会活動ができ、制限を受けることなく、発病前と同等にふるまえる。
Grade 1：軽度の症状があり、肉体運動は制限を受けるが、歩行・軽労働・作業はできる。
Grade 2：歩行や身の回りのことができるが、時に介助が必要なこともある。日中の 50％以上は起居している。
Grade 3：身の回りのことはある程度できるが、しばしば介助が必要で、日中の 50％以上は就床している。
Grade 4：身の回りもできず、常に介助がいり、終日就床している。

Prednisolone）へのキメラ型抗 CD20 モノクローナル抗体であるリツキシマブ（Rituximab）の追加（R-CHOP 療法）により改善している。びまん性大細胞型 B 細胞リンパ腫に対して、Rituximab 導入により改訂した IPI（Revised-IPI：R-IPI）使用される。それは、IPI における当該項目の積算法を刷新し、Very Good Risk 群（0）、Good Risk 群（1,2）、Poor Risk 群（3,4,5）の 3 群に分類する。それぞれの群における、5 年全生存率（Overall Survival：OS）は、2007 年の報告において 95%、80%、55% である。近年、NCCN（National Comprehensive Cancer Network)-IPI(表Ⅶ10－4)が考案され、R-IPI より予後不良群が同定可能となった。

表Ⅶ 10 － 4　NCCI-IPC

項目		スコア
年齢	40 超～60 歳以下	1
	60 超～75 歳以下	2
	75 歳超	3
血清 LDH（正常上限との比）	1 倍超～3 倍以下	1
	3 倍超	2
病期	III/IV	1
節外病変	骨髄、中枢神経系、肝臓 / 消化管、肺のいずれかに病変を有する	1
PS	2 以上	1

Low Risk 群（0、1）、Low-Intermediate Risk 群（2、3）、High-Intermediate Risk 群（4、5）、High Risk 群（6 以上）の 4 つに分類される。

治療として以下の方法がある：
・化学療法、放射線療法（Involved-Field Radiation Therapy）、またはその両方
・化学療法と併用または非併用の抗 CD20 モノクローナル抗体（Rituximab）
・ときに造血幹細胞移植

　細胞型により治療法は大幅に異なり、種類があまりにも多いため、詳細な説明はここではしない。限局期 vs 進行期、および Aggressive vs Indolent で一般化することが可能である。
　限局期（I 期および II 期）の Indolent リンパ腫の患者はまれである。その場合は、局所放射線療法により長期制御が得られる可能性がある。しかし、放射線療法後 10 年を超えてから再発することがある。一方、限局期の Aggressive リンパ腫の患者は、局所放射線療法を併用または非併用の多剤併用化学療法により、通常は約半数が治癒可能である。リンパ芽球性リンパ腫またはバーキットリンパ腫の患者では、見かけ上、限局期であったとしても、髄膜への予防療法をともなう強力な併用化学療法を施行しなければならない。治療に維持化学療法が必要となる場合もあるが、治癒が期待される。
　進行期（III 期および IV 期）の Indolent リンパ腫に対する治療は、かなり多い。無治療経過観察（Watch-and-Wait アプローチ）、B 細胞に特異的な抗 CD20 モノクローナル抗体のリツ

キシマブ単独または化学療法（単剤または2剤もしくは3剤併用レジメン）との併用が使用されることがある。治療選択肢を決定する際に考慮する基準として、年齢、全身健康状態、病変の分布、腫瘍量、組織型、および期待される治療の有益性がある。ここで、^{90}Y-抗CD-20抗体による内用療法がときに使用されることもある。

Aggressive B 細胞リンパ腫（例、びまん性大細胞型 B 細胞リンパ腫）の患者に対する標準の薬剤を用いた併用療法は、リッキシマブを追加したシクロホスファミド（Cyclophosphamide）、ヒドロキシダウノルビシン（ドキソルビシン、Doxorubicin）、ビンクリスチン（Vincristine）、およびプレドニゾロン〔Prednisolone（R-CHOP）〕である。IPI 分類にもよるが、70％以上の患者で完全病変退縮が期待される。完全奏効者では、治癒率が約70％を超え、治療後2年を過ぎてからの再発はまれである。R-CHOP の施行により治癒率が改善しているため、自家移植は、再発または難治性の Aggressive B 細胞リンパ腫患者、マントル細胞リンパ腫の一部若年患者、および Aggressive T 細胞リンパ腫の一部患者のみに使用される。

リンパ腫の再発に関して、初回化学療法後の最初の再発では、ほとんどの場合、自家造血幹細胞移植による治療を行う。通常は、70 歳以下またはこれと同等の健康状態、治療反応性、PS 良好、幹細胞源の非汚染、および十分な CD34 ＋ 幹細胞数（末梢血または骨髄から採取）を満たす患者とすべきである。骨髄破壊的な地固め療法としては、化学療法単独または化学療法と放射線療法の併用が可能である。

移植後免疫療法（リッキシマブ、ワクチン接種、IL-2）は、研究段階にある。同種移植では、適合ドナー（兄弟姉妹、適合非血縁ドナー、または臍帯血）から幹細胞が提供される。ドナーの幹細胞の効果には、正常血球数の再構築および移植片対腫瘍作用の可能性という二面性がある。Aggressive リンパ腫では、骨髄破壊的治療をともなう移植に適格な患者の 30 ～ 50％に治癒が期待できる。Indolent リンパ腫では、自家造血幹細胞移植による治癒は依然として確定していないが、緩和を目的とした二次治療単独よりも寛解が優れている可能性がある。強度縮小前処置（Reduced-Intensity Conditioning：RIC）による同種移植は、一部の Indolent リンパ腫患者で治癒の可能性を有する選択肢である。骨髄破壊的前処置による移植を受けた患者の死亡率は、ほとんどの自家移植手技で 2 ～ 5％まで、またほとんどの同種移植手技で 15％未満まで劇的に低下している。

治療の合併症に関して、標準および大量化学療法による晩期障害として、特に骨髄異形成および急性骨髄性白血病といった二次腫瘍の発生がある。放射線療法と併用した化学療法では、このリスクが高まるが、それでも発生率は約3％とわずかである。

10.4　^{90}Y-抗 CD-20 抗体による NHL に対する内用療法

治療用放射性同位元素が標識された（いわゆる Hot な）抗 CD-20 抗体は、骨髄アブレーションを目的とする放射能またはそれより少ない量で身体へ投与される。少なくとも 3 つの異なる放射性同位元素が使用されている。骨髄アブレーション治療では非常に高放射能のホットな抗

CD-20 抗体が投与され、それにより致命的損傷を受けた骨髄は、治療前に保存された骨髄また
は幹細胞を用いて再構築されなければならない。より頻繁に臨床で使用される放射能は低く、
骨髄は可逆的な損傷を受けるが上記のように完全に破壊されることはない。しかし、この治療
法は安全であるが、骨髄アブレーションよりも有効性が低い可能性がある。

10.4.1　適応と禁忌

　放射免疫療法の適応は、再発性または難治性の低悪性度または中等度の B 細胞非ホジキン
リンパ腫の患者である。この時、はじめに ^{111}In- 抗 CD-20 モノクローナル抗体が少量投与さ
れ、ガンマカメラにより数日間（48 ～ 72 時間後に）にわたるイメージングを実施する。そこ
では、病変部位に対する抗体集積の程度、血液プール（クリアランス）の状態および Human
Anti-Mouse Antibody（HAMA）の存在を示唆しない体内分布など ^{90}Y- 抗 CD-20 抗体投与の
適切性を確認する。適切性の評価が不確定な場合は、1 日以上の間隔をあけて追加撮像を実施
し、再度適切性の検討を実施する。生体内分布に以下のような異常が認められる場合、適切性
はない：
　(1)　顕著な骨髄へのびまん性の取り込みが認められる（長管骨および肋骨の明瞭な描出を
　　　　特徴とする骨シンチグラムにおけるスーパースキャンに類似した画像）。
　(2)　網内系への取り込みを示す肝臓および脾臓および骨髄への強い局在化が認められる。
　(3)　以下のような、腫瘍の浸潤がみられない正常臓器への取り込みの増強が認められる。
　　　　①肝臓よりも強い正常肺へのびまん性の取り込み
　　　　②後面像で、肝臓よりも強い腎臓への取り込み
　　　　③肝臓よりも強い正常腸管への取り込み（経時的変化がみられないもの）

10.4.2　投与と効果

　^{111}In- 抗 CD-20 モノクローナル抗体を投与してから 7 ～ 9 日目に、リツキシマブ（遺伝子組
換え）250 mg/m^2 を経静脈性に投与し、その後 4 時間以内に ^{90}Y- 抗 CD-20 抗体を 10 分間か
けて治療のために経静脈性に 1 回投与する。薄層クロマトグラフィ等による評価で、^{90}Y- 抗
CD-20 抗体の標識率が 95％未満の場合には投与に用いない。1 回放射能として 14.8 MBq/kg（最
大 1,184 MBq）を 10 分間かけて静脈内投与する。また、患者の状態に応じて（治療前血小板
数が 100,000/mm^3 以上 150,000/mm^3 未満の場合）、11.1 MBq/kg に減量する。治療前血小板
数が 100,000/mm^3 未満の患者における ^{90}Y- 抗 CD-20 抗体の有効性および安全性は確立してい
ない。今日までの臨床結果から、治療により奏効が認められた割合は 67％であり、完全寛解
は 26％にみられた。奏効期間は 12 か月間であった。抗腫瘍効果は、抗体自体によるアポトー
シスと治療用放射性同位元素からの放射線効果の両方である。しかし、この組み合わせた免疫
療法と放射線療法のアプローチは、意外にも、非標識の（コールドの）抗 CD-20 抗体単独に
よる治療よりもあまり効果的ではない。図Ⅶ10−4～図Ⅶ10−6 に症例が提示されている。

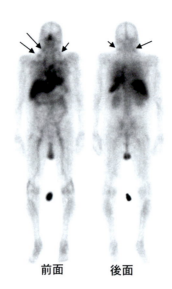

図Ⅶ10－4 ¹¹¹In-抗CD-20モノクローナル抗体による全身シンチグラフィ（前・後面像）
マントル細胞リンパ腫再発症例で、リンパ節腫大に一致して¹¹¹In-抗CD-20モノクローナル抗体の集積が認められる（矢印）。

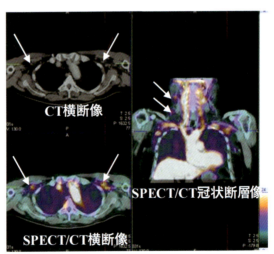

図Ⅶ10－5 ¹¹¹In-抗CD-20モノクローナル抗体による
SPECT/CT画像（図Ⅶ10－4と同一症例）

CT横断像（左上）でリンパ節腫大がみられる（矢印）。SPECT/CT横断像（左下）で腫大したリンパ節に一致して¹¹¹In-抗CD-20モノクローナル抗体の集積を認める（矢印）。また、SPECT/CT冠状断層像（右）で頸部に¹¹¹In-抗CD-20モノクローナル抗体の集積を認める（矢印）。

10. 放射免疫療法（Radionuclide Immunotherapy：RIT）

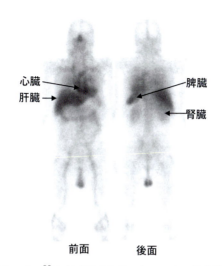

図Ⅶ10－6 ^{90}Y-抗CD-20モノクローナル抗体治療後の
^{111}In-抗CD-20モノクローナル抗体による全身シンチグラフィ（前・後面像）

前回(**図Ⅶ10－4、図Ⅶ10－5**)と比べて^{111}In-抗CD-20モノクローナル抗体の有意な集積が認められない。

B細胞リンパ腫と同様な治療方法を用いて、T細胞リンパ腫、ホジキンリンパ腫および白血病の治療の臨床的可能性がある。放射性同位元素が標識されたモノクローナル抗体による治療療法は、将来の血液学的悪性腫瘍の治療において重要な役割を果たす可能性がある。

10.4.3　吸収線量

^{111}Inのイメージングに基づく^{90}Yの吸収線量はEANMにより以下の**表Ⅶ10－5**にまとめられている。

表Ⅶ10－5　^{111}Inのイメージングに基づく^{90}Y-抗CD20抗体の吸収線量

臓器	吸収線量（mGy/MBq）
脾臓	7.35（0.37～29.70）
肝臓	4.32（0.85～17.55）
肺	2.05（0.59～4.86）
赤色髄（血液由来）	0.59（0.09～1.84）
赤色髄（仙骨由来）	0.97
腎臓	0.22（0.00～0.95）
骨表面	0.53（0.09～1.31）
膀胱壁	0.89（0.38～2.32）
他の臓器*	0.41（0.6～0.62）
全身	0.54（0.27～0.78）

*他の臓器：副腎、脳、乳房、胆嚢壁、心臓壁、下部小腸壁、筋肉、膵臓、皮膚、小腸、胃、胸腺、甲状腺、上部大腸、卵巣、子宮、精巣

10.5 課題と有害事象

リツキシマブ（遺伝子組換え）に対する抵抗性のメカニズムについては、腫瘍細胞からのCD20抗原の消失をはじめとするいくつかの原因が考察されているが、腫瘍細胞がCD20抗原を発現している場合であっても、CD55抗原等の補体不活性化因子の発現によるComplement-Dependent Cytotoxicity（CDC）の減弱やFcγRIIIaの多形化によるAntibody-Dependent Cytotoxicity（ADCC）の減弱が原因となり、リツキシマブ（遺伝子組換え）に抵抗性を示すと考えられる。また、大きな腫瘍や血管分布の少ない腫瘍では、リツキシマブ（遺伝子組換え）が到達しにくいと考えられる。

イットリウム（^{90}Y）イブリツモマブ チウキセタン〔Yttrium（^{90}Y）Ibritumomab Tiuxetan〕（遺伝子組換え）は、リツキシマブ（Rituximab）（遺伝子組換え）と同様にCD20抗原をターゲットとする製剤であるが、CDCやADCCによる抗腫瘍効果に依存せず、β線を標的腫瘍細胞に直接照射することにより抗腫瘍効果を発揮する。また、^{90}Yから照射される最大エネルギー2.28 MeVを有するβ線は、イブリツモマブ チウキセタン（遺伝子組換え）が結合した腫瘍細胞のみならず、近傍にある腫瘍細胞にも照射されるため、従来の抗体療法では治療が難しかった、大きな腫瘍や血管分布の少ない腫瘍などに対しても効果が期待される。

リツキシマブ（遺伝子組換え）により奏効が得られない、またはTTP（Time to Progression、疾患進行までの期間）が6か月以下の濾胞性リンパ腫（Follicular Lymphoma：FL）57症例を対象として、イットリウム（^{90}Y）イブリツモマブ チウキセタン（遺伝子組換え）の有効性を評価する目的の米国臨床試験が実施された。その結果、奏効率は74%、完全寛解率は15 、TTPの中央値は6.8か月、奏効例におけるTTPの中央値は8.7か月であった。なお、同一群の直近のリツキシマブ（遺伝子組換え）前治療では奏効率32%、奏効例におけるTTPの中央値4.0か月であった。このことは^{90}Y-抗CD20抗体によるRI標識抗体療法が、リツキシマブ（遺伝子組換え）不応の濾胞性リンパ腫にも有効であることを示している。また、主な毒性は血液毒性であり、グレード4の有害事象は、好中球減少35%、血小板減少9%、貧血4%であった。

10.6 放射線安全管理

放射性医薬品投与後3日間は、血液や尿中に比較的高い放射能が認められる。このため、患者の尿、糞便、体液、および血液について手袋を着用して取り扱う。また、患者の血液、排出物等で汚染された衣類などは、他のものと区別して洗濯する。

患者は退出後3日間、家族の者や介護者などとともに以下について留意する：

・家族、配偶者、子ども、公共の場で長時間にわたる接触や至近距離での接触をできるだけ避ける。特に、子どもとの接触や抱っこ等の場合、握りこぶし1つ程度の間隔（10 cm）をあけ、1日30分程度にする。
・血液や尿が付着したシーツ類や着用した衣類は、個別に洗濯し十分にすすぐ。
・排尿・排便後、そして手に血液が付着した場合、必ずよく手を洗う。

10. 放射免疫療法（Radionuclide Immunotherapy：RIT）

・十分な水分を摂取する。

・男性は座位で排尿する。

・尿や血液がこぼれた場合、トイレットペーパーできれいにふき取り、トイレに流す。

・使用後のトイレの洗浄はとして2回流す。

・怪我をした場合、流出した血液をきれいにふき取り洗い流す。

・できるだけ毎日シャワーを浴びる。入浴する場合、1人で最後に入浴し、入浴後はただちに浴槽などを洗浄する。

・性交渉は控える。

まとめ

● モノクローナル抗体による治療法は、新規かつ有望な治療法である。治療用放射性同位元素を抗体に標識し、抗原抗体反応の特性が放射免疫療法に利用される。理想的には、放射性医薬品の放射化学純度が高く、安定であり、高い腫瘍対非腫瘍比を示し、血中から迅速にクリアランスされ、長い腫瘍滞留時間を有する必要がある。これらの特性のいくつかは、リンパ腫における治療のために ^{90}Y で標識された抗 CD-20 抗体において実証されている。

● 非固形腫瘍（血液悪性腫瘍）に対する治療として、放射免疫療法はその重要な役割を果たす可能性がある。現時点で、放射免疫療法による骨髄抑制や肺毒性は、限定的な有害事象である。

コラム 8 －アンメットメディカルニーズ（Unmet Medical Needs）として期待されるRI内用療法－

　未だ有効な治療法が期待できない患者に係る医療ニーズであるアンメットメディカルニーズ（Unmet Medical Needs）として、切除不能や化学療法の奏効率が高くないがん患者などに対するRI内用療法が期待されるところである。そのひとつとして^{90}Y-標識抗ヒトP-カドヘリン/CDH3キメラ抗体を用いるRI内用療法の2019年9月時点の状況についてここで概説する。

　ヒトP-カドヘリンとしても知られるヒトカドヘリン3（Cadherin-3：CDH3）を標的とするキメラモノクローナル抗体FF-21101にDOTA（1、4、7、10-tetraazacyclododecane-1、4、7、10-tetraacetic acid）を介して細胞障害性β粒子を放出する放射性同位元素^{90}Yを標識した^{90}Y-標識抗ヒトP-カドヘリン/CDH3キメラモノクローナル抗体FF-21101(図Ⅶ10－7)をヒトに経静脈性に投与することにより、その抗体部分が腫瘍細胞に発現するP-カドヘリン/CDH3に結合し、β粒子を放出する^{90}Yを特異的に送達するRI内用療法の第Ⅰ相臨床試験が米国で実施されている。「A Dose Escalation Study of Radio-labeled Antibody for the Treatment of Advanced Cancer」において、^{111}Inを標識したFF-21101を線量評価に、^{90}Yを標識したFF-21101を進行性固形腫瘍治療に利用することで^{90}Y-FF-21101が投与された被験者の安全性と忍容性について、P-カドヘリン/CDH3陽性の固形がん患者において無増悪期間を延長できる可能性が示唆され、投与薬剤の忍容性について中間報告がなされた。

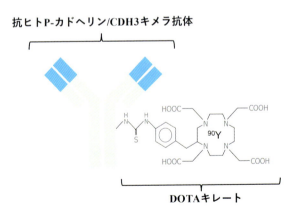

図Ⅶ10－7　^{90}Y-標識抗ヒトP-カドヘリン/CDH3キメラ抗体

　P-カドヘリン/CDH3は、マウス胚の発生に現れたカドヘリンとして1986年に初めて記述され、「P」はこの分子が最初に特徴付けられた部位である胎盤（Placenta）に由来する。胚の組織発生により、P-カドヘリン/CDH3の発現はマウスの胎盤を起源とする構造である胚外胚

葉および内臓内胚葉に限定される。E- カドヘリン（CDH1）や N- カドヘリン（CDH2）など
とともにカドヘリンファミリーのカルシウム依存性膜貫通糖タンパク質であり、5 つの細胞外
ドメインからなる細胞外領域、細胞膜貫通領域、カドヘリン結合タンパクであるカテニンとの
結合領域を有する細胞質領域からなり、分子量は 124 〜 147 kDa、723 〜 748 アミノ酸残基を
有する(図Ⅶ10−8)。カドヘリンの細胞質領域の細胞質ドメインは、細胞骨格にリンクするた
めの幾つかのカテニンである p120、α、β、および γ（プラコグロビン）と結合する。カド
ヘリンは、胚発生に関与し、発達、特に組織形成に役割を果たす。さらに、成体組織構造を維
持するいくつかの細胞恒常性プロセスを調節し、細胞分化、細胞形状、細胞極性、成長および
移動に重要な機能を担っている。このため、P- カドヘリン /CDH3 は、ヒトの胎児の構造に発
現にもかかわらず、それは、中皮、卵巣、子宮頸管や角膜内皮と同様に、表皮基底層、乳房や
前立腺などいくつかの成人組織に、大抵 E- カドヘリンと共発現しながら存在する。

核医学安全基礎読本 [3]　Ⅶ. 内用療法概論　Radionuclide Therapy

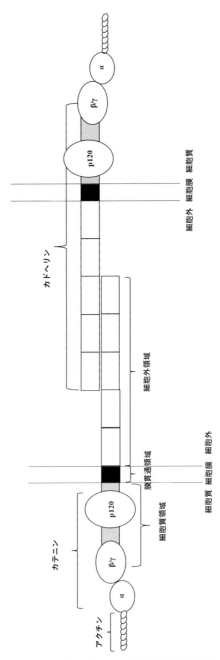

図Ⅶ 10－8　カドヘリンによる細胞間接着の模式図

10. 放射免疫療法（Radionuclide Immunotherapy：RIT）

P-カドヘリン/CDH3は上皮（Epithelium）で同定されたE-カドヘリン（CDH1）や神経（Neuron）で同定されたN-カドヘリン（CDH2）などとともにクラシカルカドヘリンに分類される。カドヘリンは、その細胞が領域でCa^{2+}存在下で細胞間の接着する（同種分子同士がホモフィリックに結合する）のみならず、その細胞質領域に結合するカテニンに、ビンキュリン/α-アクチニンの架橋を介してアクチン（フィラメント）が結合する。

　P-カドヘリン/CDH3の変異は、遺伝性疾患である若年性黄斑ジストロフィーを伴う乏毛症と関連する。そして、P-カドヘリン/CDH3の過剰発現は、さまざまな悪性腫瘍で観察され、多くの場合、腫瘍の細胞接着、運動性、浸潤、増殖などのがんの病態に関与している。しかし、興味深いことに、腫瘍環境におけるP-カドヘリン/CDH3の役割は、特にそれぞれのがんの種類に依存する。例えば、悪性黒色腫や口腔扁平上皮がんなどの腫瘍の一部では、P-カドヘリン/CDH3は腫瘍抑制因子として機能する。それは、P-カドヘリン/CDH3の消失ががん細胞のアグレッシブな増殖の表現となるからである。しかしながら、P-カドヘリン/CDH3の過剰発現が乳房、卵巣、前立腺、子宮内膜、皮膚、胃、膵臓および結腸の悪性腫瘍における有意な腫瘍増殖因子として関連する。それゆえ、P-カドヘリン/CDH3は腫瘍関連抗原（Tumour-Associated Antigens：TAA）でもある。さらに、腫瘍細胞にP-カドヘリンが特異的に発現し、特に上皮細胞が間質細胞様に形質を変化させ周囲の組織への浸潤や他の臓器/組織への転移を可能にする上皮間葉転換（Epithelial Mesenchymal Transition：EMT）が生じる場合にP-カドヘリン/CDH3の発現が腫瘍細胞に増強すること、また、それはCD44などのがん幹細胞特異的マーカーと共発現することが報告されている。

　日本では、米国第Ⅰ相臨床試験の中間報告を受けて、国内治験での想定を検討し、「イットリウム-90標識抗P-カドヘリン抗体注射液を用いるRI内用療法の治験適正使用マニュアル（第2版）」（2019年8月6日　日本核医学会承認）が公開されその環境整備を行っているところである。そこでは、以下のように示される：

(1) 標識と品質管理

　　^{90}Y-標識抗P-カドヘリン抗体は以下の手順で得られる：

　　① DOTA化ヒト抗P-カドヘリンキメラ抗体を調製用無菌バイアルに分取する。

　　② ①のバイアルに規定量の^{90}Yを添加して、40℃、990秒間、静置加熱する。

　　③ ②の後、放冷して、調製用緩衝液を添加し全量を10 mLとして、これを患者へ投与する。

　　^{90}Y-標識抗P-カドヘリン抗体の品質管理として、その標識率はITLCにて95％以上が必要である。

(2) 投与方法

　　患者の体表面積あたりの^{90}Y-標識抗P-カドヘリン抗体投与線量は925 MBq/m^2/回（最大2,220 MBq）による複数回投与（12週以上の間隔で年間最大4回投与）が想定される。この時、投与線量の^{90}Y-標識抗P-カドヘリン抗体を注射シリンジへ採取して、シリンジポンプを用いて10分以上かけて静脈内投与を行う。

核医学安全基礎読本 ③　Ⅶ. 内用療法概論　Radionuclide Therapy

(3) ^{90}Y- 標識抗 P- カドヘリン抗体の体内動態と主な臓器 / 組織の被ばく線量

　ヒトに投与された ^{90}Y- 標識抗 P- カドヘリン抗体の実効半減期は約 37 時間であり、腫瘍以外に集積する臓器 / 組織として脾臓、腎臓、精巣、肺、肝臓であることが米国第 I 相臨床試験で示され、その被ばく線量は ^{111}In- 標識抗 P- カドヘリン抗体投与後に撮像された経時的プラナ像を用いた解析から、それぞれ、27.0 mGy/MBq、6.36 mGy/MBq、5.80 mGy/MBq、4.6 mGy/MBq、4.4 mGy/Bq と計算される。

(4) 有害事象など

　用量制限毒性により投与中止に至った症例はなく、主な有害事象としてリンパ球数減少、白血球数減少、血小板数減少が一時的に認められた。

(5) 放射線安全管理

　患者の体表面積あたりの ^{90}Y- 標識抗 P- カドヘリン抗体投与線量として 925 MBq/m^2/ 回（最大 2,220 MBq）による複数回投与（12 週以上の間隔で年間最大 4 回投与）を考える場合、投与された患者は、「放射性医薬品を投与された患者の退出について」（平成 10 年 6 月 30 日付医薬安発第 70 号）にある「患者毎の積算線量計算に基づく退出基準」を適用することにより医療機関の管理区域から退出および帰宅が可能であると考えられる。また、^{90}Y- 標識抗 P- カドヘリン /CDH3 抗体が投与された患者の放射線安全管理として、投与後、血液や尿などに比較的高い放射能がみられるので、特に 3 日間は、日常生活での注意、洗濯物の取り扱いに関する注意、排尿・排便・嘔吐時の注意を患者に指導し徹底させる必要がある。

11. α線放出放射性同位元素による骨転移を有する去勢抵抗性前立腺がん患者に対する内用療法

　前立腺がん（Prostate Cancer）の病期分類は、患者の治療を決定し、回復の見通しを立てるうえで最も重要な要素のひとつである。がんが前立腺以外にも拡大している場合、骨まで転移する前に、周辺の組織または領域リンパ節に浸潤することがしばしばみられる。

　前立腺内にがんが留まらない場合、ホルモン療法が適応される。ホルモン療法は90%以上の前立腺がんの患者に有効であるが、3〜5年後に、この半数以上の患者で治療抵抗性が認められる。この状態は去勢抵抗性前立腺がん（Castration-Resistant Prostate Cancer：CRPC）と呼ばれる。進行した状態の前立腺がんでは、患者10人中9人前後に、生存期間（Survival）や生活の質（Quality of Life：QOL）に影響を及ぼす骨転移が出現する。このため、できるだけ早期に骨転移の診断および治療を行うことが、患者のQOFや予後にとってきわめて大切となる。

　近年、骨転移を有するCRPC患者に対して、α線を放出する放射性医薬品である塩化ラジウム-223（Radium-223 Chloride）（$^{223}RaCl_2$）による内用療法が臨床に導入された。^{223}Raは骨転移病変などの骨代謝が亢進した部位に、骨塩（Hydroxyapatite、ヒドロキシアパタイト）と複合体を形成することにより、集積する。そこから放出される高エネルギーのα線は、近接する腫瘍細胞のDNAに高頻度で二重鎖切断を生じさせる等、その結果、腫瘍増殖抑制作用がみられる。^{223}Raのα線の飛程は軟部組織で100 μm未満程度であり、病変周辺の正常組織に対する放射線損傷を低減できる。

　ここでは、^{223}Raによる骨転移を有する去勢抵抗性前立腺がん患者に対する内用療法について理解する。

本項の目的

- α線を放出する放射性医薬品である$^{223}RaCl_2$の治療効果の仕組みを理解できる。
- 治療の適応を理解する。
- 必要な放射線安全の条件を理解できる。

11.1　臨床概要

　前立腺がん罹患数は年々増加を続けている。本邦では、2012年に男性において、前立腺がんは、胃がん、大腸がん、肺がんについで部位別罹患数では第4位であった。2016年は、2015年に引き続き、前立腺がん予測罹患数は胃がん、肺がん、大腸がんを抜いて第1位であると予測された。2012年における前立腺がんの年齢階級別罹患数をみると、50歳代前半から年齢階級が上がるにつれて増加し、70〜74歳で最大数となった。このように前立腺がんも典型的な高齢者のがんといえる。一方、2016年の前立腺がん予測死亡数は、肺がん、胃がん、

大腸がん、肝がん、膵臓がんに次いで第6位とされている。このように前立腺がんについて、その罹患数は予想を上回る勢いで増加しているが、対照的に近年の死亡数は予想を下回っている。米国では、1980年代後半からのPSA（Prostate Specific Antigen、前立腺特異抗原）[*11-1]検査の急速な普及による前立腺がん罹患率の急上昇がみられ、1992年以降、死亡率低下が持続している。これによりPSA検査による早期がん診断の増加および治療の進歩が死亡率低下に大きく寄与していると考えられる。本邦でのPSA検査の普及は緩徐であったものの前立腺がん死亡数低下の一因である可能性がある。

（ア）症状
　一般的に前立腺がんの進行は遅く、進行以前に症状が出現することはまれである。進行した疾患では、血尿および下部尿路閉塞の症状（腹圧排尿、排尿遅延、尿勢低下または尿線途絶、残尿感、終末時滴下）が現れる場合がある。造骨性骨転移（骨盤、肋骨、椎体など）により骨痛、病的骨折、または脊髄圧迫が生じる場合がある。

（イ）診断
　診断として以下のステップがある：
　・直腸指診および前立腺特異抗原によるスクリーニング
　・経直腸的針生検による異常の評価
　・組織学的な悪性度分類
　・CTおよび骨シンチグラフィによる病期診断

　直腸指診（Digital Rectal Examination：DRE）において石状の硬結や小結節が触知可能である。検査はしばしば正常であり、硬結と小結節はがんを示唆するものの、肉芽腫性前立腺炎、前立腺結石、その他の前立腺疾患と鑑別しなくてはならない。精嚢への硬結の進展と腺の側方の固定は局所進行前立腺がんを示唆する。DREで検出される場合、前立腺がんは大きい傾向があり、50％以上が前立腺被膜を越えて進展する。

　前立腺がんの診断には組織学的な確定診断が必要である。最も一般的には経直腸的超音波（Transrectal Ultrasound：TRUS）ガイド下針生検(図Ⅶ11-1)が用いられ、外来診察室において局所麻酔下で施行できる。低エコー領域はがんを反映している可能性が高い。また、前立腺がんは前立腺肥大症（Benign Prostatic Hyperplasia：BPH）の手術中に切除した組織から偶然に診断されることがある。

---

*11-1　前立腺特異抗原（PSA）：前立腺から分泌される、分子量33～34kの血清中の単鎖状糖タンパクである。健常人の血清中PSA濃度は0.1 ng/mLであるが、前立腺に疾患がある場合には血液中にPSAが浸出し、4.0 ng/mLに上昇する。しかし4.0～10.0 n/mL程度の場合、良性の前立腺肥大症と前立腺がんがかなりの割合で混在している。

11. α線放出放射性同位元素による骨転移を有する去勢抵抗性前立腺がん患者に対する内用療法

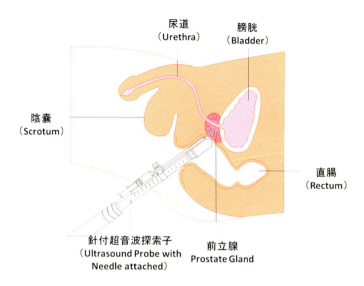

図Ⅶ 11 − 1　経直腸的超音波（TRUS）ガイド下針生検

✓ 血清前立腺特異抗原（PSA）値によるスクリーニング

　現在、前立腺がんの大半が血清前立腺特異抗原（PSA）値（およびときに DRE）によるスクリーニングで発見されている。それは一般的に、50歳以上の男性で年1回実施される。また、高リスクの男性（前立腺がんの家族歴を有する男性）ではより早期にスクリーニングが開始される。スクリーニングは、期待余命が10〜15年未満の男性には推奨されない。そして PSA 値の異常所見は生検によりさらに精査される。

　本邦でスクリーニングにより罹病率や死亡率が低下するかどうか、あるいはスクリーニングによって得られる効果が無症状のがんを治療することで生じる QOL の低下を上回るかどうかは明らかではない。このため、住民検診としてのスクリーニングは一部の専門家グループにより推奨されるが、他のグループは反対している実情がある。新たに前立腺がんと診断された患者のほとんどは DRE が正常であり、血清 PSA 測定はスクリーニング検査としては適切ではない。PSA は前立腺がん患者の 25 〜 92%（腫瘍の大きさに依存するが）で上昇がみられるが、中等度の上昇が BPH 患者の 30 〜 50%（前立腺の大きさおよび閉塞の程度に依存するが）でも、一部の喫煙者、また前立腺炎後数週間でも認められる。従来から、50歳以上の男性では PSA 値 4 ng/mL 以上が生検の適応とされてきた（より若年の男性の場合、PSA 値上昇の最も頻度の高い原因である BPH の罹患がまれであるため、2.5 ng/mL 以上で生検が必要かもしれない）。もちろん PSA の著しい高値は有意であり、腫瘍の被膜外進展または遠隔転移を示唆する。このように、PSA 値の上昇とともにがんの可能性が高まる。しかし、ある値を下回ればがんのリスクがないと言えるようなカットオフ値が存在しない。

核医学安全基礎読本 ③　Ⅶ. 内用療法概論　Radionuclide Therapy

　無症状の患者でのがんの陽性適中率は、PSA 値 10 ng/mL 以上で 67%、PSA 値 4 ～ 10 ng/mL で 25% である。また、最近のエビデンスから 55 歳以上の男性のがんの有病率は PSA 値 4 ng/mL 未満で 15%、PSA 値 0.6 ～ 1.0 ng/mL で発生率は 10% であることが示唆されている。PSA 低値の患者で認められるがんは小型（しばしば 1 mL 未満）で悪性度も低い傾向にある。悪性度の高いがん（Gleason スコア 7 ～ 10）は PSA 値にかかわらず存在する可能性があり、PSA 値 4 ng/mL 未満で発生するがんのうち悪性度の高いがんはおそらく 15% である。カットオフ値を 4 ng/mL とする場合、一部の重篤となりうるがんを見逃すようであるが、それらのがんを発見するために必要な生検数の増加による費用や合併症発生数は明らかではない。

　生検を施行するかどうかの決定は、前立腺がんの家族歴がない場合にも、その他の PSA 関連因子が有用と考えられる。例えば、PSA の変化率（PSA 上昇速度）は 0.75 ng/mL/ 年未満（若年者ではより低値）であるべきである。PSA 上昇速度が 0.75 ng/mL/ 年を上回る場合は生検の適応とする。

　総 PSA に対する遊離 PSA 比および複合 PSA を測定するアッセイは、標準的な総 PSA 測定と比較して腫瘍に対してより特異的であり、がんを有していない患者に対する生検の頻度を低下させることができる。前立腺がんは遊離 PSA の低値と関連している。標準的なカットオフ値は確立されていないいが、一般的に値が 10 ～ 20% 未満で生検が正当化される。

　PSA 検査のリスク（Risk）とベネフィット（Benefit）について患者と話し合うべきである。患者によっては、進行および転移のおそれの可能性がどれだけ低いかにかかわらず、どんな犠牲を払ってもがんを根絶することを希望し、PSA 検査を毎年受けることを望む者がいる。一方、患者によっては QOL を重視し、ある程度の不確かさを受容することができ、PSA 検査の受検頻度を減らす、あるいは施行しないことを望む者がいる。

✓ 悪性度分類（Grading）

　悪性度分類は、腫瘍構造と正常な腺組織の類似に基づき、腫瘍の悪性度の定義に役立つ。悪性度分類では腫瘍の組織学的多様性を考慮する。一般的には Gleason スコアが用いられる。最も頻度の高いパターンとその次に頻度の高いパターンをそれぞれ 1 ～ 5 のグレードで分類し、これら 2 つのグレードの合計を総スコアとする。ほとんどの専門家は、スコア 6 以下を高分化、7 を中分化、8 ～ 10 を低分化としている。スコアが低いほど腫瘍の悪性度と浸潤性は低く、予後も良好である。限局性腫瘍に対しては、Gleason スコアは被膜浸潤、精嚢浸潤、またはリンパ節転移の可能性を予測するうえで有用である。Gleason スコア、臨床病期、および PSA 値の併用は、それぞれを単独で用いる場合と比較して、病理学的病期および予後の予測に優れている。

✓ 病期分類（Staging）

　前立腺がんでは、病期診断により腫瘍の進展範囲を明らかにする（前立腺がんの AJCC/TNM 病期分類および前立腺がんの TNM 定義）。経直腸的超音波検査（TRUS）では、病期診

断に必要な情報、特に被膜浸潤および精囊浸潤に関する情報が得られる可能性がある。臨床病期が T1c ～ T2a で、Gleason スコアが低値（7 以下）、かつ PSA 値が 10 ng/mL 未満の患者には、治療に進む前の追加の病期診断検査は通常行わない。骨シンチグラフィは、PSA 値が 20 ng/mL を上回るか Gleason スコアが高値（すなわち、8 以上または［4＋3］以上）でない限り、骨転移の検出に有用となることはまれである（関節炎性変化の外傷でもしばしば異常を示す）。Gleason スコアが 8 ～ 10 でかつ PSA 値が 10 ng/mL を超える場合、または Gleason スコアにかかわらず PSA 値が 20 ng/mL を超える場合は、骨盤リンパ節および後腹膜リンパ節を評価するため、腹部および骨盤 CT（または MRI）がよく施行される。疑わしいリンパ節は、針生検を用いてさらに評価することができる。局所進行前立腺がん（T3）の患者では、経直腸コイルを使用する MRI も腫瘍の局所的な進展範囲を判定するうえで有用となりうる。しかし、早期の限局例には明らかに不要である。血清酸性ホスファターゼ高値、特に酵素活性測定での高値は、転移（特にリンパ節転移）の有無と良好に相関する。しかしながら、この酵素はBPH、多発性骨髄腫、ゴーシェ（Gaucher）病、および溶血性貧血でも上昇する可能性がある。また、強い前立腺マッサージの後にもわずかながら上昇する。現在では治療指針の決定や治療後のフォローアップを目的として使用されることはまれとなっている。循環血中の前立腺がん細胞を検出する逆転写 PCR（Polymerase Chain Reaction）法が病期診断と予後判定の手段として研究されている。

・TNM 分類

  T カテゴリ　身体所見、画像診断、内視鏡検査、生検と生化学的検査

  N カテゴリ　身体所見と画像診断

  M カテゴリ　身体所見、画像診断、骨格検査と生化学的検査

  領域リンパ節は本質的に総腸骨動脈の分岐部以下の小骨盤リンパ節である。同側か対側かは N カテゴリに影響しない。

① T 原発腫瘍

  TX：原発腫瘍の評価が不可能

  T0：原発腫瘍を認めない

  T1：触診で臨床的明らかでない腫瘍

    T1a：組織学的に切除組織の 5% 以下の偶然に発見される腫瘍

    T1b：組織学的に切除組織の 5% を超える偶然に発見される腫瘍

    T1c：針生検により確認される腫瘍（例えば、PS 上昇のため）

  T2：触知負の前立腺に限局する腫瘍

    T2a：片葉の 1/2 以内に進展する腫瘍

    T2b：片葉の 1/2 を超え進展するが、両葉には及ばない腫瘍

T2c：両葉へ伸展する腫瘍

T3：前立腺被膜を超えて進展する腫瘍

T3a：前立腺外へ進展する腫瘍（一側性または両側性）、顕微鏡的な膀胱頸部への浸潤を含む

T3b：精嚢に浸潤する腫瘍

T4：精嚢以外の隣接組織（外括約筋、直腸、挙筋、および / または骨盤壁）に固定、または浸潤する腫瘍

② N 領域リンパ節

Nx：領域リンパ節の評価が不可能

N0：領域リンパ節転移なし

N1：領域リンパ節転移あり

③ M 遠隔転移

M0：遠隔転移なし

M1：遠隔転移あり

M1a　領域リンパ節以外のリンパ節転移

M1b　骨転移

M1c　リンパ節、骨以外の転移

・病期分類

以下の表Ⅶ11-1にまとめられている。

表Ⅶ 11 - 1　前立腺がんの病期分類

病期	T	N	M
Ⅰ	1、2a	0	0
Ⅱ	2b、2c	0	0
Ⅲ	3、4	0	0
Ⅳ	関係なく	1	0
	関係なく	関係なく	1

・G 病理組織学的分化度分類(表Ⅶ11-2)

　経直腸的超音波ガイド下生検を原則とした針生検により評価される。最低 8 か所の系統的な生検を実施し、基本的に顕微鏡で低倍率により観察する。腫瘍の構造異型の所見を 1 ～ 5 段階の Gleason 分類（組織分類）によりスコア（点数）化し、採取された組織の中で最も面積の大きい組織像（パターン）とその次に大きい組織像（パターン）の点数を合計して Gleason（グリーソン）スコアを算出する。そこでは、最も悪性度の低い 2 から、最も悪性

度の高い 10 までの 9 段階に分類されることになる。

表Ⅶ 11 － 2　G 病理組織学的分化度分類

分化度分類	Gleason スコア	Gleason パターン
1	≦ 6	≦ 3＋3
2	7	3＋4
3	7	4＋3
4	8	4＋4
5	9～10	4＋5、5＋4、5＋5

GX　分化度の評価が不可能

✓ 転移リスク

　転移のリスクは、T 分類、Gleason スコア、および PSA 値から以下のように推定することができる：
- ・低リスク：T2a 以下、Gleason スコア 6 以下、かつ PSA 値 10 ng/mL 以下である
- ・中リスク：T2b、Gleason スコア 7、PSA 値 10 ng/mL 以上 20 ng/mL 以下のいずれかに該当する
- ・高リスク：T2c 以上、Gleason スコア 8 以上、PSA 値 20 ng/mL 以上のいずれかに該当する

　酸性ホスファターゼ（Acid Phosphatase：ACP）および PSA 値は、どちらも治療後に低下し、再発により上昇するが、PSA はがん進行と治療に対する反応をモニタリングするうえで最も感受性の高いマーカーであり、この目的ではほぼ完全に酸性ホスファターゼから置き換わっている。

✓ 予後

　大部分の前立腺がん患者の予後は、特に限局性または局所性の場合はきわめて良好である。高齢の前立腺がん患者の期待余命は、年齢および併存症に依存するが、年齢をマッチさせた前立腺がんがない男性とほとんど変わらない可能性がある。多くの患者では、長期の局所コントロールだけでなく治癒さえも可能である。治癒の可能性はたとえ臨床的に限局がんであっても腫瘍の悪性度および病期に依存する。早期治療を行わなければ、高悪性度の低分化がん患者の予後は不良である。未分化の前立腺がん、扁平上皮がん、および導管由来の移行上皮がんは従来の治療法に対する反応が不良である。転移性のがんは治癒しない。転移例の期待余命の中央値は 1 ～ 3 年であるが、一部の患者は多年にわたり生存することが報告されている。

✓ 治療

　治療として以下の考え方がある：

核医学安全基礎読本 ③　Ⅶ．内用療法概論　Radionuclide Therapy

・前立腺内の限局性がんを有する患者の場合、手術または放射線療法
・前立腺外のがんを有する患者の場合、ホルモン療法、放射線療法、化学療法による緩和治療
・低リスクのがんと診断された一部の男性の場合、無治療での積極的サーベイランス

　治療法の選択は、PSA 値、腫瘍の悪性度および病期、年齢、併存疾患、ならびに期待余命を指針とする。また、治療の目標として以下のオプションがある：
・積極的サーベイランス
・局所療法（治癒を目標とする）
・全身療法（腫瘍の進展範囲を低下または制限することを目標とする）

　大部分の患者は、年齢にかかわらず、がんが治癒可能な場合には根治的な治療を好む。しかしながら、がんが前立腺の外に拡大した場合は治癒の可能性が低いことから、根治的ではなく緩和的な治療を行う。根治的治療が有益となる可能性が低い男性（高齢者、合併症あり）の場合、注意深い経過観察とすることが可能である。そして、それらの患者では症状が現れた場合に緩和的処置を行う。

　積極的サーベイランスは、低リスクまたは場合によっては中リスクの限局性前立腺がんを有するか、生命に関わる疾患を併発している 70 歳以上の無症状の患者では多くの場合に適切である。そのような患者では、前立腺がんによる死亡リスクと比較して他の原因による死亡リスクの方が大きい。このアプローチは、定期的な DRE、PSA 測定および症状のモニタリングを必要とする。低リスクのがんと診断された健康な若年男性に対する積極的サーベイランスでは、生検も定期的に繰り返す必要がある。生検の至適な施行間隔はまだ確立されていないが、ほとんどの専門家は 1 年以上としている。生検陰性が反復した場合はより少ない頻度で施行することに同意している。がんが進行した場合は治療が必要である。積極的サーベイランスを受ける患者のうち、約 30％は最終的に治療が必要となる。高齢男性では積極的サーベイランスでの全体的な生存率は前立腺摘除術の場合と同じであるが、手術を受けた患者では遠隔転移および疾患特異的死亡のリスクが有意に低くなる。

　局所療法は、前立腺がんの治癒を目標とする。そのため根治的治療と呼ばれることもある。選択肢としては前立腺全摘除術、放射線療法、凍結療法がある。その決定にあたっては、これらの治療法のリスク（Risk）とベネフィット（Benefit）に関する慎重なカウンセリングと患者毎の特徴（年齢、健康状態、腫瘍特性）の考慮がきわめて重要である。

　70 歳未満で腫瘍が前立腺に限局している患者では前立腺全摘除術（前立腺に加え精嚢および所属リンパ節を切除）がおそらく最善である。一部の高齢患者では、その期待余命、併存疾患、ならびに手術および麻酔に対する耐容性に基づき、前立腺摘除術が適切である。

　前立腺摘除術は、下腹部の切開を介して施行される。より最近では、ロボット支援腹腔鏡下アプローチが開発され、失血量および入院期間が最小限に抑えられているが、合併症発生率や死亡率の改善は十分には示されていない。合併症として、尿失禁（全患者の約 5 ～ 10％）、膀

11. α線放出放射性同位元素による骨転移を有する去勢抵抗性前立腺がん患者に対する内用療法

胱頸部狭窄または尿道狭窄（約7～20%）、勃起障害（約30～100%、年齢とその時点の機能に強く依存）、直腸損傷（1～2%）などがある。神経温存前立腺全摘除術は勃起障害の可能性を低下させるが、常に施行可能というわけではなく、病期と腫瘍の位置に依存する。

凍結療法（前立腺がん細胞をクライオプローブ（Cryoprobe）により凍結して破壊して、その後解凍）は十分に確立されておらず、長期の転帰は不明である。有害事象は、下部尿路閉塞、尿失禁、勃起障害、および直腸の疼痛または損傷などである。凍結療法は米国では一般的な第1選択療法ではないが、放射線療法が無効な場合に用いられることがある。

標準の外照射による放射線療法では、通常は70 Gy を7週間で照射する。この治療法は原体照射法による3次元放射線療法と強度変調放射線療法（Intensity Modulated Radiaiton Therapy：IMRT）に取って代わられ、これらは80 Gy 近い線量を前立腺に安全に照射でき、局所制御率が（特に高リスク患者で）高いことがデータから示されている。少なくとも40%の患者では、勃起機能にいくらかの低下がみられる。その他の有害事象は、放射性直腸炎、膀胱炎、下痢、疲労などで、このほかに尿道狭窄の可能性があり、特に経尿道的前立腺切除術の手術歴を有する患者で認められる。放射線療法と前立腺摘除術による結果は同程度であると考えられ、特に治療前の PSA 値が低い患者では同様である。陽子線治療などの新しい形態の放射線療法は費用が高く、前立腺がんの男性で得られるベネフィットは明確には確立されていない。外照射療法も、前立腺全摘除術後にがんが残存しているか、PSA 値が手術後に上昇を開始して、転移が見つけられない場合に役割を果たす。

密封小線源治療では放射性ヨウ素（^{125}I）シードを、会陰を介して前立腺に埋め込む。これらのシードは限定された期間（通常3～6か月間）にわたり放射線を群発的に放射し、その後、放射能がなくなる。中リスク患者に対して、高品質インプラントの単独療法としての使用か、あるいはインプラントと外照射療法の併用のどちらが優れているかは現時点ではわからない。密封小線源治療も勃起機能を低下させるが、発症が遅くなる可能性があり、また血管拡張作用を示すホスホジエステラーゼ5（Phosphodiesterase 5）阻害薬に対する患者の反応は、手術中に神経血管束の切除または損傷があった患者と比べて高いと考えられる。頻尿、尿意切迫、また頻度は低いものの尿閉が一般的にみられるが、通常は時間とともに軽減する。その他の有害作用としては、排便回数の増加、便意切迫、出血または潰瘍形成、前立腺直腸瘻などがある。

前立腺に限局しているがんが高リスクの場合、様々な治療法の組み合わせが必要になることがある（外照射療法で治療された高リスク前立腺がんに対するホルモン療法の追加）。

がんが前立腺を越えて拡大した場合、治癒の可能性は低く、通常は腫瘍の進展範囲を縮小または抑制することを目標とする全身療法が施行される。

局所進行例と転移例では、去勢（Castration）によるアンドロゲン（Androgen）除去が有益となることがある。これは両側精巣摘除術による外科的方法で、あるいは黄体形成ホルモン放出ホルモン（Luteinizing Hormone-Releasing Hormone：LHRH）作動薬〔リュープロレリン（Leuprorelin）、ゴセレリン（Goserelin）、トリプトレリン（Triptorelin）、ヒストレリン（Histrelin）、ブセレリン（Buserelin）〕による内科的方法、または内科的方法と放射線療

177

核医学安全基礎読本 ③ Ⅶ. 内用療法概論 Radionuclide Therapy

法の併用で行うことができる。LHRH 拮抗薬〔デガレリクス（Degarelix）〕もテストステロン（Testosterone）値を低下させることが可能で、通常 LHRH 作動薬と比較して迅速である。LHRH 作動薬および LHRH 拮抗薬は通常、血清テストステロン値を両側精巣摘除術とほぼ同程度にまで低下させる。これらのアンドロゲン除去療法はいずれも性欲減退および勃起障害を引き起こし、またホットフラッシュ（Hot Flush）を引き起こすこともある。LHRH 作動薬は、一時的に PSA 値の上昇を引き起こすことがある。一部の患者ではアンドロゲン完全遮断のために抗アンドロゲン薬〔フルタミド（Flutamide）、ビカルタミド（Bicalutamide）、ニルタミド（Nilutamide）、酢酸シプロテロン（Cyproterone Acetate）〕の追加が有益である。併用アンドロゲン遮断療法とは、通常は LHRH 作動薬と抗アンドロゲン薬の併用を指すが、LHRH 作動薬〔またはデガレリクス（Degarelix）もしくは精巣摘除術〕単独と比較した場合の有益性はごくわずかのようである。もうひとつのアプローチは間欠的アンドロゲン遮断であり、これはアンドロゲン非依存性前立腺がんの発生を遅延させることを意図したもの、アンドロゲン遮断のいくつかの有害作用を制限するうえで有用である。完全アンドロゲン除去療法は、PSA 値が低下するまで（通常は検出限界未満まで）継続し、その後は中止する。PSA 値が特定の閾値を超えて上昇した時点で治療を再開するが、理想的な閾値はまだ確立されていない。治療および治療休止期間の至適なスケジュールもまだ確立されておらず、施設間で大きなばらつきがある。アンドロゲン遮断は、生活の質を大きく損なう可能性があり（自己像、がんとその治療に対する態度、活力）、長期治療により骨粗鬆症、貧血、および筋肉量の減少をもたらす可能性がある。外因性エストロゲンは、心血管合併症および血栓塞栓性合併症のリスクを有するため、まれにしか使用されない。

　転移性の前立腺がんでは、ホルモン療法は限られた期間のみ効果を示す。テストステロン値が去勢レベル（50 ng/dL 未満）であるにもかかわらず進行するがん（PSA 値の上昇により示唆）は去勢抵抗性前立腺がんと分類される。去勢抵抗性前立腺がんで生存期間を延長する治療薬としては、タキサン系微小管阻害薬のドセタキセル（Docetaxel）、自己活性細胞免疫療法であるシプリューセル -T（Sipuleucel-T）（抗アンドロゲン薬であるアビラテロン（Abiraterone）やエンザルタミド（Enzalutamide）、カバジタキセル（Cabazitaxel）（ドセタキセル耐性を獲得した腫瘍に活性を示す可能性がある場合のタキサン系の化学療法薬）などがある。一部のデータからは、去勢抵抗性前立腺がんの最初期の徴候がみられた時点でシプリューセル -T を使用すべきであることが示唆されている。一般的に、去勢抵抗性前立腺がんの治療は前立腺がんの経過の早期に試みられている。しかしながら、治療の選択には多くの因子が関与する可能性があり、結果を予測するうえで利用できるデータはあまりないと考えられることから、患者の教育と意思決定の共有が欠かせない。

178

11.2 ²²³Ra 内用療法
11.2.1 ²²³Ra の物理学的特徴

²²³Ra はこれまでの治療用放射性同位元素と異なり安定同位元素である鉛（Pb）へ至るまで図Ⅶ11-2 のように様々な子孫核種が生じる。一部、²¹⁵Po から ²¹⁵At、²¹¹Bi から ²¹¹Po の経路がある。壊変にともない、α線、β線、γ線が放出される。

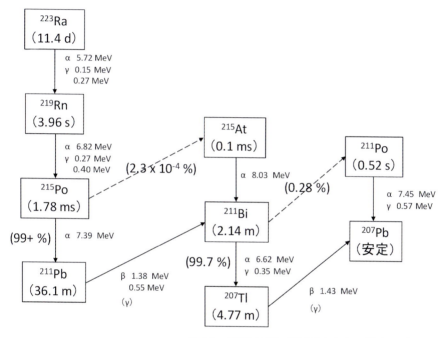

図Ⅶ 11-2　²²³Ra の壊変図

各エネルギーは以下のようになる：
- α線（95.3%）　5〜7.5 MeV
- β線（3.6%）　平均　0.445 MeV、0.492 MeV
- γ線（1.1%）　0.01〜1.27 MeV

11.2.2　投与放射能と方法

成人には、1回 55 kBq/kg を 4 週間隔で最大 6 回まで、約 1 分間かけて緩徐に経静脈に投与する。投与前後に、静脈ラインを生理食塩液でフラッシュする。

投与量は以下の式で算出する：

投与量（mL）＝ {体重（kg）×用量（55 kBq/kg）} /（減衰係数[*]×1,100 kBq/mL）

[*]減衰係数は以下の表Ⅶ11-3を参照する。

表Ⅶ 11 - 3　減衰表

経過日数	減衰係数	経過日数	減衰係数
-14	2.39	1	0.96
-13	2.24	2	0.90
-12	2.11	3	0.85
-11	1.99	4	0.80
-10	1.87	5	0.75
- 9	1.76	6	0.71
- 8	1.66	7	0.67
- 7	1.56	8	0.63
- 6	1.47	9	0.59
- 5	1.38	10	0.56
- 4	1.30	11	0.52
- 3	1.22	12	0.49
- 2	1.15	13	0.46
- 1	1.08	14	0.44
0	1.02		

注）経過日数は、検定日の前（-）または後の日数を示す。

11.2.3　^{223}Ra および子孫核種の体内挙動

^{223}Ra は投与後、主に骨および骨転移部位に分布、腸管内に排出される。日本人の CRPC 患者へ 55 kBq/kg および 110 kBq/kg ^{223}RaCl$_2$ を単回投与後、骨への放射能の取り込みは投与2時間後までに最大となり、骨中放射能の投与放射能に対する割合は 52% であった。腸管内放射能は投与6時間後に最大となり、投与放射能に対する割合は 64% であった。心臓、肝臓、腎臓、膀胱、脾臓等の他の臓器への特異的な取り込みは認められなかった。

^{223}Ra は二価陽イオン（^{223}Ra^{2+}）の放射性同位元素であり、アクチニウム系列の壊変により ^{207}Pb となるが、体内で代謝はみられない。ラジウム元素は、周期表でカルシウムと同じくアルカリ土類金属に属する。それ故、生体内ではカルシウムと類似の挙動をとり、投与した ^{223}Ra の大部分が骨転移病変をはじめとする骨組織に集積する。その集積した ^{223}Ra は 11.4 日の物理的半減期で ^{219}Rn に壊変するが、これは 3.96 秒ときわめて短い物理的半減期で ^{215}Po にさらに壊変する。この ^{219}Rn の物理的半減期は、溶液から離脱に必要な ^{219}Rn の拡散時間に比べて短い。また、ポロニウム元素は多くの組織・臓器に強固に沈着する性質がある。したがって、^{223}Ra は骨に分布した部位で大部分が留まり、安定同位体である ^{207}Pb に至ると推測される。投与された ^{223}Ra や子孫核種の呼気への排出は比較的少ないと考えられる。

^{223}Ra の主要排出経路は糞便への排出である。日本人の CRPC 患者に 55 kBq/kg ^{223}RaCl$_2$ を

単回投与後 72 時間の糞便への累積排泄率は 56％、単回投与後 48 時間の尿への累積排泄率は 1.5％であった。肝胆道系排泄は認められなかった。日本人の CRPC 患者に本剤 55 kBq/kg および 110 kBq/kg ^{223}RaCl$_2$ を単回投与後 7 日目の全身での放射能残存率の平均値は 22％であった。

11.2.4 吸収線量

体内に分布した ^{223}Ra の吸収線量が表Ⅶ11－4 に示されている。α線、β線、γ線のそれぞれの寄与があるが、総合的に、骨芽細胞で 1.15 Gy/MBq と最も多く、赤色骨髄の 0.14 Gy/MBq が続く。

表Ⅶ 11 － 4　^{223}Ra の吸収線量

臓器	α線 (Gy/MBq)	β線 (Gy/MBq)	γ線 (Gy/MBq)	総線量 (Gy/MBq)
副腎	0	0.00002	0.00009	0.00012
脳	0	0.00002	0.00008	0.0001
乳腺	0	0.00002	0.00003	0.00005
胆嚢壁	0	0.00002	0.00021	0.00023
大腸下部壁	0	0.0456	0.00085	0.04645
小腸壁	0.00319	0.0036	0.00047	0.00726
胃壁	0	0.00002	0.00012	0.00014
大腸上部壁	0	0.0315	0.00082	0.03232
心臓壁	0.00161	0.00007	0.00005	0.00173
腎臓	0.00279	0.00011	0.00011	0.0032
肝臓	0.00279	0.0001	0.00008	0.00298
肺	0	0.00002	0.00005	0.00007
筋肉	0	0.00002	0.0001	0.00012
膵臓	0	0.00002	0.00009	0.00011
赤色骨髄	0.132	0.00642	0.0002	0.13879
骨芽細胞	1.14	0.0149	0.0003	1.15206
皮膚	0	0.00002	0.00005	0.00007
脾臓	0	0.00002	0.00007	0.00009
精巣	0	0.00002	0.00006	0.00008
胸腺	0	0.00002	0.00003	0.00006
甲状腺	0	0.00002	0.00005	0.00007
膀胱壁	0.00371	0.00016	0.00016	0.00403
全身	0.0222	0.00081	0.00012	0.02311

Bayer AG. Summary of Product Characteristics（SmPC）：2016. より

11.2.5 適応と禁忌

現時点で、^{223}RaCl$_2$ の適応は以下に限られる：

（1）骨転移のある去勢抵抗性前立腺がんであること。

（2）画像検査の結果、内臓転移が認められないこと。

（3）骨シンチグラムで骨転移所見に一致する集積亢進がみられること。

（4）初回投与前に、

好中球数　≧　1,500/μL

血小板　≧　100,000/μL

ヘモグロビン　≧　10.0 g/dL

が満たされ、骨髄機能が保たれていると考えられること、

2回目以降の投与前に、

好中球数　≧　1,000/μL

血小板　≧　50,000/μL

ヘモグロビン　≧　8.0 g/dL

が満たされ、骨髄機能が保たれていると考えられること。

（5）脊髄圧迫のある場合、投与前に適切な処置がとられること。

（6）重度の肝機能、腎機能障害がないこと。

11.2.6　効果

Alpharadin in Symptomatic Prostate Cancer（ALSYMPCA）試験である、骨転移のあるCRPC患者を対象とした国外第III相試験では、全生存期間（Overall Survival：OS）の解析（^{223}RaCl$_2$投与群 614 例、プラセボ群 307 例）において、プラセボ群（11.3 か月）と比較して ^{223}RaCl$_2$投与群（14.9 か月）で統計学的に有意な OS 中央値の延長が認められた。また、症候性骨関連事象（Symptomatic Skeletal Event：SSE）[*11-2] の発症までの期間は、プラセボ群（9.8 か月）に対し ^{223}RaCl$_2$投与群（15.6 か月）で統計学的に有意に延長した。

11.3　有害事象

前述の国外第III相試験における ^{223}RaCl$_2$投与群（600 例）とプラセボ群（301 例）に係る有害事象（Adverse Event：AE）の一部は以下の表Ⅶ11−5 にまとめられている（2013 年時点のデータ）。

---

*11-2　SSE：骨痛を緩和するための外照射療法の初回実施、新たな症候性病的骨折、脊髄圧迫の発現、腫瘍に関連した整形外科的介入と定義される。

11. α線放出放射性同位元素による骨転移を有する去勢抵抗性前立腺がん患者に対する内用療法

表Ⅶ11−5　国外第Ⅲ相試験における $^{223}RaCl_2$ 投与群とプラセボ群の
有害事象〔全グレード(表Ⅶ11−6)〕

$^{223}RaCl_2$ 投与群（%）	有害事象	プラセボ群（%）
50	骨痛	62
36	悪心	35
25	下痢	15
31	貧血	31
5	好中球数減少	1
12	血小板数減少	6

表Ⅶ11−6　グレード（有害事象の評価）

グレード1	軽症（症状がない、または軽度の症状がある；臨床所見または検査所見のみ；治療を要さない）
グレード2	中等症（最小限／局所的／非侵襲的治療を要する；年齢相応の身の回り以外の日常生活動作の制限）
グレード3	重症または医学的重大であるが、ただちに生命を脅かすものではない（入院または入院期間の延長を要する；活動不能／動作不能；身の回りの日常動作の制限）
グレード4	生命を脅かす（緊急処置を要する）
グレード5	有害事象による死亡

有害事象共通用語規準 v4.0 日本語訳 Japan Clinical Oncology Group（JCOG）版〔Common Terminology Criteria for Adverse Events（CTCAE）v4.0-JCOG〕

　ALSYMPCA 試験において、全有害事象の発現率は、$^{223}RaCl_2$ 投与群やプラセボ群で、それぞれ93%（588/600）、96%（290/301）であった。グレード3および4の有害事象の報告は、$^{223}RaCl_2$ 投与群やプラセボ群で、それぞれ56%（339/600）、62%（188/301）であった。重篤な有害事象（Serious Adverse Event：SAE）の発現率は、$^{223}RaCl_2$ 投与群やプラセボ群で、それぞれ47%（281/600）、60%（181/301）であった。有害事象のために ALSYMPCA 試験を中止した割合は、$^{223}RaCl_2$ 投与群やプラセボ群で、それぞれ16%（99/600）、21%（62/301）であった。いずれも有害事象の発現率について、$^{223}RaCl_2$ 投与群はプラセボ群より低かった。

　$^{223}RaCl_2$ 投与群でプラセボ群に比べて発現頻度の高かった血液学的有害事象（≧10%）は、全グレードで血小板減少、非血液学的有害事象として下痢、悪心、嘔吐、末梢性浮腫であった。

　$^{223}RaCl_2$ 投与群の1例（投与前に放射線治療および化学療法の治療あり）で最終投与から約1年後に再生不良性貧血の発症が報告された。

　このため、$^{223}RaCl_2$ による内用療法の場合、患者の状態を十分に観察し、骨髄機能等に異常が認められた場合には、追加される ^{223}Ra の投与は患者の異常が回復するのを確認するまで延期または前回投与後6週間以内に回復がみられない場合には中止等の適切な処置を行う。

　化学療法未治療で無症候性又は軽度症候性[11-3]の骨転移のある去勢抵抗性前立腺がん患者

＊11-3　無症候性または軽度症候性の骨転移：Brief Pain Inventory-Short Form（BPI-SF）の項目の3（過去24時間で最悪の疼痛）のスコア（0〜10）が0（無症候性）または1〜3（軽度症候性）。

核医学安全基礎読本 ③　Ⅶ. 内用療法概論　Radionuclide Therapy

を対象とする、アンドロゲン合成酵素である 17 α -hydroxylase/C17, 20-lyase（CYP17）の活性を阻害することで腫瘍内のテストステロン及びジヒドロテストステロン含量を低下させて腫瘍の増殖を抑制すると考えられている抗悪性腫瘍剤であるアビラテロン酢酸エステル（Abiraterone Acetate）およびプレドニゾン（Prednisone）（それ自身では活性は持たず、肝臓でプレドニゾロンに代謝されて薬理効果を示す。国内未承認）／プレドニゾロン（Prednislone）との併用で、^{223}RaCl$_2$またはプラセボを投与する二重盲検無作為化国際共同第Ⅲ相試験（2014 年 3 月〜 2016 年 8 月）の結果、^{223}RaCl$_2$ ではプラセボ群と比較して、死亡率（^{223}RaCl$_2$ 群 38.5％、プラセボ群 35.5％）および骨折の発現率（本剤群 28.6％、プラセボ群 11.4％）が高い傾向が認められた。このため、化学療法未治療で無症候性または軽度症候性の骨転移のある去勢抵抗性前立腺癌患者に対する ^{223}RaCl$_2$ とアビラテロン酢酸エステルおよびプレドニゾロンの併用投与は推奨されない。

11.4　放射線安全管理

日常生活の注意として、①患者が出血した場合、その血液はトイレットペーパー等で拭き取りトイレに流す、②患者の尿や糞便に触れる可能性がある場合、またこれらで汚染された衣類等に触る場合、ニトリル検査検診用等の使い捨て手袋を装着してから取り扱う、③患者の血液等の体液が手や皮膚に触れた場合は、触れた箇所を直ちに石けんでよく洗う、④患者は性行為を控える、⑤本剤の投与後 2 〜 3 日間は、患者と小児および妊婦との接触は最小限にする、⑥患者の入浴は、その日の最後に行うことが望ましく、また入浴後の浴槽は洗剤を用いてブラッシング等でよく洗い、患者が着用した衣類等の洗濯は患者以外の家族等の衣類とは別に行い、血液や尿が付着したシーツ類や下着類については十分に予洗いをする。

^{223}RaCl$_2$ は投与後 1 週間以内で投与量の 63％が糞便を介して体外へ排出され、また尿へ排出がみられる。そのため、排尿・排便等の注意として、①男性患者においても排尿は座位で行う、②使用後の便器等の洗浄水は 2 回程度繰り返し流す、③便器や床面等に糞・尿がこぼれて汚した場合は、トイレットペーパー等でよく拭き取り、拭いたペーパーはトイレに流す、④排尿・排便後の手は、石けんでよく洗う、⑤患者の排出物等が手や皮膚に触れた場合は、速やかに石けんで洗い、十分水洗する。

オムツ・導尿カテーテル等を使用している場合、①尿失禁がありオムツを使用する患者にビニール製のシーツ等を使用させる、②導尿カテーテルを使用する場合の尿パック中の尿は、トイレに捨て、洗浄水を 2 回程度繰り返し流し、処理後はよく手を洗う、③入院患者のカテーテル蓄尿パックは退院前に交換する。そして、オムツ・導尿カテーテル等を廃棄する場合、投与された ^{223}Ra の多くは糞便中に移行するため、家庭で使用した患者のオムツは、ビニール袋に入れて、糞等の内容物が漏れないように封入して、一般ごみとして処理する。

さらに、^{223}RaCl$_2$ からの放射線被ばくにより、遺伝子異常リスク、二次発がん（二次腫瘍）リスク（骨肉腫、骨髄異形成症候群、急性骨髄性白血病等）が増大する可能性がある。

11. α線放出放射性同位元素による骨転移を有する去勢抵抗性前立腺がん患者に対する内用療法

まとめ

- 骨転移を有する CRPC 患者に対して、骨親和性を示す α 線を放出する放射性同位元素である ^{223}Ra を用いる内用療法が臨床応用された。

- 適切な管理体制下で適応のある患者に投与することで、重篤な有害事象の発生をみることなく、生存率の延長や症候性骨関連事象の出現を遅延させることが期待できる。

核医学安全基礎読本 ③ Ⅶ. 内用療法概論 Radionuclide Therapy

コラム 9 －アブスコパル効果（Abscopal Effect）－

　複数箇所にあるがん病変のひとつに放射線治療を実施した場合、放射線を照射していない箇所のがん病変まで縮小することがあり、この局所の放射線が離れた場所でももたらす抗腫瘍効果をアブスコパル効果（Abscopal Effect）、またはバイスタンダー効果（Bystander Effect）とも言う。放射線の照射でがん細胞から Danger Signal が誘発され、免疫システムを活性化させた結果と考えられる。放射線が照射されたがん細胞から特異的な抗原を発生させ、それは免疫細胞のひとつである樹状細胞などの抗原提示細胞から細胞障害性 T 細胞（Cytotoxic T Lymphocyte：CTL）に伝達される。それにより活性化された CTL が全身を巡り、放射線を照射していない箇所のがん細胞を攻撃する。Danger Signal として、Dendritic Cell（DC）の認識や Phagocytosis を誘発させる Membrane-Bound Calreticulin、ストレスタンパクである Heat Shock Proteins（HSP）、核内の Non-Histone タンパクである High-Mobility Group Protein（HMGB-1）等が知られている。

コラム10 －がん対策推進基本計画　平成30年3月－

　がん対策推進基本計画は、がん対策基本法第10条第7項の規定に基づき、第2期（平成24（2012）年度～平成28（2016）年度）の基本計画の見直し、がん対策の推進に関する基本的な計画を明らかにしたものであり、その実行期間については、平成29（2017）年度から平成34（2022）年度までの6年程度をひとつの目安としている。また、本基本計画では、「がん患者を含めた国民が、がんを知り、がんの克服を目指す。」ことが目標とされている。

　そして、本基本計画に基づき、国と地方公共団体、がん患者を含めた国民、医療従事者、医療保険者、事業主、学会、患者団体等の関係団体、マスメディア等（以下「関係者等」という。）が一体となって、上記に掲げたような諸課題の解決に向けて、取り組みを進めていくことが必要であるとされている。

　本基本計画の「第2分野別施策と個別目標」、「2. 患者本位のがん医療の実現～適切な医療を受けられる体制を充実させる～」、「(2) がんの手術療法、放射線療法、薬物療法および免疫療法の充実」の中で「①がん医療提供体制について（医療提供体制の均てん化・集約化、医療安全、制度の持続可能性等）」において内用療法の体制整備が以下のように明記されている：

（イ）放射線療法について

（現状・課題）

　放射線療法については、放射線療法に携わる専門的な知識と技能を有する医師をはじめとした医療従事者の配置や、リニアック等の機器の整備など、集学的治療を提供する体制の整備が行われてきた。粒子線治療等の新たな医療技術については、施設の整備に多大なコストを要することから、全国での配置は限られている。高度な放射線療法の提供については、機器の精度管理や照射計画に携わる専門職の必要性が指摘されている。

　現在、粒子線治療は、限られたがん種について保険適用とされているが、今後の方向性としては、各がん種における有効性・安全性や費用対効果を十分に検証し、より効率的な利用を進めていく必要がある。

　核医学治療（RI：Radioisotope 内用療法）の体制については、近年、有効ながん種が拡大されつつあるが、全国的な放射線治療病室の不足など、体制面が不十分との指摘がある。

　放射線療法は、根治的な治療のみならず、痛み等の症状緩和にも効果があるものの、十分に活用されていないため、医療従事者に向けた知識の普及が必要との指摘がある。

（取り組むべき施策）

　国は、標準的な放射線療法の提供体制について、引き続き、均てん化を進める。強度変調放射線治療や粒子線治療等の高度な放射線療法については、必要に応じて、都道府県を越えた連携体制や医学物理士30等の必要な人材のあり方について検討する。

　関係団体は、公益社団法人日本放射線腫瘍学会等で行われている症例登録のデータベース（放射線治療症例全国登録）を活用し、科学的な根拠に基づいた治療を推進する。

国は、関係団体等と連携しながら、核医学治療について、当該治療を実施するために必要な施設数、人材等を考慮したうえで、核医学治療を推進するための体制整備について総合的に検討を進める。

国および関係団体は、がんの骨転移、脳転移等による症状の緩和に有用な「緩和的放射線療法」をがん治療の選択肢のひとつとして普及させるため、当該療法に関することを緩和ケア研修会等の教育項目に位置づけ、がん治療に携わる医師等に対する普及啓発を進める。

12. 退出基準について

本項の目的

● 治療目的で放射性医薬品を投与された患者の退出基準について理解する。

　退出基準（医薬安発第70号通知）は、放射性医薬品により治療を受けている患者のQOLの確保、公衆および介護者の放射線に対する安全確保のための指針として発出されている。それは医療法施行規則第30条の15第1項に規定する"ただし書き"の解釈として通知されたものであり、退出基準の骨子は概ね次の通りである：

1) 適用範囲：放射性医薬品を投与された患者が病院等内の診療用放射性同位元素使用室または放射線治療病室等から退出・帰宅する場合。
2) 退出基準：「抑制すべき線量の基準」として安全基準を設けて、公衆は、1年間につき1 mSv 注5-3)、介護者は、患者および介護者の双方に便益があることを考慮して1件（1患者）あたり5 mSv 注5-4) と定めた注5-5)。

　具体的には下記の（1）〜（3）のいずれかに該当する場合、当該治療患者の退出・帰宅を認めるとしている。

（1）投与量に基づく退出基準

　投与量または体内残留放射能が次の表Ⅶ12−1 に示す放射能を超えない場合に退出・帰宅を認める。なお、この基準値は、投与量、物理的半減期、患者の体表面から1 m点における被ばく係数0.5、1 cm線量当量率定数に基づいて算定したものである。

表Ⅶ 12 − 1　放射性医薬品を投与された患者の退出・帰宅における放射能

治療に用いた放射性同位元素	投与量または体内残留放射能（MBq）
^{89}Sr	200[*1)]
^{131}I	500[*2)]
^{90}Y	1,184[*1)]

[*1)] 最大投与量
[*2)] ^{131}Iの放射能は、患者身体からの外部被ばく線量に、患者の呼気とともに排出される ^{131}Iの吸入による内部被ばくを加算した線量から導かれたもの。

（2）測定線量率に基づく退出基準

　患者の体表面から1 mの点で測定された線量率が次の表Ⅶ12−2 の値を超えない場合に退出・帰宅を認める。なお、この基準値は、投与量、物理的半減期、患者の体表面から1 mの点における被ばく係数0.5、1 cm線量当量率定数に基づいて算出したものである。

核医学安全基礎読本 ③ Ⅶ. 内用療法概論 Radionuclide Therapy

表Ⅶ12-2 放射性医薬品を投与された患者の退出・帰宅における線量率

治療に用いた放射性同位元素	患者の体表面から1mの点における 1cm線量当量率（μSv/h）
131I	30[*]

[*] 線量当量率は、患者身体からの外部被ばく線量に、患者の呼気とともに排出される131Iの吸入による内部被ばくを加算した線量から導かれたもの。

(3) 患者の積算線量計算に基づく退出基準

患者ごとに計算した積算線量に基づいて、以下のような場合には、退出・帰宅を認める **(表Ⅶ12-3)**。

（ア）各患者の状態に合わせて実効半減期やその他の因子を考慮し、患者毎に患者の体表面から1mの点における積算線量を算出し、その結果、介護者が被ばくする積算線量が5mSv、公衆については1mSvを超えない場合とする。

（イ）この場合、積算線量の算出に関する記録を保存することとする。なお、上記の退出基準は以下の事例であれば適合するものとして取扱う。

表Ⅶ12-3 患者ごとの積算線量評価に基づく退出基準に適合する事例

治療に用いた放射性 同位元素	適用範囲	投与量（MBq）
131I	遠隔転移のない分化型甲状腺がんで甲状腺全摘術後の残存甲状腺破壊（アブレーション）治療[*1]	1,110[*2]
223Ra	骨転移のある去勢抵抗性前立腺がん治療[*3]	12.1[*4] （72.6[*5]）

[*1] 実施条件：関連学会が作成した実施要綱（「残存甲状腺破壊を目的とした131I（1,110 MBq）による外来治療」）に従って実施する場合に限る。

[*2] 131Iの放射能は、患者身体からの外部被ばく線量に、患者の呼気とともに排出された131Iを第三者が吸入されたことによる内部被ばく線量を加算して導かれたもの。

[*3] 実施条件：関連学会が作成した実施要綱（「塩化ラジウム（223Ra）注射液を用いる内用療法の適正使用マニュアル」）に従って塩化ラジウム（223Ra）注射液1投与あたり55kBq/kgを4週間間隔で最大6回まで投与することにより実施する場合に限る。

[*4] 1投与あたりの最大投与量

[*5] 1治療あたりの最大投与量

3) 退出の記録

退出を認めた場合は、下記の事項について記録し、退出後2年間保存すること。

（1）投与量、退出した日時、退出時に測定した線量率

（2）授乳中の乳幼児がいる母親に対しては、注意・指導した内容

（3）前項2）の（3）に基づいて退出を認めた場合には、その退出を認める積算線量の算出

12. 退出基準について

方法（以下省略）

4）注意事項

(1) 当該患者の退出・帰宅を認める場合は、第三者に対する不必要な被ばくをできる限り避けるため、書面および口頭で日常生活などの注意・指導を行うこと。

(2) 患者に授乳中の乳幼児がいる場合は、十分な説明、注意および指導を行うこと。

(3) 放射性同位元素の物理的特性に応じた防護並びに患者および介護者への説明その他の安全管理に関して、放射線関連学会等団体の作成するガイドライン等を参考に行うこと。

まとめ

● 治療用の放射性同位元素が投与された患者の退出基準は、一般公衆と患者の介護者の推定被ばく線量を考慮して、放射性医薬品の投与量、患者体表面から 1 m の点での測定線量率、計算による患者の積算線量のいずれかによる。

核医学安全基礎読本 ③ Ⅶ. 内用療法概論 Radionuclide Therapy

コラム 11 −IAEA 教材の中での退出基準について−

IAEA 教材の中での退出基準については以下の**表Ⅶ12−4** のように説明されている：

表Ⅶ 12 − 4 放射性同位元素と退出基準について

放射性同位元素	放射線	半減期 （日）	退院基準 （MBq）	注
^{111}In	171、245 keV（γ線）	2.81	400	1
^{131}I	364 keV（γ線） 606 keV（β線）	8.02	600	2
^{32}P	1,710 keV（β線）	14.3	1,200	3
^{153}Sm	41〜47、103 keV（γ線） 634、703 keV（β線）	1.93	4,000	1, 4
^{89}Sr	1,492 keV（β線）	50.5	300	2, 4
^{90}Y	2,284 keV（β線）	2.67	4,000	2, 4

1. 排出された放射能のモニタリングが早期の退院が適切であることを示さない限り、失禁している患者は、投与後最初の 2 日間に個人の住居へ退院してはならない。

2. 排出された放射能のモニタリングが早期の退院が適切であることを示さない限り、失禁している患者は、投与後 1 週間以内に個人の住居に退院してはならない。

3. 排出された放射能のモニタリングが早期の退院が適切であることを示さない限り、失禁している患者は、投与後最初の 2 週間に個人の住居に退院してはならない。

4. 放射性医薬品の急速な腎排出がある場合、患者は、尿の放射能のモニタリングが適切であることを示唆しない限り、または 1 回または好ましくは 2 回の排尿があるまで、病院または診療所に留まるべきである。自宅で尿からの汚染の拡大を最小限に抑えるために、適切な衛生指示を患者に与えなければならない。

参考文献

Ⅶ. 内用療法概論

（1）UICC 日本委員会 TNM 委員会、訳 . TNM 悪性腫瘍の分類　第 8 版　日本語版 . 東京：金原出版；2017.

（2）Weinberg RA（武藤誠、青木正博、訳）. ワインバーグ がんの生物学（原書第 2 版）東京：南江堂；2017.

（3）渋谷 正史、湯浅 保仁、編集 . がん生物学イラストレイテッド . 第 2 版 . 東京：羊土社；2019.

（4）Stabin MG, Kooij PP, Bakker WH, et al. Radiation Dosimetry for Indium-111-Pentetreotide. J Nucl Med 1997;38:1919-22.

（5）Gratz S, Göbel D, Behr TM, Herrmann A, Becker W. Correlation between radiation dose, synovial thickness, and efficacy of radiosynoviorthesis. J Rheumatology. 1999;26:1242-9.

（6）EANM Procedure Guidelines for Radiosynovectomy. Eur J Nucl Med Mol Imaging;2002.

（7）Guidelines for 131I-Ethiodised Oil（Lipiodol）Therapy. Eur J Nucl Med Mol Imaging;2002.

（8）ICRP, 2004. Release of Patients after Therapy with Unsealed Radionuclides. ICRP Publication 94. Ann. ICRP 34（2）.

（9）Tennvall J, Fischer M, Bischof-Delaloye A, Bombardieri E, Bodei L, Giammarile F, Lassman M, Oyen W, Brans B. EANM procedure guideline of radio-immunotherapy for B-cell lymphoma with 90Y-radiolabeled ibritumomab tiuxetan（Zevalin®）. Eur J Nucl Med Mol Imaging;2006.

（10）IAEA TECDOC on Criteria for Palliation of Bone Metastases-Clinical Applications. Vienna:IAEA;2007.

（11）Tennvall J, Brans B. EANM procedure guideline for ^{32}P phosphate treatment of myeloproliferative diseases. Eur J Nucl Med Mol Imaging. 2007;34:1324-1327.

（12）Bodei L, Lam M, Chiesa C, Flux G、Brans B, Chiti A, Giammarile F. EANM procedure guideline for treatment of refractory metastatic bone pain. Eur J Nucl Med Mol Imaging;2008.

（13）Giammarile F, Chiti A, Lassmann M, Brans B, Flux G. EANM procedure guidelines for ^{131}I-meta-iodobenzylguanidine（^{131}I-mIBG）therapy. Eur J Nucl Med Mol Imaging. 2008;35:1039-1047.

（14）Release of Patients After Radionuclide Therapy. IAEA Safety Reports Series No. 63. Vienna:IAEA;2009.

（15）Luster M, Clarke SE, Dietlein M, Lassmann M, Lind P, Oyen W, Tennvall J, Bombardieri E. Guidelines for radioiodine therapy of differentiated thyroid cancer. Eur J Nucl Med Mol Imaging;2008.

（16）Giammarile F, Bodei L, Chiesa C, Flux G, Forrer F, Kraeber-Bodere F, Brans B, Lambert B, Konijnenberg M, Borson-Chazot F, Tennvall J, Luster M. Therapy, Oncology and Dosimetry Committees. EANM procedure guideline for the treatment of liver cancer and liver metastases with intra-arterial radioactive compounds. Eur J Nucl Med Mol Imaging. 2011;38:1393-406.

（17） Bodei L, Mueller-Brand J, Baum RP, Pavel ME, Hörsch D, O'Dorisio MS, O'Dorisio TM, Howe JR, Cremonesi M, Kwekkeboom DJ, Zaknun JJ. The joint IAEA, EANM, and SNMMI practical guidance on peptide receptor radionuclide therapy（PRRNT）in neuroendocrine tumours. Eur J Nucl Med Mol Imaging. 2013;40:800-16.

（18） Parker C, Nilsson S, Heinrich D, et al. Alpha emitter radium-223 and survival in metastatic prostate cancer. N Engl J Med. 2013;369:213-23.

（19） Practical Guidance on Peptide Receptor Radionuclide Therapy（PRRNT）for Neuroendocrine Tumours. IAEA Human Health Series No.20. Vienna:IAEA;2013.

（20） Maude SL, Frey N, Shaw PA, Aplenc R, Barrett DM, Bunin NJ,Chew A, Gonzalez VE, Zheng A, Lacey SF, Mahnke YD, Melenhorst JJ, Rheingold SR,Shen A, Teachey DT, Levine BL, June CH, Porter DL, Grupp SA. Chimeric antigen receptor T cells for sustained remissions in leukemia. N Engl J Med 371:1507-1517,2014.

（21） Yttrium-90 and Rhenium-188 Radiopharmaceuticals for Radionuclide Therapy. IAEA Radioisotopes and Radiopharmaceuticals Series No.5. Vienna:IAEA;2015.

（22） Vieira AF、Paredes J. P-Cadherin and The Journey to Cancer Metastasis. Mol Cancer 2015:14;178.

（23） Bayer AG. Xofigo Summary of Product Characteristics（SmPC）;2016.

（24） Erwin WD、Subbiah V、Mawkawi OR、et al. First-in-Human Biodistribution and Dosimetry of In-111/Y-90-FF21101、A Radioimmunotherapeutic Agent Targeting P-Cadherin. 103rd Radiological Society of North America Scientific Assembly and Annual Meeting. Chicago、IL、USA、Nov 2017.

（25） Herrera FG, Bourhis J, Coukos G. Radiotherapy Combination Opportunities Leveraging Immunity for the Next Oncology Practice. CA CANCER J CLIN. 2017;67:65-85.

（26） Poeppel TD, Handkiewicz-Junak D, Andreeff M, et al. EANM guideline for radionuclide therapy with radium-223 of metastatic castration-resistant prostate cancer. Eur J Nucl Med Mol Imaging;2017.

（27） Highlights of Prescribing Information. Lutathera®（Lu-177 DOTATATE）Injection, for Intravenous Use Intial U.S. Approval;2018.

（28） Jameson JL, Fauci AS, Kasper DL, Hauser SL. Harrison's Principles of Internal Medicine 20th ed. New York City:McGraw-Hill Education;2018.

（29） Medical Physics Staffing Needs in Diagnostic Imaging and Radionuclide Therapy: An Activity Based Approach. IAEA Human Health Reports No.15. Vienna:IAEA;2018.

（30） Norelli M, Camisa B, Barbiera G, Falcone L, Purevdorj A,Genua M, Sanvito F, Ponzoni M, Doglioni C, Cristofori P, Traversari C,Bordignon C, Ciceri F,Ostuni R, Bonini C, Casucci M, Bondanza A. Monocyte-derived IL-1 and IL-6 are differentially required for cytokine-release syndrome and neurotoxicity due to CAR T cells. Nat Med 24:739-748,2018.

（31） Park JH, Rivière I, Gonen M, Wang X, Sénéchal B, Curran KJ, Sauter C, Wang Y, Santomasso B,

Mead E, Roshal M, Maslak P, Davila M, Brentjens RJ, Sadelain M. Long-Term Follow-up of CD19 CAR Therapy in Acute Lymphoblastic Leukemia. N Engl J Med 378:449-459,2018.

（32）Porter RA, editor. The Merck Manual of Diagnosis and Therapy 20th ed. Kenilworth:Merck;2018.

（33）RI 内用療法の治験適正使用マニュアル（第 2 版）（2019 年 8 月 6 日　日本核医学会承認）.

Acknowledgements

Parts of the illustrations in the Chapter IV and VII are from MOTIFOLIO INC., Ellicott City, MD and have been altered.

謝辞

製品の情報などを提供いただきました、(株)日本メジフィジックス、(株)富士フイルム富山化学には深く感謝いたします。

索引
index

あ

悪液質……………………………………4
悪性………………………………………4
悪性腫瘍…………………………………4
悪性度分類……………………………172
悪性リンパ腫…………………………151
アグレッシブ…………………………153
アゴニスト……………………………124
アスピリン…………………… 91、117
アダリムマブ…………………………116
亜致死性障害……………………………24
アドレナリン……………………………58
アビラテロン……………………………16
アブスコパル効果……………………186
アポトーシス…………… 5、21、151
アルキル化剤……………………………14
安定………………………………………67
アンメットメディカルニーズ………164
イットリウム（90Y）イブリツモマブ
　チウキセタン………………………162
一本鎖抗体……………………………148
遺伝子異常……………………………184
遺伝子組み換え TSH……………………36
遺伝子突然変異…………………………8
イピリムマブ……………………………18
イマチニブ………………………………14
インスリノーマ………………………126
インターフェロンアルファ……………21
インターフェロン・γ…………………111
インターロイキン………… 12、111
インドレント…………………………153
インフュージョンリアクション………15
エピジェネティック変異………………9
エピジェネティック変化………………27

エピトープ……………………………143
エリスロポエチン………………………89
遠隔転移……… 32、74、128、129、174
炎症性関節疾患………………………109
炎症メディエータ……………………111
黄体形成ホルモン放出ホルモン作動薬
　………………………………………177
オージェ電子………………… 131、132
オクトレオチド……………… 124、126
オピオイド鎮痛薬…………… 101、102

か

階層性……………………………………27
回復………………………………………22
外部照射…………………………………17
獲得免疫…………………………………11
ガストリノーマ………………………127
家族性甲状腺髄様がん…………………30
褐色細胞腫………………………………58
滑膜……………………………………109
滑膜炎…………………………………109
カテーテル………………………… 78、85
カドヘリン３…………………………164
過敏症……………………………………15
可変領域………………………………143
顆粒球マクロファージコロニー刺激因子
　………………………………………110
カルシトニン……………………………30
カルシトニン製剤……………………102
カルチノイド……………………………58
カルチノイド症候群………… 58、126
がん………………………………………5
癌…………………………………………5
がん遺伝子………………………………5
がん幹細胞………………………………27
間期死……………………………………22
肝機能障害………………………………81
がん抗原…………………………………11
肝細胞がん………………………………72
癌腫………………………………………4
がん性疼痛……………………………102
関節置換後持続的滑膜液滲出………119
関節破壊………………………………111
関節リウマチ………………… 110、119

197

核医学安全基礎読本 ③　Ⅶ. 内用療法概論　Radionuclide Therapy

完全寛解·································· 67	甲状腺刺激ホルモン·················· 29
がん対策推進基本計画··············· 187	甲状腺中毒症······················31、52
肝動脈·································· 76	甲状腺ブロック························ 59
肝動脈化学塞栓療法··················· 75	甲状腺ペルオキシダーゼ··············· 34
がん免疫編集機構····················· 11	甲状腺ホルモン························ 34
がん抑制遺伝子························· 5	甲状腺ホルモン補充療法··············· 36
緩和ケア······························ 21	抗体·································· 143
基本的な血清サイログロブリン値······· 37	抗体依存性細胞傷害··················· 145
キメラ抗原受容体····················· 19	口内炎································ 42
キメラ抗体··························· 145	抗ヒト CD20 キメラ抗体　　 151
逆二乗則······························ 70	コールド結節························· 31
急性輸注反応························· 15	コキシブ系薬剤······················· 117
強度変調放射線療法··················· 177	国際神経芽腫リスクグループ病期分類······ 62
去勢································· 177	国際予後指標························· 156
去勢抵抗性前立腺がん················· 169	固形がん······························ 4
キラー T 細胞　　 11	骨塩·································· 169
近位指節間関節······················ 112	骨芽細胞······························ 99
グレーブス病························· 52	骨関連事象·························· 101
クロモグラニン A　　 58	骨シンチグラフィ···················· 105
経カテーテル肝動脈塞栓術············· 75	骨髄アブレーション·················· 158
軽鎖································· 143	骨髄増殖性疾患······················· 89
形質細胞···························· 144	骨転移性疼痛緩和····················· 98
経直腸的超音波······················ 170	骨破壊································ 99
血液がん······························ 4	コデイン····························· 102
結晶性関節炎························· 119	コラゲナーゼ························· 111
血友病性関節炎······················· 119	コルチコステロイド·················· 118
ゲル化······························ 112	
原発腫瘍········ 32、74、128、129、173	
抗 CCP 抗体　　 110	**さ**
抗 Cyclic Citrullinated Peptide 抗体　… 110	サーベイメータ······················· 48
抗アンドロゲン薬··················· 178	再酸素化······························ 22
抗環状シトルリン化ペプチド抗体········· 110	再増殖································ 22
抗がん性抗生物質····················· 14	サイトカイン························ 116
抗がん薬治療························· 13	サイトカイン放出症候群··············· 20
高血圧クリーゼ······················· 60	サイトカイン療法····················· 21
抗原································· 143	再発································· 27
抗原結合フラグメント················· 148	細胞周期時間························· 12
抗原決定基·························· 143	細胞障害性 T 細胞　　 19
抗原抗体反応························· 142	細胞障害性抗がん薬··················· 14
抗甲状腺剤···························· 53	細胞生存率···························· 24
抗サイログロブリン抗体··············· 37	細胞喪失因子························· 12
甲状腺································ 29	細胞融合···························· 144
甲状腺アブレーション················· 35	サイロキシン結合グロブリン············· 34
甲状腺機能亢進症····················· 52	サイログロブリン····················· 29
甲状腺クリーゼ···················43、53	サブスタンス P······················· 100

198

索 引

サリドマイド……………………… 14
残存甲状腺………………………… 35
ジェネティック変化……………… 27
耳下腺炎…………………………… 42
色素性絨毛結節性滑膜炎………… 110、119
シクロオキシゲナーゼ…………… 117
自然免疫…………………………… 10
疾患修飾性抗リウマチ薬………… 115
疾患の安定………………………… 135
集学的治療………………………… 12
重鎖………………………………… 143
縮合………………………………… 34
手術………………………………… 13
樹状細胞…………………………… 11
術後補助療法……………………… 17
術前補助療法……………………… 17
授乳……… 39、54、65、77、85、96、119
腫瘍…………………………………… 4
腫瘍壊死因子-α…………………… 110
腫瘍関連抗原……………… 20、167
主要組織適合遺伝子複合体……… 18
受容体……………………………… 124
準しきい線量……………………… 24
症候性骨関連事象………………… 182
上皮間葉転換……………………… 167
上皮性悪性腫瘍……………………… 5
自律性増殖…………………………… 4
侵害受容性疼痛…………………… 102
神経芽細胞腫……………………… 61
神経障害性疼痛…………………… 102
神経節細胞腫……………………… 61
神経内分泌がん…………………… 58
神経内分泌腫瘍…………… 58、126
進行………………………………… 70
浸潤……………………………… 4、12
浸潤性眼症………………………… 53
浸潤性皮膚症……………………… 53
真性赤血球増加症／真性多血症…… 89
真性赤血球増加症／真性多血症（改訂WHO診
　断基準）………………………… 90
シンチレーション式サーベイメータ…… 49
腎毒性……………………………… 136
髄様がん…………………………… 30
スルファサラジン………………… 116
スワンネック変形………………… 112

生活の質………………… 21、98、169
生物学的製剤……………………… 115
潜在致死損傷……………………… 24
穿刺吸引細胞診…………………… 29
センダイウイルス………………… 21
選択的内部照射療法………… 75、82
選択的α₁遮断薬………………… 60
前立腺がん………………………… 169
前立腺特異抗原…………………… 170
造影剤アレルギー………………… 77
造骨性骨転移……………………… 105
増殖………………………………… 12
増殖死……………………………… 22
増殖分画…………………………… 12
相補性決定領域…………………… 145
組織反応…………………………… 44
ソマトスタチン…………………… 124
ソマトスタチン受容体…………… 124
ソマトスタチン類似物質………… 125

た

代謝拮抗剤………………………… 14
退出基準…………………………… 189
体性痛……………………………… 102
体積倍加時間……………………… 12
耐容線量…………………………… 22
唾液腺炎…………………………… 42
多血性……………………………… 84
多結節性甲状腺腫………………… 52
多段階発がん………………………… 5
多発性内分泌腫瘍症……………… 59
多分割照射………………………… 26
タモキシフェン…………………… 16
短絡………………………………… 85
チアマゾール……………………… 53
致死線量…………………………… 22
中手指節関節……………………… 112
中足趾節関節……………………… 112
中和作用…………………………… 146
直線・二次曲線モデル…………… 26
直腸指診…………………………… 170
治療可能比………………………… 22
鎮痛補助薬………………………… 103
低血糖症…………………………… 127

199

定常領域	144		パパイン	144
デノボ	8		パンヌス	111
デバルキング	61		非オピオイド性鎮痛薬	101
転移	4、12、27		ビカルタミド	16
転移性肝がん	82		微小管阻害薬	14
転移性骨腫瘍	98		非上皮性悪性腫瘍	5
電離箱式サーベイメータ	49		非ステロイド抗炎症薬	101、117
同調	22		ヒストン修飾	9
疼痛	98		ビスフォスフォネート系薬剤	101
ドーパ	58		ヒト化抗体	145
ドキサゾシン	60		ヒト抗体	145
トシリズマブ	21		ヒト絨毛性ゴナドトロピン	39
ドパミン	58		ヒドロキシアパタイト	169
トポイソメラーゼ阻害薬	14		ヒドロキシカルバミド	91
トラスツズマブ	14		非ホジキンリンパ腫	151

な

ナイーブT細胞	18
内在化	131
内臓痛	102
内部照射	17
内用療法	2、17
難治性	119
難治性疼痛	119
肉腫	4
二次腫瘍	44、81、121、154、184
日常生活活動性	98
ニッチ	27
ニボルマブ	18
乳頭がん	30
妊娠	39、65、77、85、96、105、119
妊婦	54
ノルアドレナリン	57
ノルエピネフリン	57
ノルメタネフリン	59

は

バイスタンダー効果	186
肺短絡率	87
ハイブリドーマ	144
ハイブリドーマ法	148
破骨細胞	99、101
白金製剤	14
バニリルマンデル酸	62

病期分類	33、74、128、129、152、153、155、172
標準治療	12
標準予防策	50
標的説	24
不均一性	27
副腎髄質	57
部分寛解	67、135
ブラジキニン	100
プラゾシン	60
プランマー病	52
ブレイクスルー	78
プロスタグランジン	111
分化型甲状腺がん	29
分割照射	22
分子シャペロン	93
分子標的治療薬	14、151
分裂死	22
平均致死線量	24
ベバシズマブ	15
ペプシン	144
ペプチド受容体内用療法	124
ヘルパーT細胞	11
ペンタゾシン	102
乏血性	84
放射性ヨウ素シード	177
放射線滑膜切除	109
放射線宿酔	43
放射線治療	16、21
放射線肺線維症	78

索 引

放射線皮膚壊死⋯⋯⋯⋯⋯⋯⋯ 121
放射免疫療法⋯⋯⋯⋯⋯⋯⋯⋯ 142
傍神経節細胞腫⋯⋯⋯⋯⋯⋯⋯ 58
傍神経節組織⋯⋯⋯⋯⋯⋯⋯⋯ 58
傍濾胞細胞⋯⋯⋯⋯⋯⋯⋯⋯⋯ 30
補体依存性細胞傷害⋯⋯⋯⋯⋯ 145
ボタン穴変形⋯⋯⋯⋯⋯⋯⋯⋯ 112
ホット結節⋯⋯⋯⋯⋯⋯⋯⋯⋯ 31
ホモバニリン酸⋯⋯⋯⋯⋯⋯⋯ 62
ポリクローナル抗体⋯⋯⋯⋯⋯ 143
ホルモン拮抗薬⋯⋯⋯⋯⋯⋯⋯ 16
ホルモン療法⋯⋯⋯⋯⋯⋯⋯⋯ 16
本態性血小板血症⋯⋯⋯⋯⋯⋯ 92
本態性血小板血症（改訂 WHO 診断基準）
⋯⋯⋯⋯⋯⋯⋯⋯⋯⋯⋯⋯⋯ 92

ま

マウスモノクローナル抗体⋯⋯ 142
マクロファージ⋯⋯⋯⋯⋯⋯⋯ 110
魔法の弾丸⋯⋯⋯⋯⋯⋯⋯⋯⋯ 35
ミエローマ⋯⋯⋯⋯⋯⋯⋯⋯⋯ 144
密封小線源治療⋯⋯⋯⋯⋯⋯⋯ 177
未分化がん⋯⋯⋯⋯⋯⋯⋯⋯⋯ 31
無細胞タンパク質合成系⋯⋯⋯ 149
メタタルザルサポート⋯⋯⋯⋯ 114
メタネフリン⋯⋯⋯⋯⋯⋯⋯⋯ 59
メタボリックシンドローム⋯⋯ 16
メチル化⋯⋯⋯⋯⋯⋯⋯⋯⋯ 7、9
メトトレキサート⋯⋯⋯⋯⋯⋯ 115
免疫監視機構⋯⋯⋯⋯⋯⋯⋯⋯ 10
免疫関連有害事象⋯⋯⋯⋯⋯⋯ 19
免疫グロブリン⋯⋯⋯⋯⋯⋯⋯ 143
免疫チェックポイント阻害薬⋯ 18
免疫調整薬⋯⋯⋯⋯⋯⋯⋯⋯⋯ 115
免疫賦活療法⋯⋯⋯⋯⋯⋯⋯⋯ 21
免疫抑制分子⋯⋯⋯⋯⋯⋯⋯⋯ 12
免疫抑制薬⋯⋯⋯⋯⋯⋯⋯⋯⋯ 115
免疫療法⋯⋯⋯⋯⋯⋯⋯⋯⋯⋯ 17
モノクローナル抗体⋯⋯⋯ 144、148
モルヒネ⋯⋯⋯⋯⋯⋯⋯⋯⋯⋯ 102
門脈体循環短絡⋯⋯⋯⋯⋯⋯⋯ 78

や

薬物有害反応⋯⋯⋯⋯⋯⋯⋯⋯ 14
薬物療法⋯⋯⋯⋯⋯⋯⋯⋯⋯⋯ 13
有害事象⋯⋯⋯⋯⋯⋯⋯⋯⋯⋯ 42
ヨウ化カリウム⋯⋯⋯⋯⋯ 59、68
ヨード化ケシ油脂肪酸エチルエステル⋯⋯ 75

ら

ラジウム -223 ⋯⋯⋯⋯⋯⋯ 169
リウマチ結節⋯⋯⋯⋯⋯⋯⋯⋯ 112
リウマトイド因子⋯⋯⋯⋯⋯⋯ 110
リガンド⋯⋯⋯⋯⋯⋯⋯⋯⋯⋯ 124
リストバンド⋯⋯⋯⋯⋯⋯⋯⋯ 47
リツキシマブ⋯⋯⋯⋯⋯⋯⋯⋯ 151
リニアック⋯⋯⋯⋯⋯⋯⋯⋯⋯ 16
リピオドール⋯⋯⋯⋯⋯⋯⋯⋯ 75
領域リンパ節⋯⋯⋯⋯⋯ 32、73、74、127、
128、129、173、174
良性⋯⋯⋯⋯⋯⋯⋯⋯⋯⋯⋯⋯ 4
リンパ球⋯⋯⋯⋯⋯⋯⋯⋯⋯⋯ 110
類しきい線量⋯⋯⋯⋯⋯⋯⋯⋯ 24
レトロゾール⋯⋯⋯⋯⋯⋯⋯⋯ 16
濾胞がん⋯⋯⋯⋯⋯⋯⋯⋯⋯⋯ 30
濾胞細胞⋯⋯⋯⋯⋯⋯⋯⋯⋯⋯ 29

わ

腕帯⋯⋯⋯⋯⋯⋯⋯⋯⋯⋯⋯⋯ 47

核医学安全基礎読本 ③ Ⅶ. 内用療法概論 Radionuclide Therapy

A

Abiraterone	16
Ablation	35
Abscopal Effect	186
Acquired Immunity	11
Activities of Daily Living	66
Adalimumab	116
ADCC	145、162
Adjuvant Therapy	17
ADL	66、98
ADR	14
Adrenaline	58
Adverse Drug Reaction	14
Adverse Events	42
AE	42
AFP	73
Aggressive	153
Agonist	124
Alkylating Agents	14
Allen-Goodwin の式	55
Anaplastic Cancer	31
Ann Arbor 分類	152
Antibody	143
Antibody-Dependent-Cellular-Cytotoxicity	
	145
Antibody-Dependent Cytotoxicity	162
Anti-Cancer Agent Therapy	13
Antigen	143
Antigen-Antibody Interaction	142
Antigenic Determinant	143
Antimetabolites	14
Antitumour Antibiotics	14
APC	5
Apoptosis	5、21、151
Aspirin	91
Auger Electrons	131、132

B

B7	18
Bacille de Calmette et Guérin	21
B-Cells	150
BCG	21
BCR-ABL	93

Benign	4
Bergonie-Tribondeau の法則	22
Bicalutamide	16
Biological Response Modifier 療法	21
Bisphosphonate 系薬剤	101
Bradykinin	100
B-RAF	7
BRM 療法	21
Bystander Effect	186
B 型肝炎ウイルス	72
B 細胞	150

C

Cadherin-3	164
Calcitonin	30
CALR	93
Cancer	5
Cancer Immunoediting	11
Cancer Stem Cell	27
CAR	19
Carcinoma	4
CAR-T 細胞	19
CAR-T 細胞療法	19
Castration	177
Castration-Resistant Prostate Cancer	169
CD20	150
CD28	18
CDC	145、162
CDH3	164
CDR	145
Cell-Cycle Time	12
Cell-Free Protein Synthesis System	149
Cell Loss Factor	12
CFPS	149
Child-Pugh 分類	77
Chimeric Antibody	145
Chimeric Antigen Receptor	19
CHOP 療法	156
Chromogranin A	58
Chromosomal Instability	7
CIN	7
CLF	12
Codeine	102
Cold 結節	31

202

索 引

Collagenase ……………………………… 111
Complementarity Determining Region … 145
Complement-Dependent Cytotoxicity ………
　　　　　　　　　　　　　　　　145、162
Complete Responce ……………………… 67
Constant Region ………………………… 144
Corticosteroid …………………………… 118
Cotswolds 分類 ………………………… 155
Coupling………………………………………… 34
COX ………………………………………… 117
CpG Island……………………………………… 7
CR ………………………………………… 67
CRPC ……………………………………… 169
CRS…………………………………………… 20
Crystal Arthritis ………………………… 119
CTLA-4 …………………………………… 18
CTLA-4 阻害薬 …………………………… 18
CTLs ………………………………………… 19
CVD 療法 ………………………………… 61
Cyclooxygenase ………………………… 117
Cytokine …………………………………… 116
Cytokine Releasing Syndrome ………… 20
Cytokine Therapy ……………………… 21
Cytotoxic Anti-Cancer Agents ………… 14
Cytotoxic T-Lymphocyte-associated
　　Antigen 4 …………………………… 18
Cytotoxic T-Lymphocyte-associated
　　Antigen 4 阻害薬 …………………… 18
Cytotoxic T Lymphocytes………………… 19
C 型肝炎ウイルス………………………… 72
C 細胞…………………………………………… 30
C 領域………………………………………… 144

D

Danger Signal …………………………… 186
Debulking ………………………………… 61
Dendritic Cells ………………………… 11
de novo …………………………………………8
Diethylenetriamine-*N,N,N',N'',N''*-Pentaacetic
　　Acid………………………………………… 132
Differentiated Thyroid Cancer ………… 29
Diffuse Neuroendocrine System ……… 126
Digital Rectal Examination …………… 170
Diiode Tyrosine ………………………… 34

Disease Modifying Anti-Rheumatic Drug
　　……………………………………………… 115
Disease Stabilization …………………… 135
DIT ………………………………………… 34
DMARD …………………………………… 115
DNES ……………………………………… 126
Dopa ……………………………………… 58
Dopamine ………………………………… 58
DOTA ………………………………… 133、139
Doxazosin ………………………………… 60
D_q …………………………………………… 24
DRE………………………………………… 170
Drug Therapy …………………………… 13
DTC………………………………………… 29
DTPA ……………………………………… 132

E

EDTMP …………………………………… 105
Elimination………………………………… 11
EMT………………………………………… 167
Epigenetic Change ……………………… 27
Epigenetic Mutations ……………………9
Epithelial Mesenchymal Transition …… 167
Epitope …………………………………… 143
Equilibrium………………………………… 11
Erbium-169 ……………………………… 119
Erythropoietin …………………………… 89
Escape …………………………………… 11
Essential Thrombocythaemia ………… 92
ET ………………………………………… 92
Ethiodized Oil …………………………… 75
Ethylene Diamine Tetramethylene
　　Phosphonate ………………………… 105

F

Fab ………………………………… 144、148
Fab'………………………………………… 144
F (ab')$_2$ ………………………………… 144
Familial Medullary Thyroid Carcinoma … 30
Fc ………………………………………… 144
Fine Needle Aspiration Biopsy………… 29
FMTC ……………………………………… 30
FNAB……………………………………… 29
Follicular Cancer ………………………… 30

203

核医学安全基礎読本 ③ Ⅶ. 内用療法概論 Radionuclide Therapy

Follicular Cell ················· 29
Fractionated Irradiation ················· 22
Fragment Antigen-Binding ················· 148

G

Ganglioneuroma ················· 61
Gastrinoma ················· 127
Gelling ················· 112
Gene Mutations ·················8
Genetic Change ················· 27
GF ················· 12
Glass Microspheres ················· 83
Gleason スコア ················· 172
GM-CSF ················· 111
GM 計数管式サーベイメータ ················· 49
Grading ················· 172
Granulocyte Macrophage-Colony Stimulating
    Factor ················· 111
Graves' Disease ················· 52
Growth ················· 12
Growth Fraction ················· 12
G 病理組織学的分化度分類 ················· 174

H

Haemophilic Arthritis ················· 119
HAMA ················· 159
HBV ················· 72
HCC ················· 72
HCV ················· 72
Heavy Chain ················· 143
HEDP ················· 105
Helper T-Cells ················· 11
Hemagglutinating Virus of Japan ········· 21
Hematological Cancer ·················4
Hepatitis B Virus ················· 72
Hepatitis C Virus ················· 72
Hepatocellular Carcinoma ················· 72
Heterogeneity ················· 27
Hierarchy ················· 27
Histone Modification ·················9
Homovanillic Acid ················· 62
Hormone Antagonist ················· 16
Hormone Therapy ················· 16
Hot 結節 ················· 31

Human Antibody ················· 145
Human Anti-Mouse Antibody ·········· 159
Human Chorionic Gonadotropin ········· 39
Humanized Antibody ················· 145
HVA ················· 62
HVJ ················· 21
Hybridoma ················· 144
Hydroxyapatite ················· 169
Hydroxycarbamide ················· 91
Hydroxyethylidene Diphosphonate ····· 105
Hyperglycemia ················· 127
Hypersensitivity ················· 15
Hypertensive Crisis ················· 60
Hyperthyroidism ················· 52
Hypervascular ················· 84
Hypovascular ················· 84

I

IDRF ················· 62
Ig ················· 143
IGF ················· 99
IL ················· 12、111
IL-2 ················· 21、99
Image-Defined Risk Factor ················· 62
Immune Checkpoint Inhibitors ········· 18
Immune-related Adverse Events ········· 19
Immune Surveillance ················· 10
Immunoglobulin ················· 143
Immunostimulators ················· 21
Immunotherapy ················· 17
IMRT ················· 177
Indolent ················· 153
Infiltrative Dermopathy ················· 53
Infiltrative Ophthalmopathy ················· 53
Infusion Reaction ················· 15
INF-α ················· 21
INF-γ ················· 111
INRG 病期分類 ················· 62
Insulin-like Growth Factor ················· 99
Insulinoma ················· 126
Intensity Modulated Radiaiton Therapy
    ················· 177
Interferon-alpha ················· 21
Interferon-γ ················· 111

索 引

Interleukin ·················· 12、111
Interleukin-2 ··················21、99
Internalization ··················· 131
International Neuroblastoma Risk Group 病期
　分類 ·························· 62
International Prognostic Index ············ 156
Invasion ······················· 12
Inverse Square Law ·············· 70
Iodine-123·················· 37
Iodine-131·················29、37
IPI ························· 156
Ipilimumab ·················· 18
irAE ························ 19

J

JAK2 ························· 89

K

Killer T-Cells ················· 11
K-RAS··························7

L

LD ························· 22
Lethal Dose ················· 22
Letrozole ·················· 16
LHRH 作動薬 ················· 177
Ligand ···················· 124
Light Chain ················· 143
Linac ····················· 16
Linear Accelerator ············· 16
Linear Quadratic モデル ········· 26
Lipiodol ··················· 75
LQ モデル ·················· 26
LSF ······················ 87
Lugano 分類 ················· 153
Lung Shunt Fraction ·········· 87
Luteinizing Hormone-Releasing Hormone
　作動薬 ··················· 177
Lutetium-177 ·············· 139

M

MAA ······················ 78
Magic Bullet ················· 35

Major Histocompatibility Complex ········ 18
Malignant ·····················4
Malignant Lymphoma ············· 151
Malignant Tumour ·················4
Marienelli-Quimby の式 ········· 55
MC 関節 ···················· 112
D_0 ······················ 24
Mean Lethal Dose ·············· 24
Medullary Cancer·············· 30
MEN ······················ 59
MEN 1 ···················· 126
MEN 2 ···················· 126
MEN 2A ····················· 30
MEN 2B ····················· 30
Metabolic Syndrome ············· 16
Metacarpophalangeal 関節 ········· 112
Metaiodobenzylguanidine ············ 57
Metaiodobenzylguanidine 受容体········ 131
Metanephrine ················· 59
Metastasis··················· 12
Metastatic Bone Pain Palliation ······ 98
Metastatic Hepatic Cancer ·········· 82
Metatarsal Support ·············· 115
Metatarsophalangeal 関節·········· 112
Methotrexate ················· 115
Methylation ····················7
MHC ······················ 18
MIBG ······················ 57
MIBG 受容体 ·················· 131
MIBG シンチグラフィ ··········· 68
Microsatellite Instability ···········7
Microspheres ················· 83
Microtubule Inhibitors ············ 14
MIN ·······················7
MIT ························ 34
Molecular Chaperone ············· 93
Molecular Targeted Drugs ··········· 14
Monoclonal Antibody ············· 144
Monoiode Tyrosine ·············· 34
Morphine ··················· 102
MTP 関節 ··················· 112
MTX ······················ 115
Multidisciplinary Therapy ··········· 12
Multifactionated Radiation ·········· 26
Multinodular Goiter ·············· 52

Multiple Endocrine Neoplasia ·············· 59
Multistage Carcinogenesis ·················5
Murine Monoclonal Antibody ··········· 142
myc ··5
Myeloma ······························· 144
Myeloproliferative Disorders ············· 89
M カテゴリ ··················· 32、73、173

N

N-4[[4,7,10-tris（carboxymethyl)
-1,4,7,10-tetraazacyclododecane-1-yl]
acetyl]·· 133
NA ···································· 57
Na$^+$-I$^-$ Symporter ··················· 34
Na$^+$-I$^-$共輸送体 ·················· 34
National Comprehensive Cancer
Network-IPI ·························· 157
Natural Immunity ················· 10
NCCN-IPI ························· 157
NE ······························· 57
NEC··························· 127
NEN··························· 58
Neoadjuvant Therapy ················· 17
Nephrotoxity ················· 136
NET ······················58、64、126
NET G1 ······················· 127
NET G2 ······················· 127
Neuroblastoma ··············· 61
Neuroendocrine Carcinoma ·············· 127
Neuroendocrine Neoplasm·············· 58
Neuroendocrine Tumour·············· 58、126
Neuroendocrine Tumour Grade1 ········ 127
Neuroendocrine Tumour Grade2 ········ 127
Niche ···························· 27
NIS ···························· 34
Nivolumab ····················· 18
N-myc····················· 61
Nonopioid Analgesic ··········· 101
Non-Steroidal Anti-Inflammatory Drugs
···································· 101
Noradrenaline ················· 57
Norepinephrine················· 57
Norepinephrine Transporter ··········· 64
Normetanephrine ·············· 59

NSAIDs ····················· 101、117
N カテゴリ ··················· 32、73、173

O

Octreotide ····················· 124、126
Oncogene ·····························5
Opioid 鎮痛薬 ················· 101

P

p53 ·····························5
Palliative Care ····················· 21
Pannus ······················· 111
Papillary Cancer ················· 30
Parafollicular Cell ················· 30
Paraganglia ················· 58
Paraganglioma ················· 58
Parathyroid Hormone-Related Peptide ··· 99
Parotiditis ····················· 42
Partial Remission···················· 135
Partial Response ············· 67、135
PD ····························· 70
PD-1 ···························· 18
PD-1 阻害薬 ·················· 18
PD-L1 ·························· 18
Pentazocine ·················· 102
Peptide Receptor Radionuclide Therapy
·································· 124
Persistent Effusion After Joint Prosthesis
·································· 119
pFc' ···························· 144
PGE$_2$ ··········· 99、100、101、102
Pheochromocytoma ·············· 58
Phosphorous-32 ················· 89
Pigmented Villonodular Synovitis ····· 110
PIK3CA ·····························8
PIP 関節 ····················· 112
Platinum Agent ················· 14
Plummer's Disease················· 52
Polyclonal Antibody ··········· 143
Polycythaemia Vera ··········· 89
Potentially Lethal Damage ········ 24
PR ······················ 67、135
Prazosin··························· 60
Programmed Cell Death·············· 21、151

索 引

Programmed Cell Death 1 ··············· 18
Programmed cell Death 1 阻害薬·········· 18
Programmed Death-Ligand 1 ·············· 18
Progressive Disease ··············· 70
Proliferation ··············· 12
Prostaglandin ··············· 111
Prostaglandin 2 ··············· 99
Prostate Cancer ··············· 169
Prostate Specific Antigen ··············· 170
Protein Synthesis Using Recombinant
 Elements System ··············· 150
Proximal Interphalangeal 関節 ·········· 112
PRRT ··············· 124
PSA ··············· 170
PTEN ···············8
PTHrP···············99
PURE System ··············· 150
PV ··············· 89
P-カドヘリン ··············· 164

Q

QOL··············· 21、98、169、189
Quality of Life ··············· 21、98、169
Quasi Threshold Dose··············· 24

R

RA ··············· 110
Radiation Sickness ··············· 43
Radiation Therapy ··············· 16
Radioiodine Therapy ··············· 29
Radionuclide Immunotherapy ········· 142
Radionuclide Therapy···············2
Radiosynovectomy ··············· 109
Radium-223 ··············· 169
RAIT ··············· 29
RANKL ··············· 99
R-CHOP 療法··············· 157
Rearranged during Transfection ·········· 30
Receptor ··············· 124
Receptor Activator of NF-κB Ligand····· 99
Recombinant Human Thyrotropin ········ 36
Recurrence ··············· 27
Redistribution ··············· 22
Refractory ··············· 119

Refractory Pain ··············· 119
Reoxygenation ··············· 22
Repair··············· 22
Repopulation··············· 22
Resin-based Microspheres ··············· 83
RET ··············· 30
reverse T$_3$ ··············· 34
RF ··············· 110
Rhenium-188 ··············· 72
Rheumatoid Arthritis ············· 110、119
Rheumatoid Factor ··············· 110
Rheumatoid Nodules ··············· 112
rhTSH ··············· 36
R-IPI ··············· 157
RIT ··············· 142
Rituximab ··············· 151
rT$_3$ ··············· 34

S

Samarium-153-EDTMP ··············· 103
Sarcoma···············4
scFv ··············· 20、148
SD ··············· 67
Selective Internal Radiation Therapy
··············· 75、82
Sendai Virus ··············· 21
Shunting ··············· 85
Sialoadenitis··············· 42
Single Chain Fragment of Variable Region
··············· 20
Single Chain Fv ··············· 20、148
SIRT ··············· 75、82
Skeletal Related Event ··············· 101
Smad4 ···············8
Solid Cancer ···············5
Solid Carcinoma ···············5
Somatostatin ··············· 124
Somatostatin Analogues ··············· 125
Somatostatin Receptor ··············· 124
SRE··············· 101
SSA ··············· 125
SSE··············· 182
SST··············· 124
sstr ··············· 124

核医学安全基礎読本 ③　Ⅶ. 内用療法概論　Radionuclide Therapy

sstr2 ································ 124、131	Thyrotoxicosis ···················· 52
SSZ···································· 116	Thyroxine ·························· 34
Stable Disease ····················· 67	Thyroxine Binding Globulin ······· 34
Staging ················ 128、129、172	TNF-α ··················· 99、110
Standard Precautions ·············· 50	TNF-α 阻害薬 ················· 116
Standard Therapy ·················· 12	TNM 分類 ····· 31、73、127、129、173
Stomatitis ························· 42	Tocilizumab ······················ 21
Strontium-89······················ 103	Tolerance Dose ···················· 22
Sublethal Damage ·················· 24	TPO································· 34
Substance P ······················ 100	Transcatheter Arterial Chemoembolization
Sulfasalazine ····················· 116	································ 75
Surgical Therapy ·················· 13	Transcatheter Arterial Embolization ····· 75
Surviving Fraction ················· 24	Transforming Growth Factor-β ········· 99
Symptomatic Skeletal Event ········· 182	Transrectal Ultrasound ガイド下針生検
Synovitis ·························· 109	································ 170
Synovium ·························· 109	Triiodothyronine ·················· 34
	TRUS ガイド下針生検 ············· 170
T	TSH································· 29
	TSH 値 ···························· 37
T_3 ······························ 34	Tumour ···························· 4
T_4 ······························ 34	Tumour-Associated Antigens ····· 20、167
TAA ······················· 20、167	Tumour Necrosis Factor-α ········ 99、110
TACE······························ 75	Tumour Suppressor Gene ··············5
TAE································· 75	T カテゴリ ················ 32、73、173
Tamoxifen ························· 16	T 細胞受容体························ 18
TBG································ 34	
Tc·································· 12	**U**
T-Cell Receptor ···················· 18	Unmet Medical Needs ··········· 164
TCR································ 18	
TD ································· 22	**V**
$TD_{50/5}$ ··························· 22	
Tg·································· 29	Vanillylmandelic Acid ············· 62
TgAb······························ 31	Variable Region ·················· 143
TGFBR2 ····························8	Vascular Endothelial Growth Factor ··· 99
TGF-β ·························· 99	Vascularity ······················· 84
TGF-β Ⅱ 型膜受容体 ···············7	Vasoactive Intestinal Polypeptide ····· 127
TGF-β Receptor Type Ⅱ ···········7	VDT ······························ 12
Therapeutic Ratio ················· 22	VEGF ····························· 99
Thiamazole ························ 53	Vesicular Monoamine Transporter ········ 64
Thyroglobulin ····················· 29	VIP ······························ 127
Thyroglobulin Antibody ············ 31	VIPoma ·························· 127
Thyroid Gland ····················· 29	VMA ······························ 62
Thyroid Peroxidase ················· 34	VMAT······························ 64
Thyroid Stimulating Hormone ········· 29	Volume Doubling Time ············· 12
Thyrotoxic Crisis ···············43、53	V 領域···························· 143

208

索 引

W

WDHA 症候群 ……………………… 127
WHO 方式三段階除痛ラダー ………… 103

Y

Yttrium-90 ……………………………… 83
Yttrium (^{90}Y) Ibritumomab Tiuxetan … 162

Z

Zollinger-Ellison 症候群 ……………… 127

ギリシア文字

α-fetoprotein ……………………… 73
α 線 ………………………………… 179
α-フェトプロテイン ………………… 73
α/β 比 ………………………………… 26
β-Catenin ………………………………… 7
β-HCG ………………………………… 39
β 線 …………… 37、64、95、103、104、
　　　　　　　　119、139、162、179
γ 線 …………… 37、64、104、119、
　　　　　　　　132、139、179
ω-3 脂肪酸 …………………………… 114
ω-6 脂肪酸 …………………………… 114

数字

3 次元放射線療法 ………………………… 177
^{18}F-FDG-PET/CT 検査 ………………… 152
^{32}P ……………………………………… 89、95
[^{68}Ga-DOTA-$_D$-Phe^1,Tyr^3] Octreotate … 141
^{89}Sr ……………………………………… 103
^{90}Y …………… 83、119、133、162、164
[^{90}Y-DOTA-$_D$-Phe^1,Tyr^3] Octreotide …… 131
^{90}Y-Microspheres ……………………… 82
^{90}Y-Silicate/Citrate …………………… 119
^{90}Y-標識抗ヒト P-カドヘリン /CDH3 キメラ
　抗体 ……………………………………… 164
^{99m}Tc-MAA ……………………………… 78、85
^{99m}Tc-Macroaggregated Albumin ……… 78
^{111}In …………………………………… 132、164
[^{111}In-DTPA-$_D$-Phe^1,Tyr^3] Octreotide … 131
^{111}In-抗 CD-20 モノクローナル抗体…… 159
^{123}I …………………………………………… 37
^{123}I-MIBG ………………………………… 68
^{125}I シード ………………………………… 177
^{131}I …………………………………………… 29、37
^{131}I-Lipiodol ……………………………… 72
^{131}I-MIBG ………………………………… 57、64
^{153}Sm ……………………………………… 104
^{153}Sm-EDTMP …………………………… 103
^{169}Er ……………………………………… 119
^{169}Er-Citrate …………………………… 119
^{177}Lu ……………………………………… 139
[^{177}Lu-DOTA-$_D$-Phe^1,Tyr^3] Octreotate … 139
[^{177}Lu-DOTA-$_D$-Phe^1,Tyr^3] Octreotide … 139
^{186}Re …………………………………… 104、119
^{186}Re-HEDP ……………………………… 103
^{186}Re-Sulphide ………………………… 119
^{188}Re ……………………………………… 72
^{223}Ra …………………………………… 169、179

209

著者紹介

渡邉　直行（WATANABE Naoyuki）
元国際原子力機関原子力化学応用局ヒューマンヘルス部核医学課高等医官
国際原子力機関原子力化学応用局ヒューマンヘルス部コンサルタント
1988年群馬大学医学部医学科卒業。1994年群馬大学大学院博士課程医学研究科修了。医師、医学博士（群馬大学）、放射線診断専門医・研修指導者（日本医学放射線学会）、核医学専門医・PET認定医（日本核医学会）、第1種放射線取扱主任者免状、社会医学系指導医（社会医学系専門医協会）、認定産業医（日本医師会）、労働衛生コンサルタント。

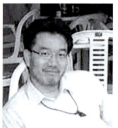
アルジェ（アルジェリア）にて

略　歴

昭和63年	群馬大学医学部医学科卒業
昭和63年〜平成2年	群馬大学附属病院研修医
平成2年〜平成6年	群馬大学大学院博士課程医学研究科修了
平成6年〜平成8年	群馬大学医学部核医学教室
平成8年〜平成10年	フランス国立科学研究所CYCERON外国人研究員（脳PET担当）
平成10年〜平成13年	科学技術庁放射線医学総合研究所研究官
平成13年〜平成14年	内閣府原子力安全委員会事務局安全調査官（緊急被ばく医療担当）
平成14年〜平成20年	国際原子力機関（IAEA）高等医官（核医学・放射線医学担当）
平成20年〜平成22年	独立行政法人放射線医学総合研究所調査役（国際担当）
平成20年〜現在	国際原子力機関（IAEA）コンサルタント、群馬大学医学部非常勤講師
平成22年〜平成26年	群馬県立県民健康科学大学・大学院　教授
平成22年〜平成29年	群馬県立がんセンター医師（併任）
平成26年〜平成29年	群馬県医監・保健所長、群馬県衛生環境研究所研究員（併任）
平成29年〜平成30年	群馬県主監（前橋市保健所長）、群馬県衛生環境研究所研究員（併任）
平成31年〜現在	神奈川県小田原保健福祉事務所足柄上センター所長

主な著書

- IAEA TECDOC on Criteria for Palliation of Bone Metastases-Clinical Applications. Vienna: IAEA; 2007.
- IAEA TECDOC on A Guide to Clinical PET in Oncology-Improving Clinical Management of Cancer Patients-. Vienna: IAEA; 2008.
- IAEA TECDOC on Clinical Application of SPECT/CT: New Hybrid Nuclear Medicine Imaging System. Vienna: IAEA ; 2008.
- IAEA TECDOC on The Role of PET/CT in Radiation Treatment Planning-For Cancer Patients Treatment. Vienna: IAEA; 2008.
- SPECT基礎読本．東京：医療科学社；2017.
- ^{18}F-FDG PET基礎読本．東京：医療科学社；2017.

その他

- Radiation Protection Dosimetry（Oxford University Press）編集者
- World Journal of Nuclear Medicine（World Association of Radiopharmaceutical and Molecular Therapy）編集者

核医学安全基礎読本 ③
内用療法

価格はカバーに
表示してあります

2019 年 11 月 1 日 第一版 第 1 刷 発行

著　者　　渡邉　直行 ©
　　　　　わたなべ　なおゆき

発行人　　古屋敷　信一

発行所　　株式会社 医療科学社
　　　　　〒 113-0033　東京都文京区本郷 3 - 11 - 9
　　　　　TEL 03（3818）9821　　FAX 03（3818）9371
　　　　　ホームページ　http://www.iryokagaku.co.jp
　　　　　郵便振替　00170-7-656570

ISBN978-4-86003-114-5　　　　　（乱丁・落丁はお取り替えいたします）

本書の複製権・翻訳権・上映権・譲渡権・公衆送信権（送信可能化権を
含む）は（株）医療科学社が保有します。

JCOPY ＜出版者著作権管理機構 委託出版物＞

本書の無断複製は著作権法上での例外を除き，禁じられています。
複製される場合は，そのつど事前に出版者著作権管理機構
（電話 03-5244-5088，FAX 03-5244-5089，e-mail: info@jcopy.or.jp）の
許諾を得てください。

核医学安全基礎読本 ②
核医学安全のための科学知識と技術スキル

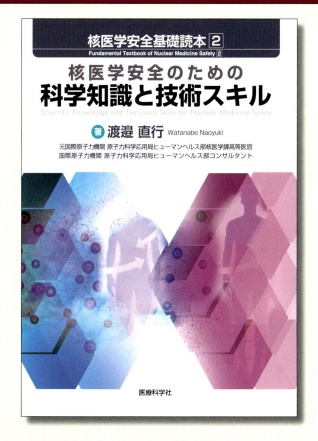

● 著：渡邉 直行　元国際原子力機関 原子力科学応用局ヒューマンヘルス部核医学課高等医官
　　　　　　　　国際原子力機関 原子力科学応用局ヒューマンヘルス部コンサルタント

核医学領域における患者（医療）安全とそれに必須の専門知識やテクニカルスキルを網羅した『核医学安全基礎読本』シリーズ。今回，第Ⅱ巻となる本書では，核医学診療に係る患者中心のケアとその実践について説明。核医学診療に必要な放射線物理学と放射線生物学を基礎から学べることから医学生，診療放射線技師，薬剤師や看護師などの教科書・副読本としても十分な内容となっている。核医学施設/部門の職員の職業被ばくに係る放射線防護，患者被ばく，その最適化の手法である診断参考レベルについて，一般医薬品と異なる放射性医薬品の特性，^{99m}Tc-標識放射性医薬品についても詳説した。

患者中心のケア／基礎放射線物理学／基礎放射線生物学／核医学における放射線防護と患者被ばく／放射性医薬品（Radiopharmaceuticals）概論

● A5判 468頁　● 定価（本体 5,000円＋税）　● ISBN978-4-86003-112-1　● 2019年10月刊行

核医学安全基礎読本 ①
患者（医療）安全

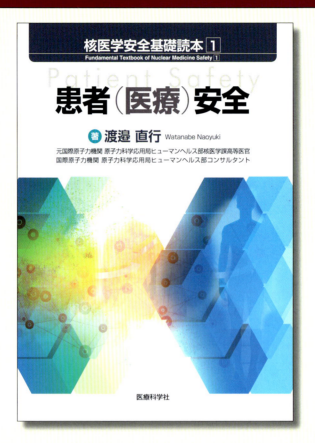

著：渡邉 直行　元国際原子力機関 原子力科学応用局ヒューマンヘルス部核医学課高等医官
　　　　　　　　国際原子力機関 原子力科学応用局ヒューマンヘルス部コンサルタント

核医学施設／部門の職員はこれまで以上に患者（医療）安全に係わることが求められるようになってきている。患者（医療）安全においては従来からノンテクニカルスキルが重要視されがちであるが、やはり適切な専門知識やテクニカルスキルは必須である。本書は、患者（医療）安全の世界の視点、日本での安全対策や評価、患者被ばくである医療被ばくを管理する医療放射線安全管理の概念について説明。核医学をはじめとする放射線施設／部門における病院立入り検査についても安全管理の視点から解説している。核医学施設／部門での患者（医療）安全のみならず医療放射線安全管理に役立てていただきたい。（序文改変）

患者（医療）安全　WHOが掲げる患者（医療）安全について／わが国の医療安全対策／患者（医療）安全文化／患者（医療）安全の評価／医療放射線の安全と患者（医療）安全／医療放射線の安全管理の法制化

● A5判 266頁　● 定価（本体7,000円＋税）　● ISBN978-4-86003-106-0　● 2019年6月刊行

医療科学社
〒113-0033　東京都文京区本郷3丁目11-9
TEL 03-3818-9821　FAX 03-3818-9371　郵便振替 00170-7-656570
ホームページ　http://www.iryokagaku.co.jp